減脂肪　降血糖　防三高

低GI2

低升糖指數飲食 LOW Glycemic Index Diet

飲食全書

【詳解實踐 暢銷修訂版】

柳秀乖 財團法人乳癌防治基金會營養保健講師 ◎著

潘麗娟 台大醫院附設北護分院前營養部主任 ◎審定

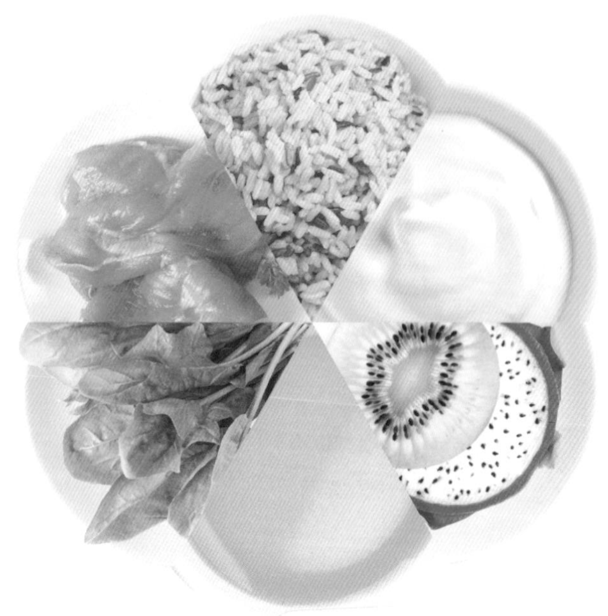

PART 3 低 GI 飲食，安心健康吃：主食、副食、蔬菜類、水果類

PART 4 低 GI 飲食，安心健康吃：海藻類、飲品類、調味香料食材、調味醬料

PART 5 低 GI 健康廚房【一星期早 / 午 / 晚餐示範食譜】

PART 5 低 GI 健康廚房【一星期早 / 午 / 晚餐示範食譜】

推薦專文 1

唯有健康才能陪伴你我長行

吳益群（臺灣大學分子與細胞生物學研究所教授）

2005 年，我因為工作忙碌疏於照顧自己而幾乎失去健康，靠著低 GI 飲食（Low Glycemic Index Diet，又名低升糖指數飲食）逐漸恢復健康，便深深覺得要將這套極好的健康飲食法介紹給大家，而著作了《減脂肪 降血糖 低 GI 飲食全書》；2010 年，原水文化出版社出版了這本書，當時，幸蒙柳秀乖老師協助設計及示範低 GI 飲食的應用食譜，增添全書的實用性。

如今，柳老師再接再勵著作《減脂肪 降血糖 防三高低 GI 飲食全書 2》【詳解實踐版】，進一步將低 GI 飲食的理論徹底圖解化及實踐化，讓讀者們可以按照圖、文索驥，一步步將低 GI 的理論融入生活中，與日常生活結合，完全實踐健康飲食生活，徹底遠離糖尿病。

現代人飲食精緻、多元，加上外食誘惑多，一不小心便攝取過多糖分與澱粉，影響所致，肥胖、糖尿病等問題幾乎快成為全國民眾的「流行病」，糖尿病若控制不當，可能會引發許多併發症，主要表現在全身微循環的障礙，常發生在心血管、腦血管、視網膜、四肢周邊血管及腎臟等，嚴重者可能導致心血管疾病、失明、截肢及洗腎等。

低 GI 飲食是簡單的「選食」概念，是提供選擇醣類食物的指南。美國糖尿病協會 (American Diabetes Association) 於 2013 年在其網站介紹、鼓勵低 GI 飲食，並建議將低 GI 飲食結合醣類總量的控制，以對血糖做有效的控制。控制血糖，為健康把關，唯有健康的身體，才能讓我們在人生路上走得更穩固與長遠。與大家共勉之。

推薦專文 2

吃低 GI 食物，提升基礎代謝率及燃燒脂肪

洪泰雄

（臺灣大學簡任秘書兼註冊組主任、具教育部核發助理教授證書、
於國立臺灣大學、中原大學教授營養教育課程）

只要是好書，我都非常樂於推薦，我相信好書一定暢銷，更確定本書一定是好書，《減脂肪 降血糖 低 GI 飲食全書》已銷售五萬本以上，相信精心為讀者們規劃的第二冊《減脂肪 降血糖 防三高 低 GI 飲食全書 2》【詳解實踐版】也一定會銷售長紅，因為擁有健康的身體，才能過幸福的人生。

什麼是升糖指數（Glycemic Index，GI），是指攝取一定量的碳水化合物的食物（通常是 50g）後，以血糖的測試值當縱軸、時間為橫軸作圖，在 2 個小時內，血糖的反應曲線下之面積（Area Under the 2 hour glucose response Curve，AUC）積分除以白麵包或白飯，作為參考標準的 AUC 積分再乘以 100，所得到的數值，也就是指食物讓血糖升高的速度。

食物進入腸胃後，會將食物轉化成葡萄糖等營養素，提供人體能量，而胰島素就是將葡萄糖運送到細胞裡的小幫手，如果血糖急速上升，胰島素就會大量分泌，而超出身體需要的碳水化合物沒辦法變成葡萄糖進入血液中，就只好進入肝臟或肌肉，以肝醣的形式儲存，再有多餘就會變成「脂肪」，也會增加三酸甘油脂的生成，使代謝減緩、脂肪堆積，造成肥胖。

食物的 GI 值高低對健康究竟有什麼樣的影響？法國麵包、果汁、蛋糕、可樂、西瓜、葡萄、白米、精製麵粉、冰糖等高 GI 食物進入人體後，因為含糖量高或容易吸收消化的緣故，會快速轉化成葡萄糖，讓血糖快速升高，進而造成肥胖，嚴重者則會增加第二型糖尿病發生的風險；而糙米、燕麥、芭樂、香菇、綠色蔬菜等低 GI 食物的含糖量低，進入體內後，血糖上升速度緩慢，代謝能力容易增加，也就不容易造成脂肪堆積！

高 GI 食物容易造成血糖值震盪，造成血糖快速上升、下降，讓胰島素不

斷分泌，容易產生饑餓感，讓人想吃更多餅乾、麵包之類的高 GI 食物，容易造成肥胖；而低 GI 食物則讓血糖上升速度緩慢，如此就可以控制胰島素分泌，減少脂肪堆積。

一般來說，食物中的纖維量愈高，GI 值相對較低，堅果類食物就是擁有豐富非水溶性膳食纖維的「低 GI 食物」，一來不會讓血糖快速上升，二來因為消化耗時、在胃裡停留時間久（約達 4 至 5 個小時），而能讓「飽足感」持續，自然不會讓人一下子就喊餓或嘴饞。

不過，請注意，並非只要是低 GI 食物就可以大吃大喝，其實只要超過身體的需求量，即使低 GI 食物也會造成肥胖。有研究發現，減肥者攝取的總熱量相同，吃低 GI 或高 GI 食物，其實在體重方面並沒有顯著的差異，就算是低 GI 食物，只要攝取超過身體的熱能需求，多餘的部分都會轉化成脂肪而累積起來，一樣會造成肥胖。至於高 GI 食物也不見得要全部敬而遠之，一口都不能沾，只要控制好攝取量，偶爾還是可以享受這種「小小的出軌」，只要不超量，也是可以接受的。

柳秀乖老師在本書中對食物的 GI 值有非常完整的介紹，尤其對低 GI 飲食的五大要素（詳見第 18 頁）作了清楚明白的介紹，無非就是要告訴讀者，要多吃非精緻而粗糙的食物，如多攝取含有米糠、胚乳的糙米及飽含抗性澱粉的全穀根莖類，以增加飽足感，延緩食物的消化時間，才有益健康。

除了低 GI 飲食外，本書對於衛福部公布之每日飲食指南的六大基本食物（全穀根莖類、肉魚豆蛋、蔬菜、水果、低脂乳品、油脂與堅果種子類）應該如何攝取、用餐順序、用餐方法，以及如何改變用餐食物種類等，都有詳實的陳述，並且還特別附上低 GI 食譜，讀者若如按圖索驥地去實踐，必定可以獲得健康，讓細胞得到應有的能量，快樂健康地過每一天。

推薦專文 3

一本必看之飲食寶典

張金堅

（財團法人乳癌防治基金會董事長、臺灣大學醫學院外科名譽教授）

近年來，國民生活水準提高，飲食西化、內容多元，加上外食族增加，吃的種類、食材烹煮方式乃至吃的質與量更趨複雜，代謝症候群、癌症、心血管疾病及糖尿病等文明病因應而生且日趨嚴重，究其原因，多與飲食、營養息息相關，近年來，許多專家學者都開始提倡低 GI（升糖指數）飲食的健康觀念。

柳秀乖老師多年來在我負責的乳癌防治基金會裡擔任營養保健講師，提供癌友相關的飲食輔導，不但具有豐富的營養知識，更擁有選用食材及烹調煮食的實務經驗，尤其難能可貴的是，柳老師有一份服務病友之熱忱，對於病友的諮詢、請教，都會有條不紊且很有耐心地解答，還經常指導病友們如何烹調美味又健康的養生佳餚。此外，柳老師曾著作兩本癌症飲食相關的好書，獲得極佳之評價與迴響。

此次，柳老師以其豐富的學識與經驗，再次論述「低 GI 飲食」並出版，本人有幸在第一時間展讀，在書中，她不僅詳述低 GI 飲食的定義、好處，也具體介紹了如何選擇、調配、烹調低 GI 飲食，不但理論根據充足，且附有實務操作說明，既有大方向、大原則之指導，更有鉅細靡遺之食材選用，乃至於烹調方法，更值得一提的是，她也再三叮嚀大家用食的時機、用量以及各種食材的優缺點，其詳細內容在各章節均以「易懂」及「實用」之方式呈現。

當今各種文明病盛行，處處籠罩食安危機的氛圍下，《減脂肪 降血糖 防三高 低GI飲食全書2》【詳解實踐版】一書的出版，幫助您我認識低GI飲食，吃出健康，遠離文明病，確實是一本值得推薦，而且您我必讀的飲食寶典！

作者序

低 GI 飲食讓血糖不暴衝，人生更美好

柳秀乖

2010 年，與吳益群教授合作的第一本書《低 GI 飲食全書》出版後，即廣受讀者的肯定與喜愛，銷售量年年直線上升，並接獲許多讀者詢問關於選擇健康的低 GI 食材及製作、烹調的方法，也因此促成第二本新書出版。第一本書較偏重於基礎理論，主要介紹主食、副食及外食的選擇方法，第二本書則著重於如何擇食六大類食物（低 GI 值），及如何利用烹調方式及食材搭配來降低 GI 值。

將近十年多的時間，我跟隨著臺北醫學大學的林松洲教授學習「各種疾病的自然療法」及「癌症與食物」的課程，深知食物中蘊藏著許多有益健康的營養素，不僅能提供身體的能量需求，也能預防疾病、維護健康，甚至於可將疾病傷害降低，這也是我近年來一直在尋找的「食物密碼」。

而低 GI 飲食即是一個有利健康的均衡飲食，從六大類食物中選擇慢醣、高纖、低脂、低鹽的食材用正確的方式烹調，均衡攝取五穀根莖類（主食類）、低脂乳品類、豆魚肉蛋類、蔬菜類、水果類、油脂堅果類等六大類食物，才能滿足你我每日基本的營養需求，希望讀者能善用食物的 GI 值，幫助自己健康管理，有了健康的身體，人生才會更美好。

為了加深讀者的印象與了解，本書全面彩色圖解化，以圖片詳細介紹各類低 GI 食材的營養素、降血糖原理、烹調與搭配的方式，並對照正確與錯誤的烹調方式，例如「蛋」同時列舉荷包蛋、水煮蛋、蛋包料，「蔬菜」則列舉葉菜、芽菜與根莖類等，並告訴讀者聰明「擇食」的方法！

本書經過將近二年的規劃、寫作、拍照，終於要出書了，非常感謝吳益群教授的提攜及指導、張金堅教授的推薦及內文指正，以及營養師潘麗娟女士的細心審稿、訂正，讓本書內容更完整；也謝謝原水文化編輯群的精心規劃及製作，讓本書能夠圖文並茂；也感謝我的家人自始至終的鼓勵與支持，讓本書得以付梓，若有未盡之處，尚請先進們不吝指正，以為修正參考。

PART 1

認識GI飲食，遠離文明病

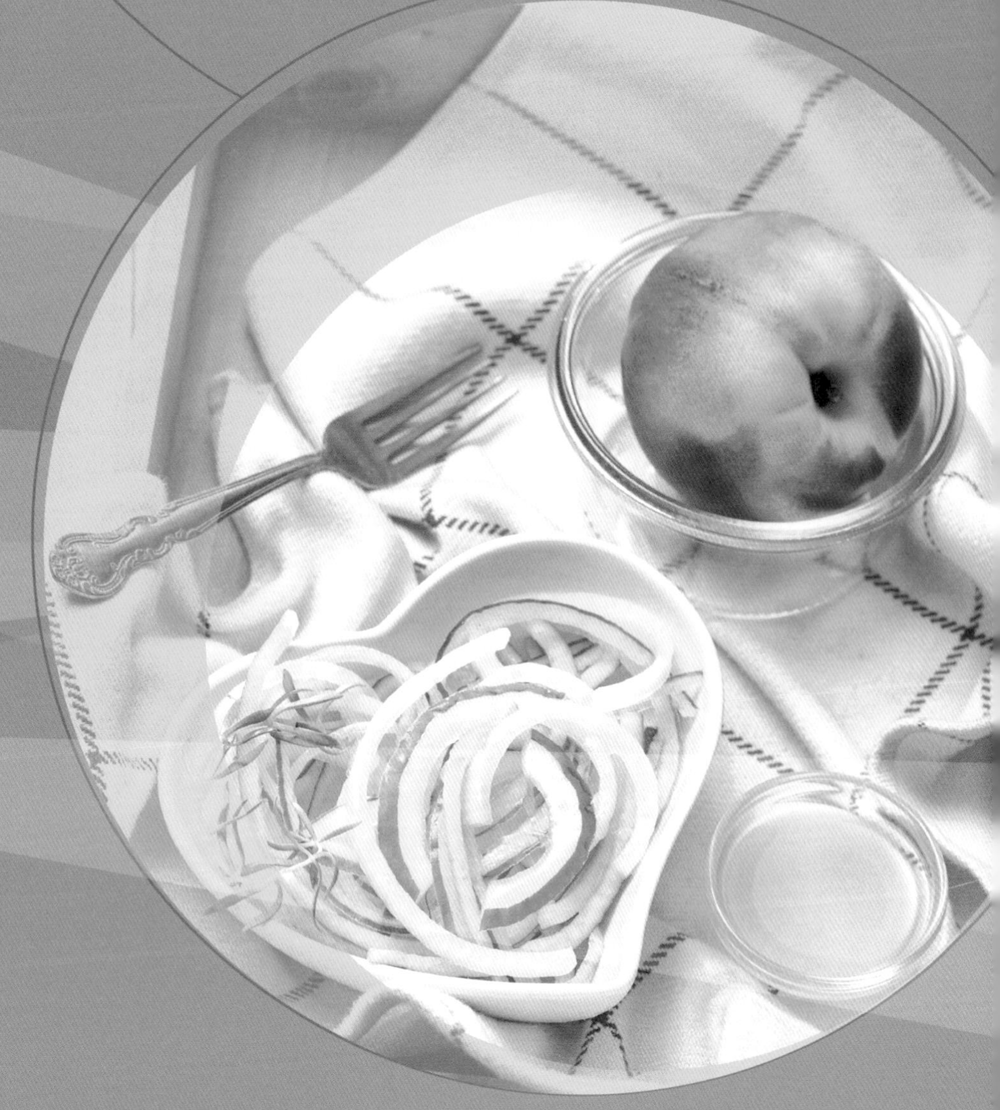

何謂低 GI 飲食

1. 低 GI 飲食的定義

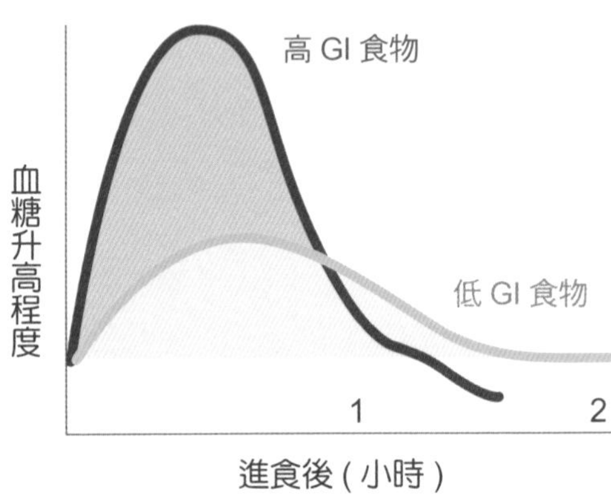

GI 值是什麼？ GI 值（Glycemic Index）即升糖指數，是加拿大多倫多大學大衛 · 詹金斯博士（David J. Jenkins）在 1981 年所提出之糖尿病飲食控制法。低 GI 飲食（Low Glycemic Index diet）亦即低升糖指數飲食，是簡單又有效的「擇食」概念，以臨床實驗結果為基礎，依據不同食物對血糖造成的起伏情況，歸納出重要的飲食健康指南。

低 GI 飲食可控制體重，能有效預防及減緩糖尿病的病情。訂定 GI 值目標，可提供控制血糖的擇食標準——攝取等量食物時，根據食物的 GI 值高低，判斷何種食物對於血糖控制有益，達到正確攝食的目的。

GI 值的定義

GI 值係以食用純葡萄糖（GI 值＝ 100）100 公克後，經過 2 個小時後血糖增加為基值，其他食物食用後 2 個小時的血糖增加值與純葡萄糖相比較後獲得的指數。透過數值的高低，可判斷食物對血糖的影響程度。

● 升糖指數

認識升糖指數可以了解不同食物對血糖影響的差異，利用此指標值將食物分成高中低 GI 食物，其計算公式為：

$$\text{GI 值} = \frac{\text{含 50g 醣份的受測食物其 2 小時內血糖的變化量}}{\text{直接食用 50g 葡萄糖後 2 小時內血糖的變化量}} \times 100$$

・升糖指數高的食物→使血糖上升較快且高　・升糖指數低的食物→使血糖上升緩慢

PART 1 認識 GI 飲食，遠離文明病

2. 低 GI 飲食的好處

由於主食種類及份量的控制對血糖值的影響較大，所以必須選擇及搭配適當、適量的副食，才能讓食物多樣化，並良好控制血糖，建議可應用食物代換表來變換食材，達到飲食均衡、控制總熱量的健康目標。低 GI 飲食最主要的原則是選擇不影響血糖波動的食物種類，以及採用健康烹調的方式，有效的穩定血糖值，綜合歸納低 GI 飲食優點有如下 4 項：

低 GI 飲食的優點

1. 強調均衡的營養

以正常飲食為原則，依個人體質、病情來調整熱量及三大營養素的攝取，達到攝取多樣化食物及營養均衡的目標。

2. 強調三餐定時定量

有助於穩定血糖及維持合宜的體重。有健康問題者可依病情需求調整餐次、及食物份量。

3. 採用三低一高飲食法

不僅減重期間可使用，長久維持低 GI 飲食，採用低脂、低鹽、慢醣（可控制血糖緩慢增加）、高纖的飲食原則，即能擁有健康的身體。

4. 不需攝取特殊的減肥食品

在一般市場即可購買到天然、不加工的低GI值食物，全家人可以一起食用。

◎ 低 GI 飲食與健康關係密切

近二十多年來，GI（**血糖生成指數**）的研究，改變了醫界對糖尿病飲食的控制觀念，目前已廣泛運用於糖尿病及其他慢性病的預防。低 GI 飲食有消化慢、易產生飽足感、纖維量高、消化時間久、減少進食量等特色，可增強減重的效果，所以**實行低 GI 飲食，可達到減輕體重、預防糖尿病、控制血糖、降低膽固醇、降低心血管疾病罹患率、幫助學習與記憶等好處**。

- **減輕體重：**低 GI 飲食不易造成血糖大波動，胰島素分泌提高，血糖轉為脂肪的機會下降，脂肪囤積減少。肥胖與高血糖有密切關係，血糖值高的人因減低體重，血糖值也會降低。飲食改變，可快速增加或減少細胞內的脂肪量，脂肪量多寡會影響對胰島素的敏感性，並影響血糖控制。

- **預防糖尿病：**根據美國護理健康醫學研究指出，長期採用高 GI 飲食的人罹患糖尿病的危險性比採用低 GI 飲食者近 3 倍之高。若每個人都能維持低 GI、高纖維的飲食方式，日後罹患糖尿病的機率將減少 50%，愈早開始實施低 GI、高纖飲食，遠離糖尿病的機會愈大。

- **控制血糖：**食物的 GI 值愈大，血糖值上升速度愈快；GI 值愈小，對血糖值影響愈小。醫學研究指出，第 1 型、第 2 型糖尿病患者採用低 GI 飲食將有利於降低體內糖化血色素（HbA1c），反應過去 3 個月體內的血糖狀況。澳洲雪梨大學的米勒博士分析了 14 種食物的 GI 值，發現選擇低 GI 值的食物可降低 0.3 ～ 0.4%的糖化血色素。糖化血色素愈高，罹患心血管疾病的風險愈大，維持較低糖化血色素還可減少對眼睛、腎臟的傷害。

- **降低膽固醇：**低 GI 食物多屬於低加工、高纖維的「粗食」，有助於促進膽固醇排除。2005 年，一份醫學報告指出低 GI 飲食為低熱量、低脂飲食，更有利於降低三酸甘油脂，並降低壞膽固醇及提升好的膽固醇。

- **降低心血管疾病罹患率：**相關醫學研究指出，糖尿病友有一半以上的人合併有高血壓、高血脂，也是心血管疾病的禍首，因為血糖過高，會破壞血管內壁的細胞，造成血管失去彈性，若併發高血脂，則大血管也會受到影響，引發動脈粥狀硬化，而低 GI 飲食有助於降低高血壓、高血脂及降低冠狀動脈、心臟病及中風的罹患率。

- **有助於學習與記憶：**大腦細胞的主要營養來源是葡萄糖，若是缺乏此物質則會影響大腦功能運作，甚至引發失智症。相關醫學研究報告指出，食用適量的碳水化合物（葡萄糖）後，大腦的智力表現（包含對記憶、組織、判斷及運算等能力）都比食用前好，而選擇多醣食物，可控制血糖緩慢增加使腦部能獲取足夠的能量。

3. 食物 GI 值的分類

依 GI 值對血糖的影響，可將食物分類為紅、黃、綠三種等級。GI 愈高，愈容易造成血糖波動的為紅燈；GI 值愈低，愈不易使血糖上升的為綠燈。

GI 值分級	代表燈號	食物 GI 值	對人體血糖的影響	代表食物
低 GI 等級	綠燈●	0 ～ 55	最不容易造成血糖值波動	糙米（55）、大豆（30）、黑麥麵包（55）、杏仁（25）、紅豆（45）
中 GI 等級	黃燈●	56 ～ 69	血糖值介於高與低之間	胚芽米（70）、芋頭（64）、栗子（60）
高 GI 等級	紅燈●	70 以上	最容易造成血糖波動	馬鈴薯（>90）、砂糖（99）、玉米（75）、煉乳（82）、海綿蛋糕（82）、精白米（85）

如何計算食物中的 GL 值？

血糖上升的情況必須檢視食物 GI 值（升糖指數）及其份量所含的碳水化合物（糖分）來決定升糖負荷。升糖負荷反應了標準份量中碳水化合物的量，碳水化合物的「質」，指的就是碳水化合物提升血糖的能力。食物中的高 GI 值的碳水化合物比低 GI 值的食物所含的碳水化合物，使血糖上升速度來得快。

● 升糖負荷（GL）的計算：

每份中可利用碳水化合物的克數×升糖指數 ÷100 = 升糖負荷指數
（Glycemic Loab，GL）

要評估一份標準分量食物對血糖的整體影響，必須依賴升糖負荷（GL）來計算，如一根小香蕉，每份含 21 公克碳水化合物，升糖指數為 52，其升糖負荷（GL）=（21×52）÷100=10.9

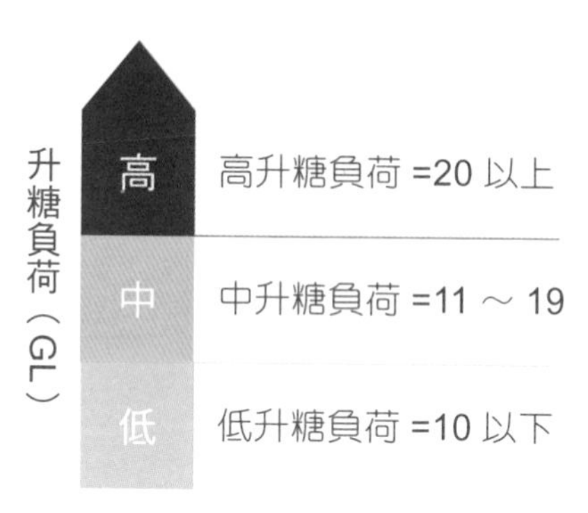

4. 低 GI 飲食的 5 要素

GI 值會因食物的種類及型態、烹調方式及纖維含量而有所不同，以下將做詳細的說明，讓您能利用短時間充分了解 GI 值飲食的 5 個重要的項目。

◎ 食物纖維保持完整性

纖維質是不易為人體吸收的碳水化合物，可分為「水溶性」及「非水溶性」（參閱第 84 頁）。**「水溶性纖維」**可溶於水，能結合腸道消化物，增加食物黏稠度及減緩消化速度，有助於緩和血糖上升的速度，如水果、蔬菜、豆類中都含有可溶性纖維。

至於**「非水溶性纖維」**會形成物理屏障，使食物內的澱粉分解消化變慢，以原始、天然的纖維效果最佳，如糙米、硬麥粒、根莖類等食物。

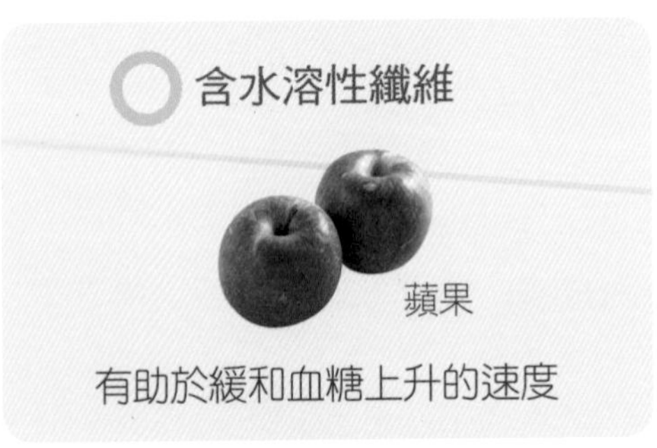

有助於緩和血糖上升的速度

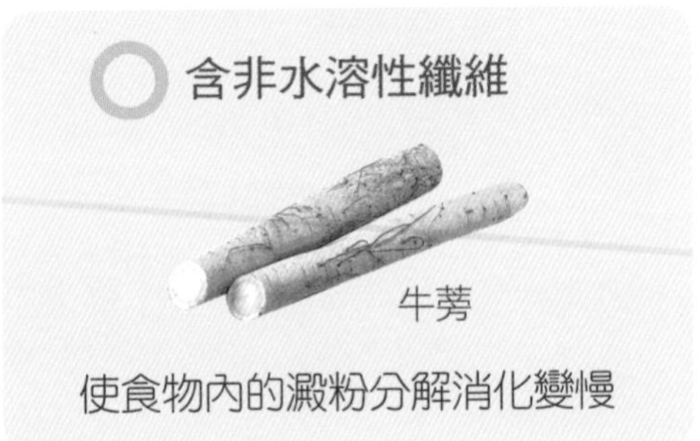

使食物內的澱粉分解消化變慢

◎ 食物不經精製程序

麵粉、白米等經過加工、精緻化的食物，外層的保護壁被去除，營養素流失，被吸收的速度加快，易造成血糖急速上升，引發肥胖及高血糖。

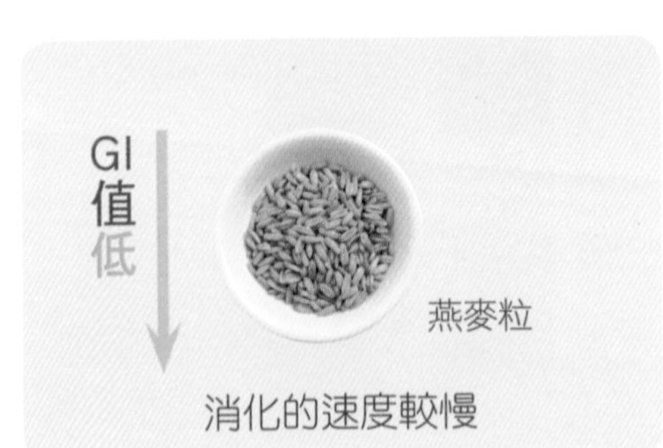

消化的速度較慢

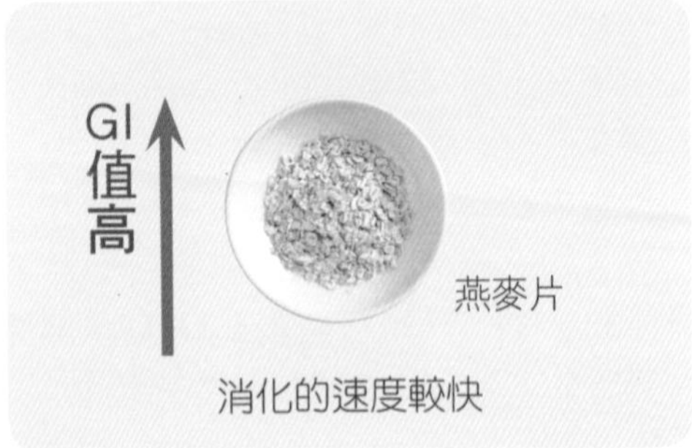

消化的速度較快

◎ 食物結實度

質地緊密的食物 GI 值較低，在腸胃道消化的速度也較慢。如義大利麵，麵條緊實，澱粉粒不易消化，GI 值較低；而麵包經過發酵，麵體鬆軟，易於消化，GI 值較高。

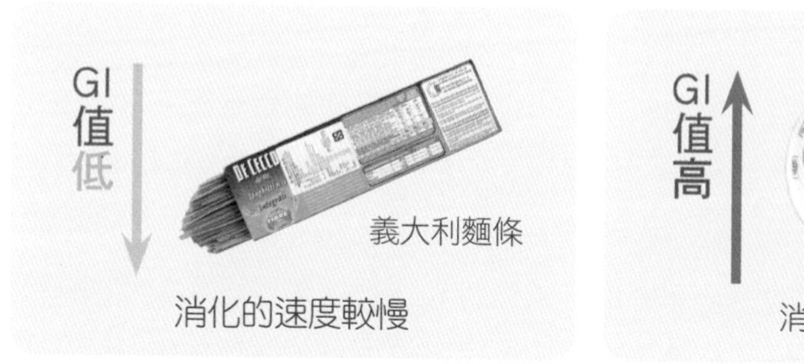

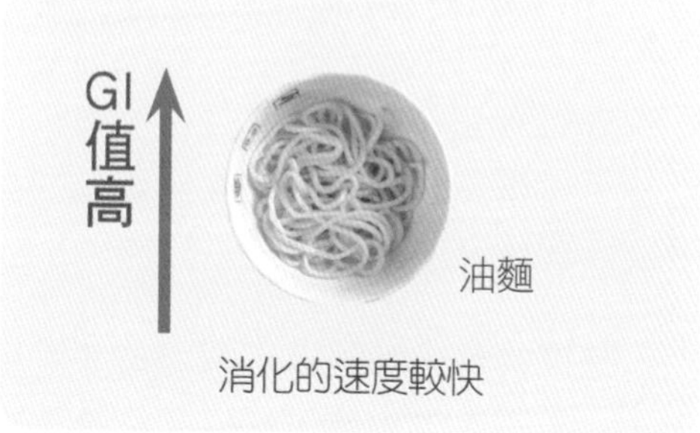

◎ 澱粉的糊化程度低

澱粉粒為儲存澱粉的構造，存在於種子中，澱粉含量愈多，則澱粉粒愈多，烹煮食物，經加水、加熱後，澱粉粒膨脹、破裂，釋放出澱粉分子與水接觸面增加，使水呈現糊狀，讓食物變得容易消化，食用後，血糖上升速度更快，所以煮飯、煮麵時要控制好火候，不宜煮得太軟、太爛。

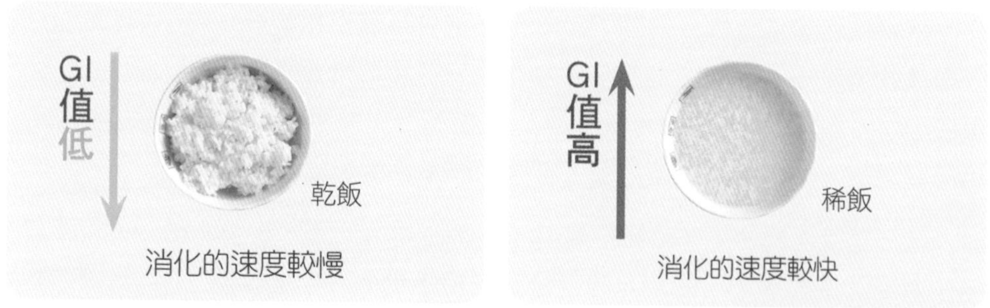

◎ 食物的酸度高

臨床研究發現，每餐中增加 4 小匙食用醋或檸檬汁，可降低 30%的血糖值。因為醋中所含的醋酸可抑制澱粉酶的分解澱粉作用，減緩血糖上升速度。

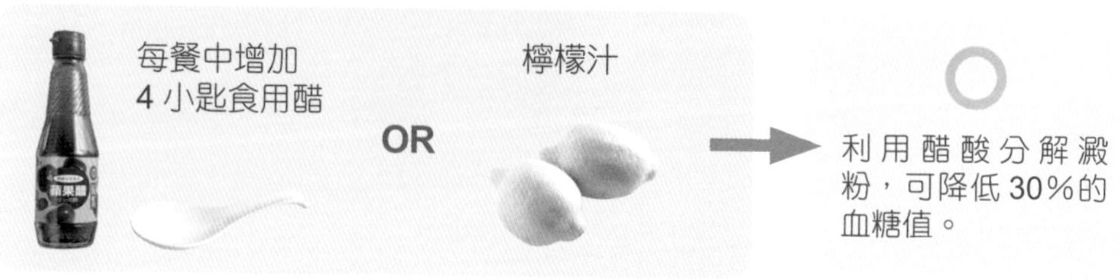

低 GI 飲食對疾病的影響

1. 血糖值對身體的影響

身體內在環境的平衡有賴均衡的飲食，才能有足夠的能量維持正常的生理功能、運作，如神經系統若無適當的能量供給，則無法維持神經細胞的運作，易造成情緒不穩定。

要達到真正的飲食平衡須全面攝取三大營養素，包括蛋白質、脂肪、碳水化合物。三大營養素所提供的能量具有不同的特性運用——如碳水化合物提供糖分，能量燃燒又快、又猛，但不持久；蛋白質則是機動性支援碳水化合物、脂肪的不足。我們的身體需要能量供給穩定，才能運作順利，三大營養素必須搭配良好又同時攝取，才能維持身體穩定平衡。

◎ 平穩的血糖是腦部及神經的主要營養來源

碳水化合物消化後，會轉變為糖分，提供身體熱量需要。為了調節糖分進入血液的速度，蛋白質、油脂、碳水化合物是否同時攝取很重要，因為油脂及蛋白質可減緩碳水化合物的糖分分解，以慢糖方式進入血液，使血糖緩慢上升，也緩慢下降，不僅維持血糖平衡，身體的能量來源也相對較穩定。

在身體正常運作下，若糖不足時，脂肪會開始分解，產生酮體（ketone），這是備用的身體能量。醣分若燒得快又猛但不持久，搭配酮體，就會燒得慢但持久，可維持身體能量供給足夠。若只攝取醣分，身體會先燃燒使用它，無視於調節用的酮體，反而會造成脂肪未分解並囤積，人就會變胖、精神散渙、思想混亂。

我們體內的神經細胞並無法儲存血糖，必須依賴穩定的血糖供應，才能維持一天的精力旺盛及思想敏銳、腦力充沛。若飲食不均衡，糖分攝取過多，油脂、蛋白質又未同時攝取，血糖便會急速上升，又快速下降，引發震盪，身體能量供給隨著血糖忽上忽下，不穩定，大腦得不到足夠的能量，便會出現精神無法集中、不能專心思考、腦中一片空白的症狀。

◎ 血糖不平衡會破壞內分泌腺體

在人體中，與神經系統交集的是內分泌系統，所以維護內分泌平衡，情緒才會穩定。長期血糖不穩定會影響內分泌系統的運作，若是血糖上升太高，胰島素分泌增加則會將血糖快速分解造成低血糖現象，此時，腎上腺素會分泌壓力荷爾蒙提升血糖，釋放出糖原（Glycogen），反而會造成血糖快速上升，影響全天的血糖值忽高忽低。

血糖長期不穩定，會導致荷爾蒙頻繁地大量釋放，使細胞荷爾蒙的接收器無法承受，將接收器關閉，形成荷爾蒙阻抗，當內分泌腺體受傷時，身體會經歷亢進→混合期（亢進／機能衰退），最後再進入機能減退階段，導致無法正常分泌荷爾蒙，如胰島素阻抗（即是胰島素分泌過多，引發荷爾蒙接受器，無法感受）。

◎ 酸度太高的血液會傷害末梢神經

攝取三大營養素在體內分解後，會代謝出讓血液變酸的物質，稱之為「酸載量」（dailyacid load），我們的體內具有緩衝機制，可處理酸載量，所以血液可以保持中性（酸鹼值）。

但是碳水化合物分解最快，尤其是麵包、麵條、白米等精緻澱粉食物，若不與蛋白質、脂肪同時攝取，則糖分分解速度變快，造成處理酸載量的緩衝機制失衡，血液則會變成酸性，而酸血會腐蝕血管壁，尤以微血管末梢受傷最嚴重，氧氣、養分及能量無法送達神經末梢，則會形成壞死現象。

血糖控制不佳，手指、腳趾的末梢神經會出現發麻，最後導致壞死、截肢，甚至眼睛出現視網膜出血形成眼盲等困境。血糖控制不良，會影響迷走神經功能受損，其所控制肌肉組織（如掌控發聲、吞嚥的肌肉），一旦受傷，就會出現聲音沙啞、吞嚥困難、喝水容易嗆到等失去「作嘔反射」的症狀。

◎ 血糖不平衡，維生素 B、C 會流失

飲食不均衡，血糖長期震盪，會造成維生素 B 及維生素 C 流失，而影響神經系統。若要避免維生素 B 及 C 過度流失，攝取碳水化合物食物時必須搭配油脂與蛋白質。

如何保持維生素 B 及 C 不流失，飲食攝取上有幾項重點要注意：

- **分辨優質碳水化合物：**盡量選擇未加工過的碳水化合物，保留食物的纖維及營養素。
- **三大營養素同時搭配攝取：**三大營養素（碳水化合物、蛋白質、脂肪）每餐中含澱粉量的食物（主食類）要維持 20%以下的攝取量。地瓜、豆類、芋頭、玉米、馬鈴薯等高澱粉食材要小心攝取，並注意份量平衡。
- **攝取原形食物：**原形食物含有天然的營養素，營養不流失，能提供身體需要的營養素，是最佳的選擇。

維生素 B 及 C 流失對健康的影響

種類	主要作用	導致流失的原因	症狀
維生素 B 群	● 協助神經傳導素合成 ● 協助碳水化合物代謝	● 大量攝取碳水化合物時，維生素 B 為協助代謝而大量流失，造成神經傳導素合成減少，出現各種神經疾病，造成心理、精神方面的症狀。	● 思想混亂、注意力無法集中、失憶、厭食症、情緒不穩、過度恐懼憂鬱、焦慮緊張。
維生素 C	● 人體最重要的抗氧化物質 ● 提升人體免疫力 ● 協助各種神經傳導素轉換的輔酶、壓力荷爾蒙合成轉換	● 維生素 C 無法自行製造，只能從食物中攝取。 ● 壓力荷爾蒙合成必須依賴維生素 C，若是壓力愈大，消耗維生素 C 愈多。	● 發燒、神經失調、臉色蒼白、憂鬱、牙齦浮腫出血、皮膚紅點、痤瘡、壞血病。

2. 血糖值的判讀與診斷

根據衛福部國民健康署的調查，半數以上的國人都知道血壓正常值為何（收縮壓 140mmHg 以下，舒張壓 90mmHg 以下），但只有二成的國人知道正常的血糖值是多少。30 ～ 44 歲之間的高血糖潛在危險族群裡，只有四成左右的人做過血糖檢查，30 歲以上的成年人，約四成的人對自己的血糖值不清楚，可見血糖的重要性確實為大眾所疏忽。

正常血糖值

空腹血糖值：70～100（毫克／分升）

糖尿病前期

（空腹血糖耐受性不良）

介於正常值與糖尿病數值之間的危險中間帶，是糖尿病的高危險群。

空腹血糖值：
100～125（毫克／分升）

糖尿病

空腹血糖值 >126（毫克／分升）

或

隨機（非空腹）血糖值 >
200（毫克／分升）

只要符合其中一項，即診斷為「糖尿病」

從空腹血糖觀察健康

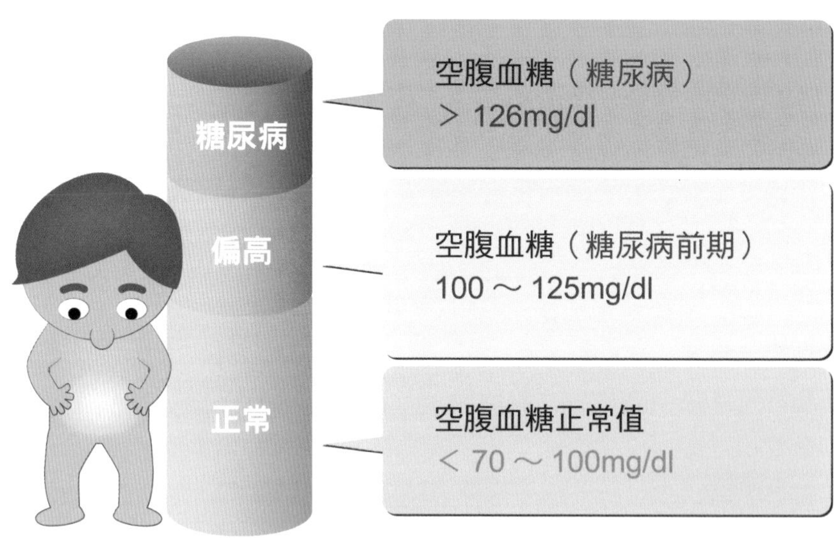

血糖值偏高、屬於危險中間帶者未達到用藥標準，但又不關心自己過高的血糖值，未積極改變生活作息、飲食習慣，在 1 年後追蹤，7 人中有 1 人會演變為第 2 型糖尿病，建議要密切注意健康檢查的血糖值是否過高，並透過飲食、運動及減重來控制血糖，以及定期檢測血糖。

另一項血糖追蹤指標為「糖化血色素」（HbA1c），代表紅血球中被稱為血紅蛋白的「蛋白質」有多少百分比受到糖化作用。當血液中的葡萄糖進入紅血球中，並和血紅素結合，形成糖化血色素；2009 年，美國糖尿病學會提出以糖化血色素≧ 6.5％作為糖尿病診斷標準，正常值為4～6％，糖尿病人應控制在 7％以下。

紅血球的壽命約為 120 天，如果看門診前才控制飲食，透過糖化血色素仍可以檢查出近 2～3 個月的血糖控制情況，是較客觀且正確的診斷方法。

糖化血色素值和平均血糖值對照表		
HbAlc(%)	血漿糖 mg/dl	意義
5	97	正常值
6	126	危險
7	154	控制
8	183	注意控制
9	212	控制不良
10	240	控制不良
11	269	控制不良
12	298	控制不良

3. 影響高血糖值的原因

循環於血液中的葡萄糖即是血糖，是提供細胞能量及養分的主要來源。血糖值維持在一定範圍內，身體才能正常地運轉，血糖值過高或過低，對身體都不利。人體中，嚴密管控血糖濃度的關鍵是胰島素。

用餐過後，食物中的碳水化合物經過消化，會轉為葡萄糖，被小腸吸收後進入血液循環中，此時，血糖濃度會升高，胰臟隨即分泌胰島素，並透過血液循環，促使脂肪及肌肉組織吸收葡萄糖，同時肝臟也停止肝醣分解，血糖濃度又下降至正常值。

胰島素是調控血糖最主要的荷爾蒙，由胰臟的 β-細胞分泌，是控制血糖下降的重要荷爾蒙。除胰島素外，人體內尚有其他管控血糖的荷爾蒙，如：升糖素、腎上腺素、皮質醇，都是促使血糖上升的荷爾蒙。

當細胞組織消耗掉葡萄糖，及未進食時，血中葡萄糖濃度會降低，肝臟細胞接收到葡萄糖濃度降低的訊息，便會輸出儲存在肝臟中的葡萄糖（肝醣）進入血液中，以提升血糖濃度正常。

血糖值為何會過高呢？

胰島素分泌不足，葡萄糖轉化利用量減少

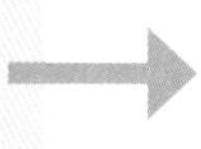

血糖滯留於血液中，無法降低血糖，引發第 1 型糖尿病。

胰臟分泌胰島素，但身體細胞反應不良

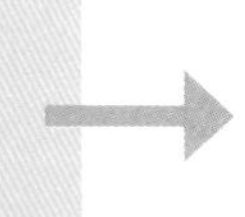

產生胰島素阻抗性，無法降低血糖，引發第 2 型糖尿病。胰臟持續分泌胰島素，以降低血糖值，但長期運作致操勞過度，造成無法再分泌胰島素。

為何會發生胰島素阻抗現象？

第 2 型糖尿病的發生屬於代謝性症候群，體重超標的比例相當高，當體內體脂肪變多又變大，會使脂肪、肌肉組織、肝臟細胞發生慢性發炎，造成組織細胞對胰島素的敏感性降低，致使身體產生「胰島素抗性」，令血糖濃度無法下降，所以肥胖是造成「胰島素阻抗」的主凶。

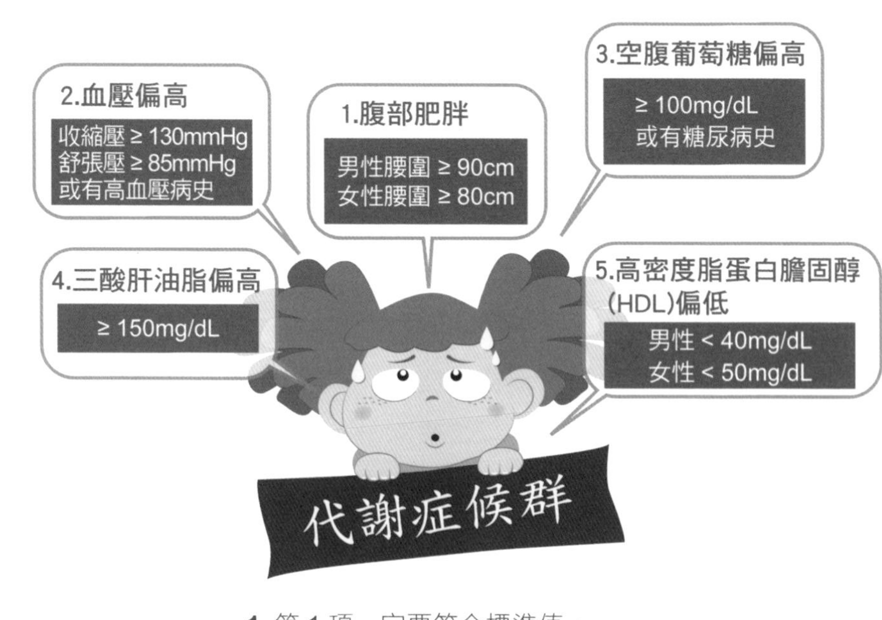

1. 第 1 項一定要符合標準值。

2. 第 2、3、4、5 項至少要符合二項。

◎ 食物的 GI 值高低會影響血糖值高低

經常攝取米飯之類澱粉含量高的高 GI 值食物，由於纖維質少，容易引發高血糖，而長時間的高血糖值會在體內引發「糖化作用」（Glycosylation），而產生 AGEs（Advanced Glycation End-products，糖化終產物），是各種蛋白質與糖結合生成的物質，會附著於體內各個組織，如血液、肌肉、皮膚、骨骼、腦部等皆含有蛋白質，一旦發生糖化作用，產生 AGEs，便會引發各種疾病，AGEs 也是引發老化的誘因物質。

◎ 胰島素阻抗是第二型糖尿病形成的主因

胰島素阻抗是指人體對胰島素無反應，使得血液中糖分過多，導致身體分泌更多無效率的胰島素，形成惡性循環，造成肥胖、缺乏運動會引發胰島素阻抗。發生胰島素阻抗的人並無任何症狀，也不易察覺自己生病了，通常都要等到身體出現嚴重的健康問題才會發現。

1980 年醫學證實第 2 型糖尿病主因是胰島素阻抗，預估至 2020 年，全世界將有 2 億 5 千人罹患糖尿病，理由為：① 未被診斷為糖尿病之前，胰島素阻抗可發生 10 ～ 20 年；② 第 2 型糖尿病患者同時有胰島素阻抗存在；③ 胰島素阻抗可預測一個人將來是否罹患糖尿病（如下圖為糖尿病發生的過程）。

1 正常	2 過重	3 代謝症候群	4 糖尿病前期	5 糖尿病
體重正常	肥胖	肥胖	肥胖	體重下降
	慢性發炎	慢性發炎	慢性發炎	慢性發炎
	胰島素阻抗	胰島素阻抗	胰島素阻抗	胰島細胞凋亡
血糖正常	血糖正常	血糖不穩定	血糖升高	血糖持續高

如何避免糖化（高血糖）生活？

要避免高血糖的生活，就要重新檢視自己的飲食狀況與運動量是否足夠，養成良好的生活習慣及固定運動，避免維持高血糖的狀態，才能減少 AGEs 的產生，防止各種慢性病發生。

1. 加速糖化生活的不良習慣

飲食習慣不良、壓力過大、不運動等都是加速糖化生活的壞因子，都會增加糖分攝取及 AGEs 產生。

◎ 破壞均衡的飲食生活

現代人的飲食隨便又不規律，解決三餐只求方便，食用當地、當季食材的傳統飲食習慣日漸沒落，人們不再大量攝取新鮮蔬果、五穀（糙米）根莖及菇、藻等食材，飲食缺乏膳食纖維、礦物質，無法減緩糖分吸收、抑制血糖上升。加上經常外食、速食及餐餐吃重口味食物，不僅很容易造成血糖急速上升，血糖值在一天中經常不斷地震盪，糖化作用當然也會開始急速惡化。

國人飲食習慣的變化

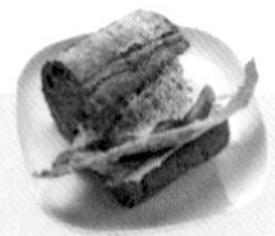

早期的飲食模式	現代的飲食模式
多食用當季、當地產出的天然食材	漢堡、披薩、炸雞及飲料等重口味速食風行
米飯、蔬菜、豆類等的消耗量大於乳類及肉類	乳製品及肉類的消耗量逐年攀升
經常自己煮，少用加工調味料	長期外食族常常在吃飽後，再加吃甜點、喝高糖飲料。

◎ 加工食品攝取過多

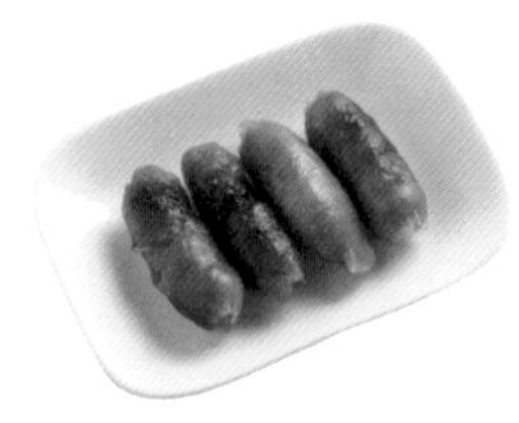

香腸、培根、肉乾、肉鬆等加工肉類，及麵包、麵條、魚漿、類製品（魚丸）、魚罐頭、甘甜味醬料等加工食品都有添加許多食品添加物及大量的糖、鹽分，攝取過多，對健康有害。

◎ 鹽分攝取過多

過多的鹽分與活性氧會促進 AGEs 與 RAGEs（最終糖化蛋白受體）的結合，在反應作用中會產生活性氧，促使細胞發炎更嚴重，如腎炎、心臟病。

◎ 過度飲酒及抽菸

酒類代謝物會促進糖化作用，所以經常喝酒的人比較容易在體內累積 AGEs。吸菸的人，其 AGEs 血中濃度比喝酒的人還要高，每抽一支菸必須消耗25毫克的維生素C，而維生素C可幫助膠原蛋白再生、去除體內自由基，是維持肌膚健康的重要營養素，能夠防止糖化作用惡化。人體一天的維生素 C 基本消耗量是 100 毫克，抽菸會對健康造成重大傷害。

◎ 壓力荷爾蒙引發血糖震盪

壓力會導致肥胖與糖化作用。當身體感覺到壓力時，腎上腺會分泌腎上腺素及腎上腺皮質醇（cortisol）來應對，幫助集中精力、判斷力，若長期處於強大壓力下，皮質醇過度分泌，就會引發身體不適；另外，脂肪細胞的受體受到皮質醇刺激，不斷地累積脂肪，變肥胖，肥胖則使糖化情形加重，此時若再藉著吃甜點來紓壓或暴飲暴食，就會增加體重。

除了肥胖細胞外，胰島素也會因皮質醇的刺激而過度分泌，造成血糖值急速下降，變成低血糖，又急速再進食再造成血糖上升，發生血糖震盪，致使糖化作用更惡化。

◎ 睡眠不足導致新陳代謝衰弱

睡眠時，人體內會分泌兩種荷爾蒙——褪黑激素與成長荷爾蒙，兩者皆與免疫活性、新陳代謝、抗糖化、抗氧化有密切關係，睡眠不足會影響這兩種荷爾蒙的分泌。

荷爾蒙種類	分泌腺體	作用
褪黑激素	松果體	● 消除自由基 ● 提高抗氧化作用及免疫機制 ● 減少血中膽固醇 ● 是抗老、抗糖化的必備物質
成長荷爾蒙	腦下垂體	● 在成長期有助於分解脂肪 ● 合成蛋白質 ● 強化骨髓 ● 提升免疫 ● 促進肌膚再生及排出 AGEs

◎ 氧化＋糖化＝加重健康破壞力

活性氧（自由基）會促進 AGEs 與細胞內的 RAGEs（受體）相互結合，不僅令人體細胞變脆弱，糖化作用也更易擴大，氧化與糖化結合在一起會加重其合併作用，對身體健康更具破壞力。

2. 可避免糖化生活的飲食好習慣

- **正確選擇食物：**以低 GI 飲食為優先。
- **妥善控制血糖：**了解食物內所含的醣分量，按照食物代換表選擇不同的低 GI 食材，並依據每日熱量及醣分需求，控制適量的醣分攝取，防止高血糖發生。
- **改變攝取食物的方式：**包括進食順序及速度，先吃會減緩糖分吸收的食物，最後才吃易使血糖值上升的食物。

- **改採健康的烹調方式：**盡量以生食或短時間低溫烹調的方式為主，減少油炸、燒烤等高溫烹調方式。低溫烹調是以 70℃左右的溫度烹煮食材至熟，可減少 AGEs 產生（詳見第 102 頁）。

3. 規律的運動習慣可避免糖化生活

養成規律的運動習慣，對於改善飲食所造成的高血糖非常有幫助，能促使葡萄糖進入肌肉、細胞轉換成能量，使血糖值下降，如游泳、慢跑等有氧運動都是理想的減糖運動，有助於改善高血糖及 AGEs 產生。

運動不僅能降低最近一餐的血糖值，避免其過高，也能抑制一整天的血糖值上升及調整胰島素分泌，避免出現急遽上升的血糖震盪現象，並減少 AGEs 產生。此外，運動也能幫助減重及減少脂肪數量，增加胰島素的感受性，有利於血糖控制。

但請注意，過度激烈的運動會刺激腎上腺素荷爾蒙分泌，導致血糖值上升，有數據顯示一定強度以上的運動做太多，血管功能會變差。激烈運動需要耗用大量的氧氣，對身體反而會造成負擔，產生氧化壓力，加速動脈的硬化，最適合的減糖運動是走路。

走路是可以動到全身肌肉的有氧運動，能有效消耗血中糖分及脂肪，且容易進行，幾乎沒有限制，日常生活中就能夠輕易執行，例如：不搭電梯，改爬樓梯，盡量以走路取代交通工具，若能養成飯後走路的習慣是最理想。

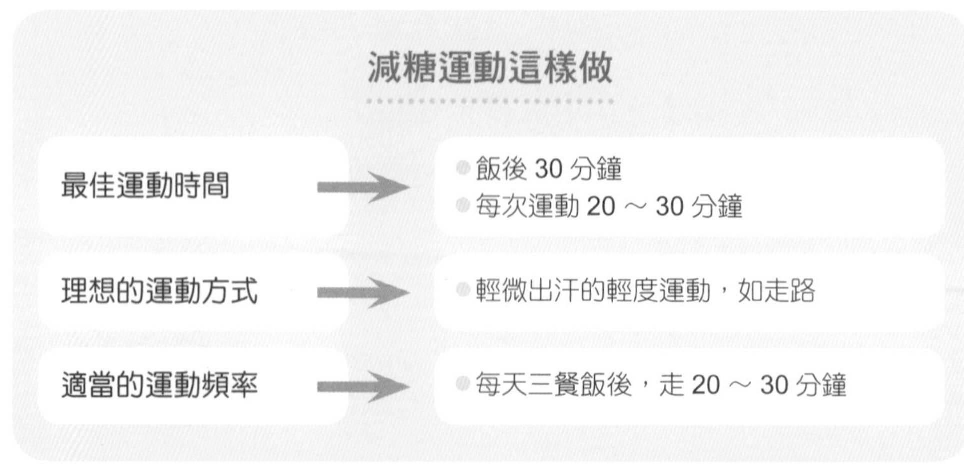

何謂糖化作用？

食物中的碳水化合物與蛋白質／胺基酸，在常溫或高溫加熱時會產生一系列的反應，產生棕黑色大分子物質（類黑精）；反應過程中，還會產生還原酮、醛、雜環化合物，為食物提供氣味及色澤，如蛋炒飯中的米飯與蛋液表面產生糖化物（焦褐色）。

法國化學家梅拉德博士於 1912 年發現此一現象，又稱為梅拉德反應（millard reaction），此反應會產生褐色物質，又名褐變反應。

糖化作用是一個化學過程，當體內血糖值高的時候，流通在體內的糖分與蛋白質、脂質核甘酸一同形成糖化終產物（AGEs），此類終產物會散發於腎臟、腦部、神經組織、皮膚組織各處。

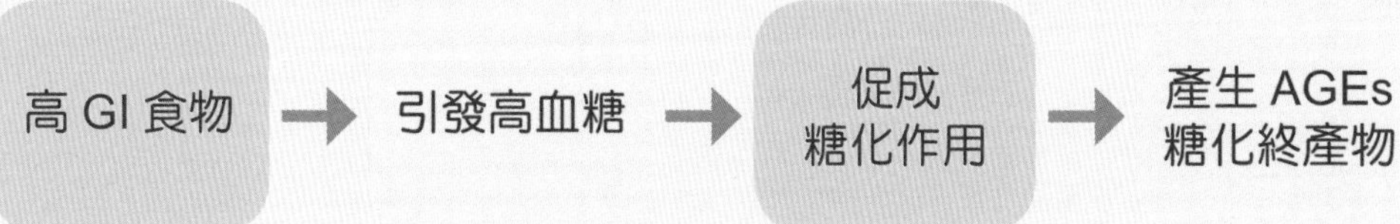

身體糖化的結果——產生 AGEs

正常狀態下，人體溫度保持恆溫 36 ～ 37℃左右，且人體內各組織皆含有膠原蛋白質，當我們從飲食中攝取糖分作為能量使用時，攝入的糖分就在細火慢燉的人體內進行糖化作用，並在蛋白質上長出「糖瘤」，甚至與蛋白質結合在一起。

初期，當人體攝入的糖分濃度下降，瘤就會消失，恢復原狀，但若蛋白質長時間暴露在高濃度的「糖」裡，則長滿瘤的物質無法復原，此物質便是 AGEs，會破壞人體內各器官，引發疾病。

AGEs 是糖化的膠原蛋白與彈力蛋白失去彈性、變得僵硬，促使動脈硬化、傷口無法癒合，以及皮膚失去活力、變鬆垮；若血糖控制得宜，較少產生 AGEs，則合併症也會較少發生。

除了攝取太多高糖分的食物外，不適當的或缺少水分的烹調方式，如燒烤，都容易有造成焦化現象，產生 AGEs，改變腸道細菌，干擾營養吸收，引起發炎反應及增加氧化壓力；而身體為了壓制 AGEs 產生，必須要倚靠更多營養素協助（因為 AGEs 會干擾營養素的吸收，反造成營養素流失更多），就會形成更惡性的循環。

AGEs 對人體的影響及引發疾病

AGEs 透過血流傳布至體內各器官，而引發血管疾病（如動脈硬化、血栓），而體內器官的蛋白質也糖化，最終全身器官都出現各種健康問題如下：

- **骨質疏鬆症：**支撐骨骼的膠原蛋白糖化，變脆、易斷裂，常見身高縮水、跌倒易骨折等問題。
- **退化性關節炎：**破壞關節軟骨，且 AGEs 堆積於韌帶，會引發關節硬化，導致活動能力變差。
- **心肌梗塞、腦梗塞：**動脈硬化會引發心肌梗塞、腦梗塞等問題。
- **癌症：**癌細胞具有嗜糖性，透過正子斷層造影檢查，可見癌細胞以「葡萄糖」為營養源進行增生，AGEs 在體內堆積愈多，癌細胞增生愈快且更易轉移。
- **阿茲海默症：**AGEs 堆積於腦細胞，會造成腦細胞壞死、腦神經傳導障礙，有研究報告指出，AGEs 積存愈多，愈容易罹患失智症。
- **更年期障礙：**AGEs 在體內堆積會造成荷爾蒙減少、活力減退、女性不孕。
- **糖尿病：**

1. 糖尿病人長期高血糖會導致 AGEs 大量產生，引發合併疾病風險高，死亡風險亦較非糖尿病者高出 2 倍，發生心肌梗塞、腦梗塞的風險則高出 3 倍。
2. 有研究指出，血糖控制不佳的糖尿病友較容易罹患大腸癌、肝癌、胰臟癌、子宮癌、卵巢癌等癌症，且體內一旦堆積 AGEs，癌細胞更容易轉移。
3. 全身微血管遭 AGEs 破壞，脆弱不堪，血液循環變差，末端血管循環不佳，易引發末肢壞死、截肢，此外也會影響視力，包括視力減退，與視網膜破壞，可能失明等。
4. 血糖值長期控制不佳，高血糖造成 AGEs 累積更多，導致身體器官出現問題，對身體器官危害更深，老化加速。

- **其他疾病：**白內障、牙周病、代謝症候群、脂肪肝之發生有關。

如何測知體內 AGEs 及糖尿病是否控制良好？

- **AGEs 是否控制良好的判斷指標：**

1. 糖化血色素（HbA1c）的數值若居高不下（6%以上），即表示 AGEs 大量產生。
2. AGEs 會破壞關節的軟骨、及堆積在韌帶部分，影響關節彎曲，造成柔軟度變差，外表呈現老態、身體僵硬。
3. 正常狀態下，血管收縮壓與舒張壓的高低差（脈壓差）為在 40 ～ 50mmHg，若脈壓差高低差達 60 ～ 70 mmHg 以上，即表示體內堆積多量的 AGEs。

- **成年人糖尿病是否控制良好的判斷指標：**美國糖尿病協會、心臟病學院及糖尿病教育計畫三大學術團體聯合推出「控制糖尿病 ABC 活動」，A 代表 Alc（HbA1c，糖化血色素）、B 代表 Blood pressnre（血壓）、C 代表 Cholestrol（膽固醇）。

PART

2

低GI飲食攝取，健康大關鍵

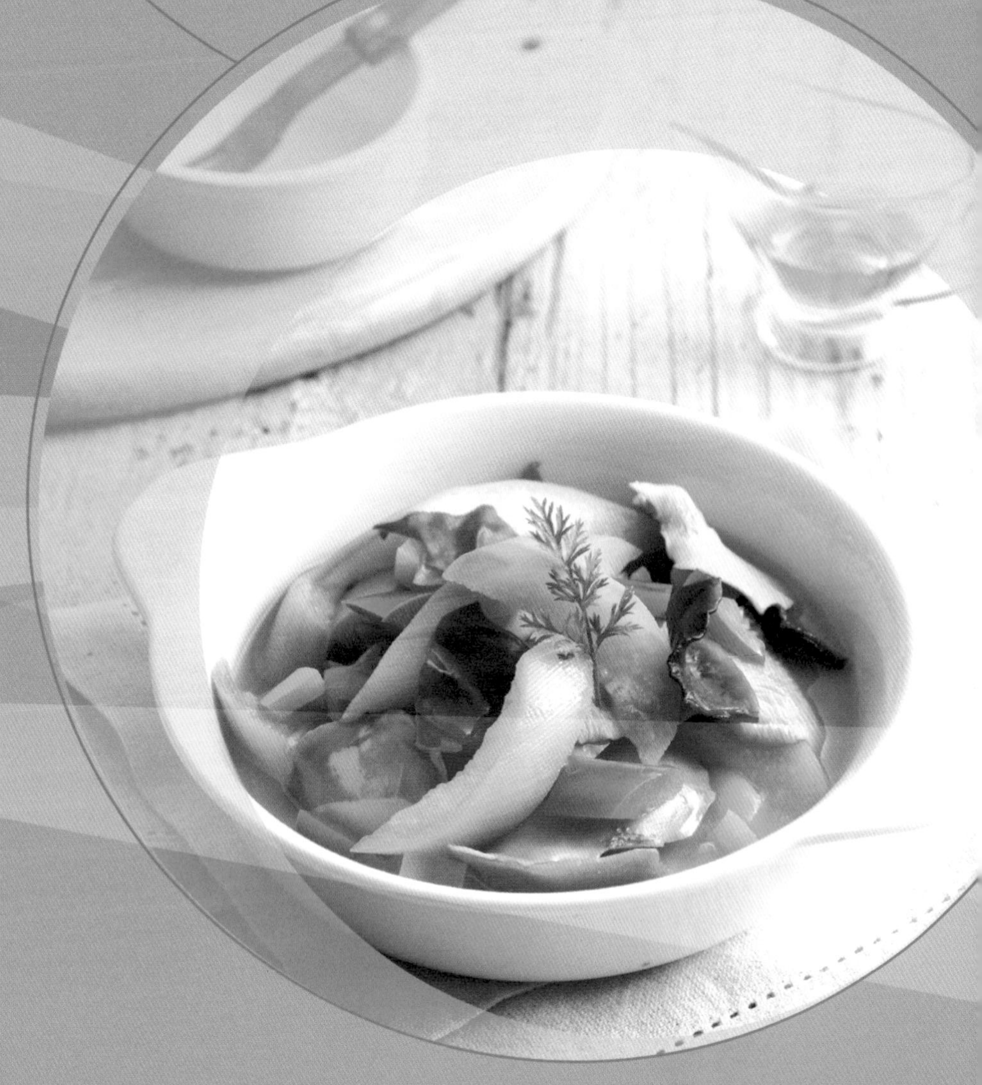

健康飲食的原則

1. 均衡攝取各種營養素

- **均衡飲食必須包含的食物種類**：依衛福部每日飲食建議，均衡飲食須包含基本六大類食物，即五穀根莖類、乳類、蛋肉魚類、豆類、蔬菜類、水果類、油脂堅果類。
- **均衡飲食是有益健康的飲食方式**：均衡飲食能提供人體所需的熱量及豐富的營養素，符合人體所需，且依不同年齡、性別、活動量來調整熱量需求及基本營養素的攝取比例。
- **視不同疾病的營養需求，調整飲食內容**：如**糖尿病患者**必須控制糖分的攝取，必須重新規劃每日攝取的食物種類（尤其是富含膳食纖維、維生素、礦物質食物），少吃單糖（葡萄糖、果糖、半乳糖）和雙糖（蔗醣、乳糖及麥芽糖）的食物，防止糖分容易吸收，引發血糖上升。此外，**心血管疾病患者**的飲食內容必須限制脂肪、糖分的攝取，才能達到均衡健康的目標。

全穀根莖類
1.5-4碗
蔬菜類
3-5碟
水果類
2-4份
水
豆魚
肉蛋類
3-8份
低脂乳品類
1.5-2杯
油脂與堅果種子類
油脂3-7茶匙及堅果種子類1份

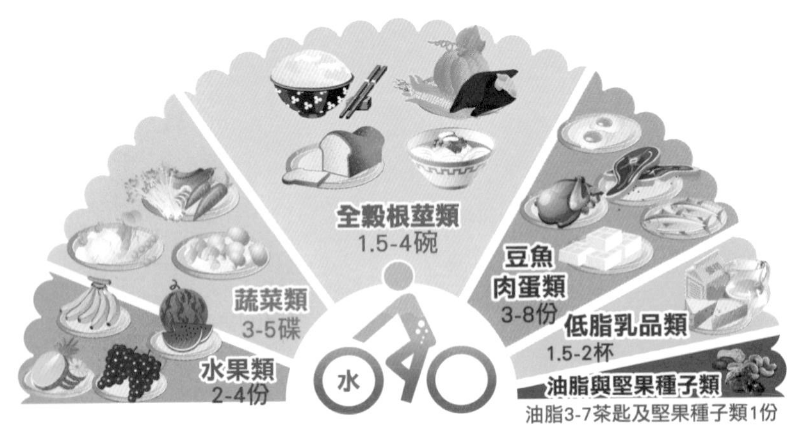

2. 飲食種類要多樣化

食物包含主食（五穀根莖類）、副食（肉魚蛋豆類）、蔬菜類、水果類、奶類、油脂堅果類等六大類，每類食物的來源及所含營養素皆不同，為了能夠攝取充分的營養素，了解自己每日所需總熱量及應攝取各類食物的份量，再依據食物的營養成分充足攝取，才能獲得均衡的營養素。

每種食物所含的營養素種類及含量皆不同，有些營養素多，有些則較少，若只食用單純四～五種食物是不足的，必須廣泛地攝取六大類食物，均衡攝取各種營養素、礦物質等，並有效控制熱量，才能維持身體的健康。關於六大類食物所占之每日飲食內容的比例及來源、營養成分，詳述如下。

◎ 五穀根莖類（主食類）

主食類食物含有豐富的維生素及膳食纖維，每天三餐的主食都要吃，不吃主食，就沒有能量的來源，若是能量不足，必須動員體內的蛋白質來轉為血糖能量。

建議每人一天主食量約 150 ～ 300 公克，可搭配粗食、細糧作為三餐的主食來源，依個人的身體狀況、生活習慣及勞動程度做調整，尤其是老年人、幼兒及慢性疾病者，更應考慮腸胃消化力，選擇合適的主食種類及用量。

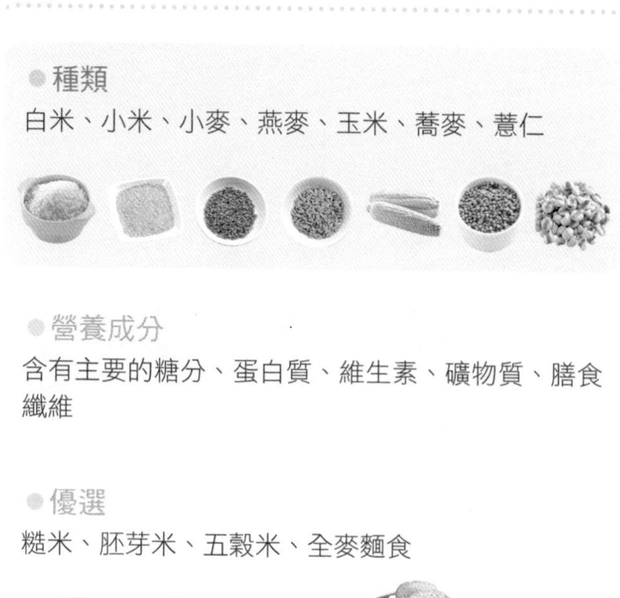

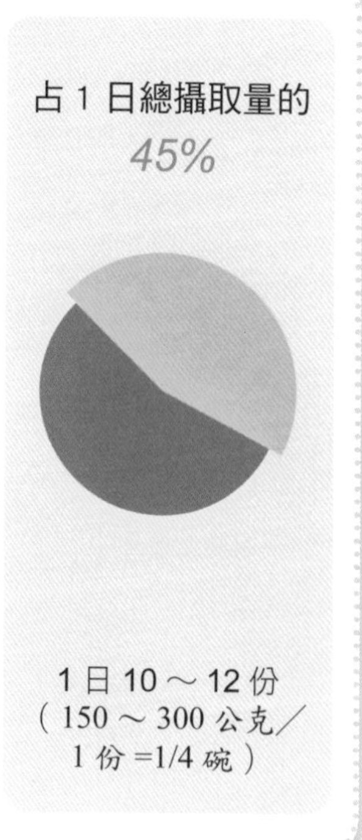

◎ 乳類

乳類食用不足，會影響鈣質、維生素 B_2 的攝取不足，也影響骨質的新陳代謝及情緒的穩定性。**建議每人一天應攝取低脂鮮奶** 250cc（或低脂奶粉 10 ～ 15 公克，或優酪乳 150 ～ 200cc）。

乳酪是脫水牛乳，優酪乳是發酵牛乳，彼此可以互相更換選擇，但必須注意，糖尿病病友不宜選擇乳酪、奶油、煉乳等脂肪含量較高的乳製品，最好選用牛奶、低脂奶或脫脂奶、低脂奶酪等較理想。有些乳類製品含有糖分，選用時應注意糖分含量。

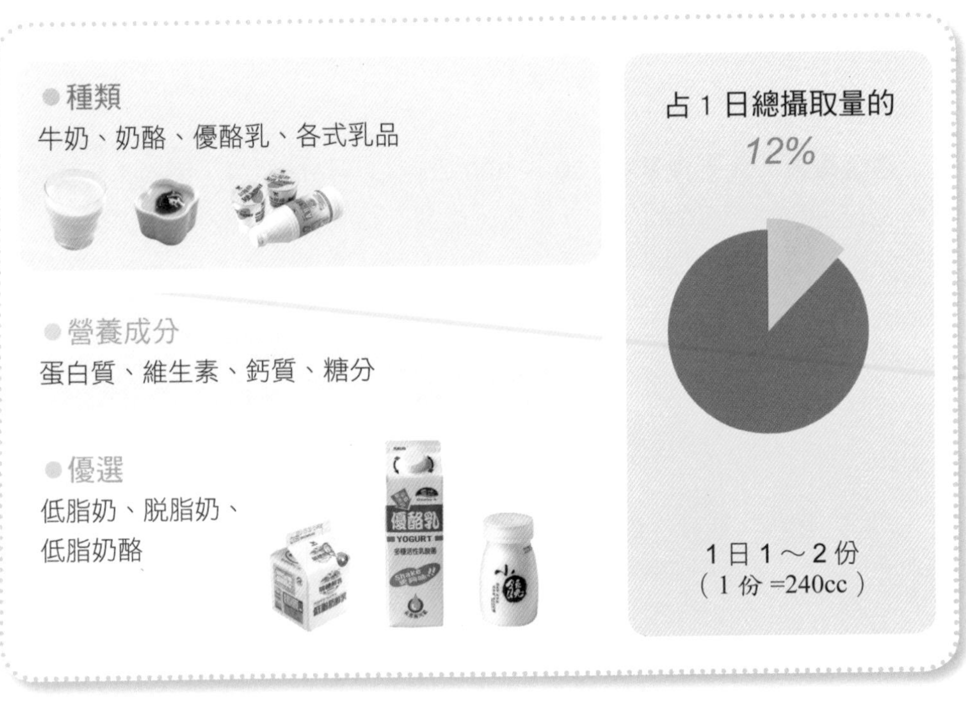

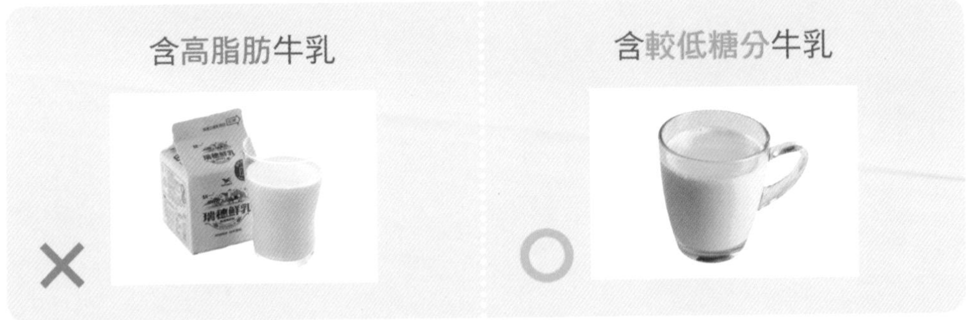

◎ 豆魚肉蛋類

豆魚肉蛋類的蛋白質含量豐富，有益於身體組織的建構及修補。蛋白質可增加產熱效應，增加身體的基礎代謝，而瘦肉蛋白質會減少血糖上升，增加飽足感，是極佳的低 GI 食物。**建議每人每天宜攝取 3～4 份的豆魚肉蛋類**，如 1 顆蛋、3 份肉魚、1/2 杯豆類。雞蛋含有豐富營養素，一般人可每天吃 1 顆蛋。年長者建議一週食用 3～4 顆蛋，避免攝取過多膽固醇。

● 種類

紅肉（牛、羊、豬）、白肉（家禽類）、魚、蛋、大豆類

● 營養成分

蛋白質、脂肪、維生素、礦物質

● 優選

紅肉中的瘦肉、白肉、豆腐、豆乾等

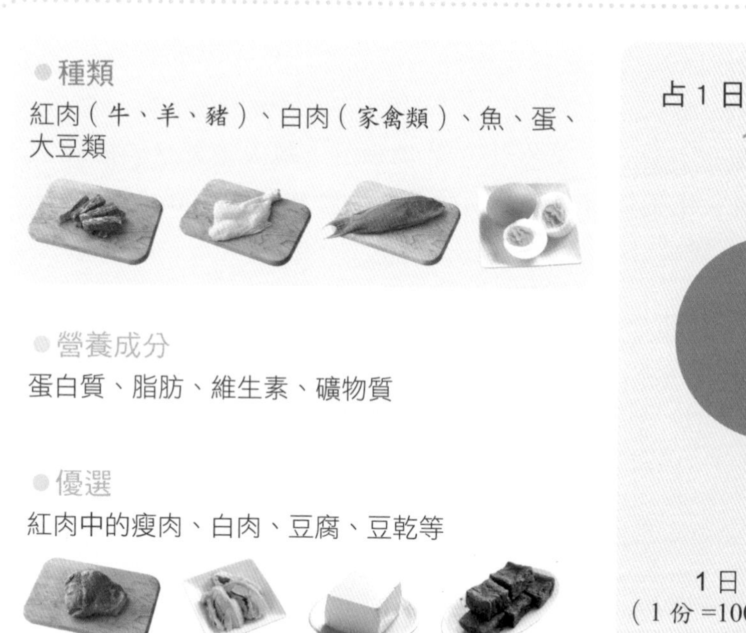

占 1 日總攝取量的

18%

1 日 3～4 份

（1 份 =100～150 公克）

如何挑選優質的蛋白質食物呢？

- **肉類以紅肉中的瘦肉及白肉為佳：**動物性蛋白質比植物性蛋白質容易吸收利用，但選用豆魚肉蛋類時應注意油脂含量及份量，油脂含量高，熱量愈高，膽固醇及飽和脂肪酸含量也高，建議選擇脂肪含量少者，如紅肉之瘦肉、白肉。
- **拒絕油炸過的豆類加工製品：**豆類屬於低 GI 食物，建議可多選用豆腐、豆乾，但不宜選擇油炸的油豆腐，因為含油量高，熱量也高，**傳統豆腐、盒裝豆腐都是相當不錯的選擇**。一日中不妨攝取 150～200 公克的豆類，或 250～500cc 的豆漿。

◎ 蔬菜類

- **蔬菜富含體積大、熱量低的纖維質：**容易有飽足感，能有效減低飢餓感，並降低餐後血糖；還含有豐富的維生素，可調節人體的生理作用，且有抗氧化作用，可預防慢性病、癌症的發生；還富含鋅、鉻、鎂等礦物質，如苦瓜、冬瓜、菠菜、花椰菜等，有助於血糖的控制，極適合糖尿病病友食用。尤其**深綠色蔬菜的營養素含量優於白色蔬菜，建議多多食用**。
- **含高量的膳食纖維：**蔬菜含有纖維素、半纖維素、果膠、抗性澱粉等膳食纖維，在小腸內無法吸收且會干擾葡萄糖吸收，具有降低餐後血糖及控制胰島素分泌的作用；在大腸內則可為腸內細菌發酵利用。膳食纖維的含量與其 GI 值高低有關，含量愈高，GI 值愈低，**每人一天應該攝取 25 ～ 30 克膳食纖維，每天食用七種不同顏色的蔬菜 500 ～ 700 公克**，可獲取 10 ～ 15 克膳食纖維，其餘不足的部分再透由雜糧、豆類、水果來獲取。
- **具有豐富的天然植化素：**蔬菜含有多樣的植化素，不同的顏色表示不同的植化素，主要有多酚類（花青素、異黃酮）、萜類化合物、有機硫化物、多醣類、植酸、皂苷等。植化素是植物的天然成分，常微量存在，含量較

● 種類

葉菜類、花菜類、根莖類、果菜類、芽菜類

● 營養成分

維生素、礦物質、膳食纖維、植化素

● 優選

深綠色蔬菜、苦瓜、冬瓜、菠菜、花椰菜

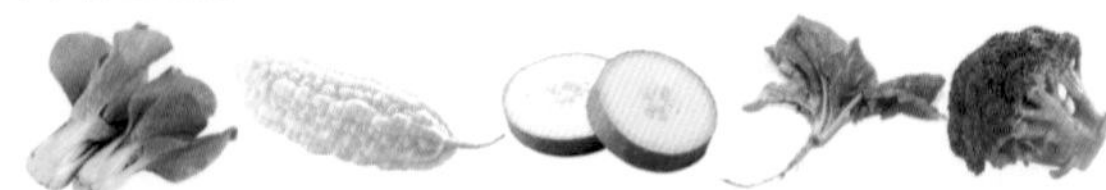

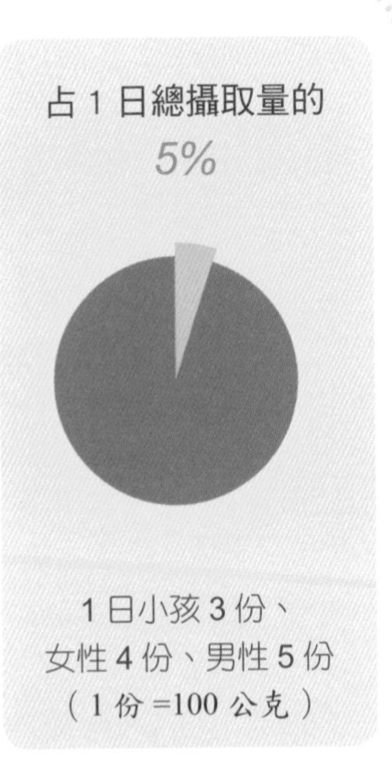

少，具有抗氧化、調節免疫力、抗感染、降低膽固醇、延緩老化，以及防治心血管疾病、糖尿病、癌症等慢性病的作用。

- **低熱量、少脂肪**：與其他食物不同，蔬菜含水分較多，脂肪、蛋白質含量低，醣類（碳水化合物）含量亦不高，產生的熱量較少、升糖作用低，有助於熱量控制及降低血糖，相對比較其他食材更適合用來控制體重，及維持血糖平衡，對於需要控制體重的減重者及糖尿病病友來說是最佳的食材選擇，亦是最佳的低 GI 食材。

糖尿病病友更應重視蔬菜的攝取及選擇低 GI 蔬菜種類，不同的蔬菜，其營養成分及降血糖值是不同的，可優先選擇葉菜類、花菜類，纖維質高、熱量也低，對血糖的控制更理想。

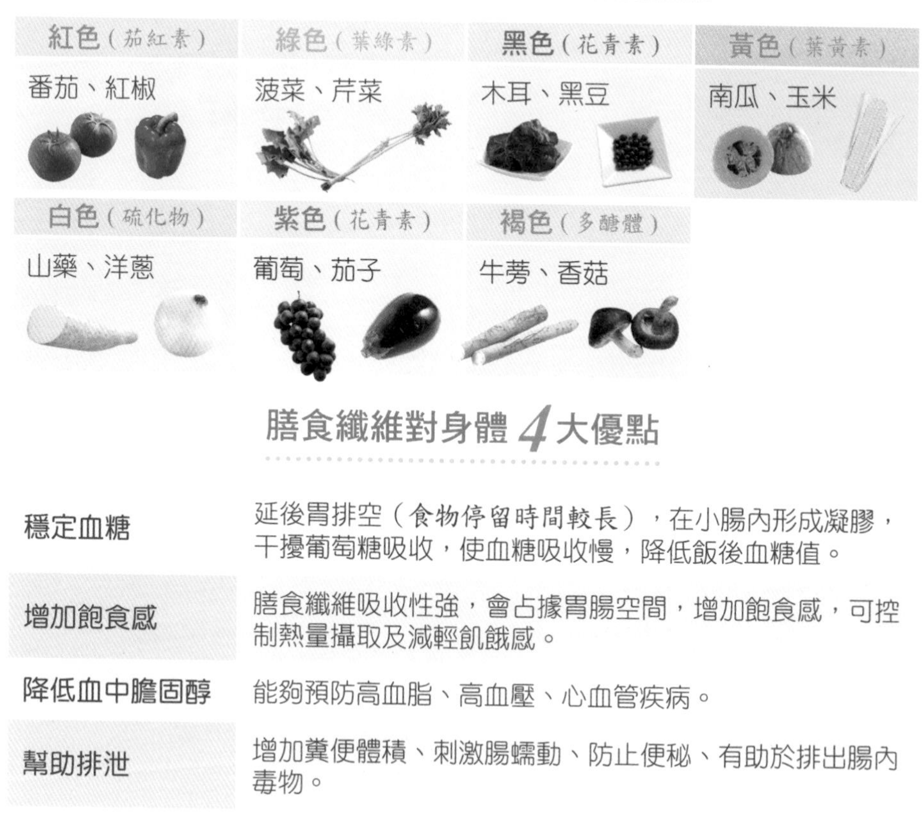

七色蔬果→含有各種植化素能量

紅色（茄紅素）	綠色（葉綠素）	黑色（花青素）	黃色（葉黃素）
番茄、紅椒	菠菜、芹菜	木耳、黑豆	南瓜、玉米
白色（硫化物）	**紫色（花青素）**	**褐色（多醣體）**	
山藥、洋蔥	葡萄、茄子	牛蒡、香菇	

膳食纖維對身體 4 大優點

穩定血糖	延後胃排空（食物停留時間較長），在小腸內形成凝膠，干擾葡萄糖吸收，使血糖吸收慢，降低飯後血糖值。
增加飽食感	膳食纖維吸收性強，會占據胃腸空間，增加飽食感，可控制熱量攝取及減輕飢餓感。
降低血中膽固醇	能夠預防高血脂、高血壓、心血管疾病。
幫助排泄	增加糞便體積、刺激腸蠕動、防止便秘、有助於排出腸內毒物。

高膳食纖維的蔬菜

粗纖維類

如芹菜、莧菜、菠菜、竹筍、筊白筍、韭菜

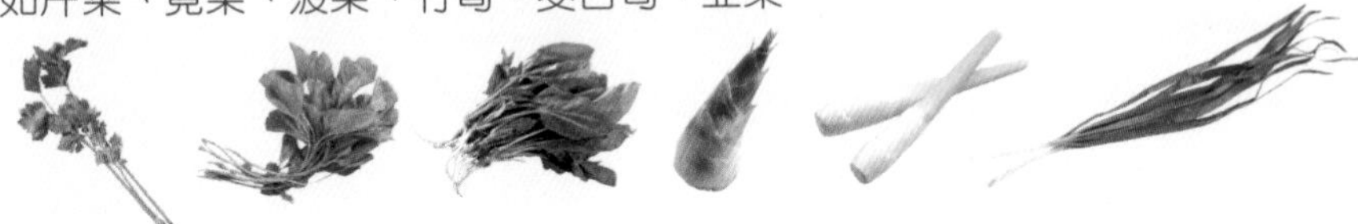

菌藻類

如香菇、木耳、紫菜

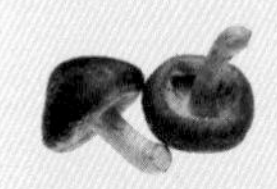

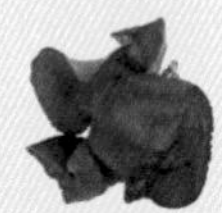

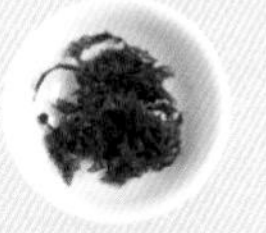

新鮮豆類

如四季豆、荷蘭豆、甜豆

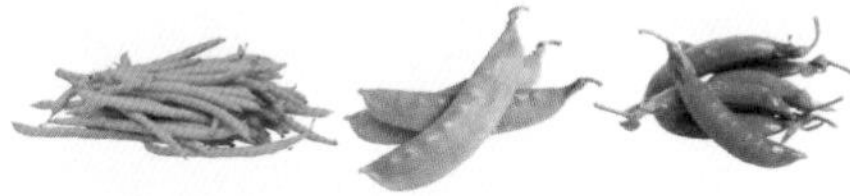

野菜類

如甜菜根、金針

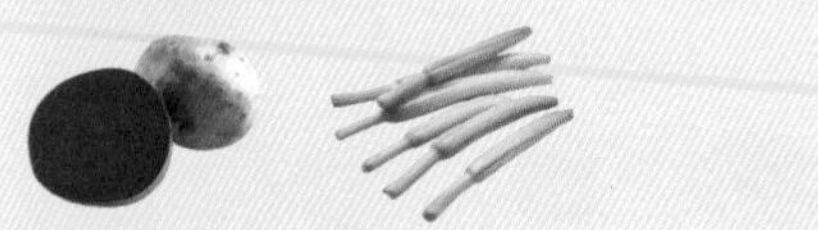

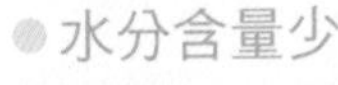

水分含量少

如胡蘿蔔、花椰菜

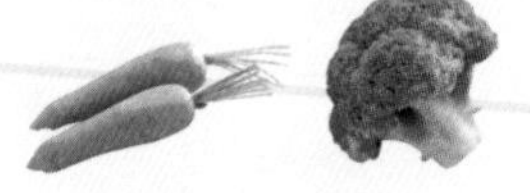

功效

1. 增加糞便體積
2. 軟化糞便
3. 刺激結腸內細菌發酵
4. 降低血膽固醇
5. 減少低蛋白膽固醇（壞膽固醇）
6. 降低飯後血糖
7. 控制血糖

如何避免蔬果的農藥及重金屬殘留？

- **重金屬污染：**主要來自於工廠排放的污水及河川污染滲入泥土中，常見有鎘、鉛、汞、砷、鋁等重金屬，對人體危害極大——鉛會降低男性生殖能力，阻礙孩童發育及智商發育；汞會破壞大腦組織，生出畸型兒；鎘會影響肝腎病變；砷會引發癌症；鋁會誘發老人失智症的風險。
- **硝酸鹽殘留：**灌溉水源污染及過度使用化肥，都會導致蔬菜中的硝酸鹽累積過多，尤其是葉菜類（如高麗菜、菠菜、萵苣）硝酸鹽含量較高，所以在選用蔬菜時，應多樣選擇不同種類的葉菜類或根莖類。

重金屬的3大危害

1. 損害肝臟，無法代謝排毒

2. 中樞神經系統受到抑制、干擾

3. 損害血液循環，增加血液黏稠度，導致血循環帶氧量低

蔬果農藥殘留的差異

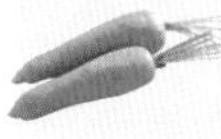

- **根莖類：**如胡蘿蔔、白蘿蔔等，施藥以噴霧較多，藥劑大多是噴灑在葉面上，根莖類部分的農藥殘留較低。

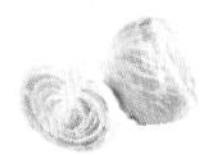

- **包菜類：**如包心菜、高麗菜（屬葉菜類）等，主要食用部位在內側，只要剝除外圍會接觸農藥的葉子，即可安全食用。

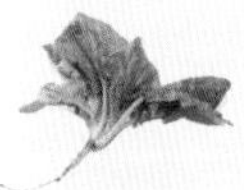

- **小葉菜類：**如小白菜、菠菜（屬葉菜類）等，生產期短、蟲害多，農藥使用較多，葉片接觸農藥殘留的機會大，食用時必須以乾淨的流水徹底洗淨才能清除殘餘的農藥。

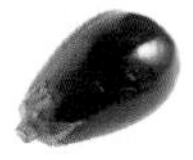

- **果菜類：**如番茄、茄子等，表面光滑，比較不易殘留農藥；但如小黃瓜、苦瓜等表面凹凸、有絨毛、多刺，則較易沾黏農藥殘留。

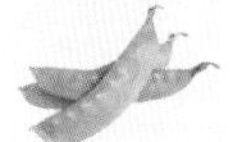

- **豆莢類：**如荷蘭豆、甜豆等，因食用部分通常會有葉片遮蓋，多半只有微量農藥殘留，只要徹底洗淨，比較不用擔心農藥殘留問題。

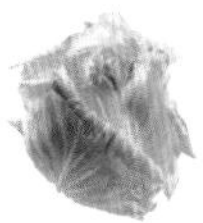

- **硝酸鹽殘留：**灌溉水源污染及過度使用化肥，都會導致蔬菜中的硝酸鹽累積過多，尤其是葉菜類（如高麗菜、菠菜、萵苣）硝酸鹽含量較高，所以在選用蔬菜時，應多樣選擇不同種類的葉菜類或根莖類。

◎ 水果類

水果富含多種植化素，如類黃酮、花青素，具有抗氧化、抗癌、調節免疫、降血脂等作用。**果肉色澤愈深的水果，營養價值愈高**，如紅火龍果的抗氧化、抗癌功效極佳。那麼，水果該怎麼挑、怎麼吃，比較健康呢？

- **慎選低 GI 值的水果：**水果中的簡單碳水化合物（果糖）容易被人體吸收，升高血糖的速度比複合碳水化合物（澱粉類）還快，因此食用時須注意含醣量，尤其是肥胖、新陳代謝緩慢及高血糖患者，更應慎選 GI 值較低的種類，如蘋果、梨、桃子、櫻桃、葡萄、柚子，其含醣量約 10%左右，較適合糖尿病病友食用；少數水果的含醣量較高，如龍眼、荔枝、芒果、鳳梨、西瓜（五毒水果），宜少量食用時，以防血糖急速上升。
- **避免餐前或餐後吃水果：**為了控制血糖值，**建議水果可在兩次正餐中間加餐食用，或睡前 1 小時吃**，以減緩飢餓感；但不建議在餐前或餐後立即食用，以免造成飯後血糖立即上升。以每天攝取 1 ～ 2 次，1 日的攝取量控制在 100 ～ 200 公克為宜。

● 種類

仁果類、核果類、漿果類、柑果類、瓜果類

● 營養成分

維生素 C、β-胡蘿蔔素、維生素 B 群、鉀、鈣、鐵、碳水化合物（醣分）、膳食纖維（果膠）

● 優選

紅火龍果、奇異果、草莓、柳丁、檸檬等

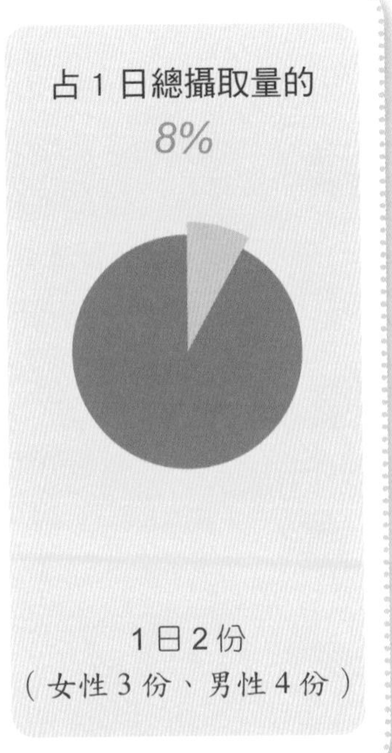

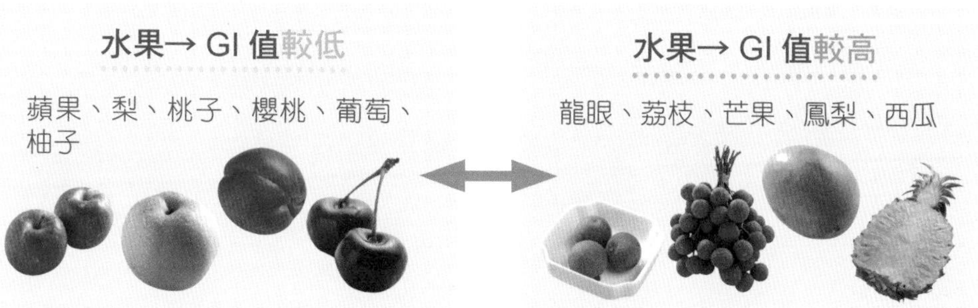

- **多吃酸味水果：**水果含有機酸，如檸檬酸、蘋果酸，帶有酸味，能刺激消化腺分泌，促進食慾、幫助消化，如柑桔、鳳梨等含較多檸檬酸，蘋果、櫻桃、香蕉等則含有蘋果酸。若每天食用兩種水果，其中一種應為富含維生素 C 多的水果，如奇異果、草莓、柳丁、檸檬。

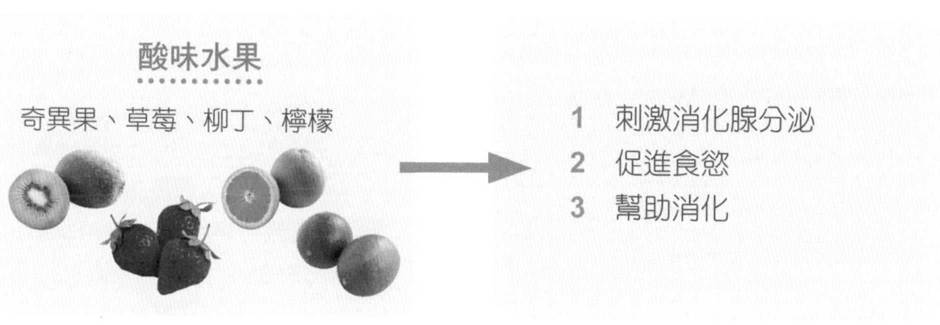

- **不能以水果取代蔬菜：**雖然水果與蔬菜皆能提供維生素、礦物質，但因所含營養素種類不太相同，並無法互相取代，尤其是蔬菜所含纖維質較多，是水果無法取代的。

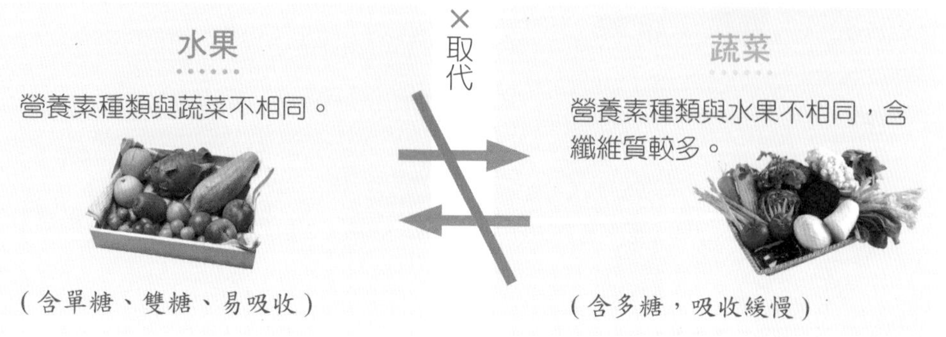

吃水果時間

兩次正餐中間加餐食用，或睡前 1 小時。

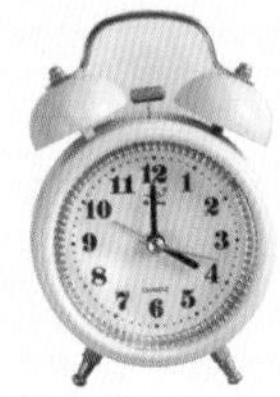

不適合吃水果時間

避免餐前或餐後（立即吃）。

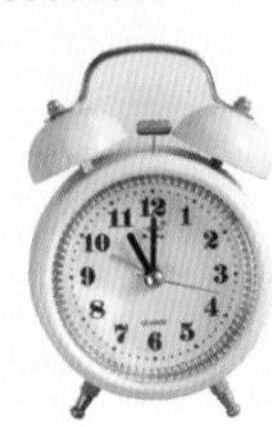

水果愈甜，表示其含醣量愈高嗎？

水果開始成熟後，果肉中的澱粉會轉化為糖，提供甜味。但甜味不一定取決於水果的含醣量，與糖的種類有關。

水果所含的糖類主要是蔗糖、葡萄糖與果糖，三者的甜度差異大，以果糖最高，較蔗糖高出 1.8 倍，葡萄糖最低，為蔗糖的 70%，三者的 GI 值為葡萄糖 100 ＞蔗糖 65 ＞果糖 23。

在含醣量相同的情況下，水果中的果糖比例高，則甜度高、GI 值低（如蘋果、梨、枇杷）；若葡萄糖含量高，則甜度低、GI 值高（如葡萄、香蕉、荔枝）。所以，不能以水果吃起來甜，判定其含糖量高，GI 值也高，應以同一種類的水果來比較，如西瓜，口感愈甜，表示含醣量愈高，選擇口感較不甜的水果，才是含醣量較少的。

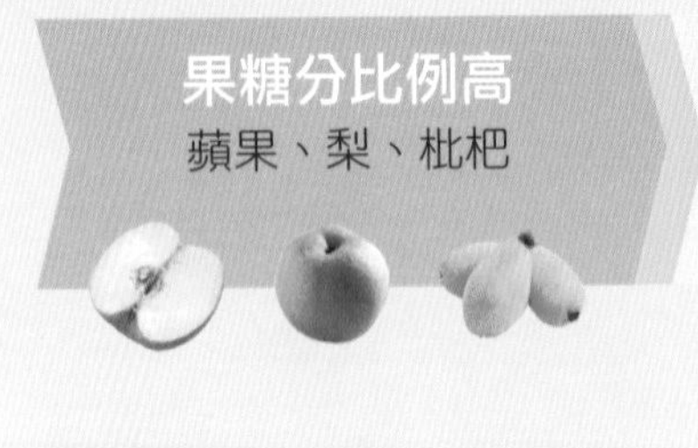

果糖分比例高 蘋果、梨、枇杷	甜度高	GI值低
葡萄糖比例高 葡萄、香蕉、荔枝	甜度低	GI值高

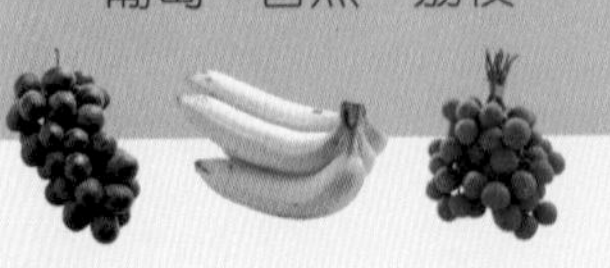

◎ 油脂類

油脂的主要來源包括動物性油脂與植物性油脂。動物性油脂大多為飽和性脂肪酸，會降低人體健康指數，尤其是肉類中可見到的白色脂肪（肥肉），以及牛奶製品中看不到的脂肪（如全脂奶、乳酸、冰淇淋），皆必須避免食用。

食用油脂優先選擇植物性油脂（如葵花油、亞麻仁油、橄欖油、苦茶油等），可增加食物的風味及補充維生素 E、必需脂肪酸，並且有助於脂溶性維生素A、D、E、K的吸收。**食用油必須採取多種類較佳，依不同的烹調方式，**

● 種類

烹調用的食用油、堅果種子類

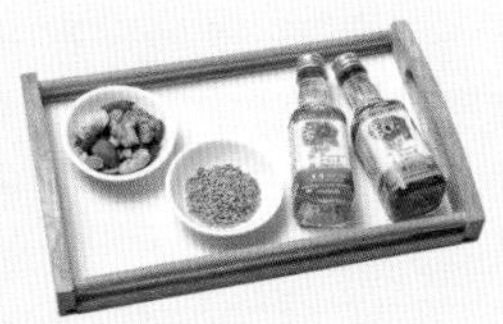

● 營養成分

脂肪、必需脂肪酸、維生素 E、礦物質

● 禁忌

回鍋油、反式脂肪、肥肉

● 優選

苦茶油、橄欖油、葵花油、亞麻仁油

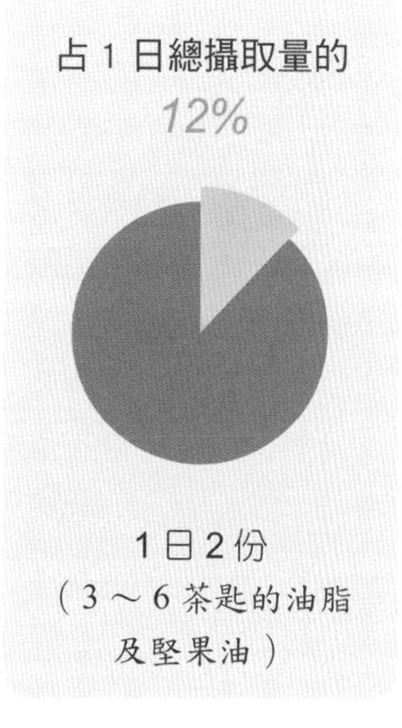

避免攝取反式脂肪保健康

植物油中的棕櫚油、椰子油含有豐富的飽和脂肪酸，常被用來製作酥油，並使用於餅乾、糕餅、蛋糕、鬆餅等加工食品中，以增加食物的美味及利於長久保存。但酥油是屬於人造脂肪，富含反式脂肪，不能被人體吸收，容易引起過敏、慢性病及癌症，建議減少食用或不要食用。

選擇不同冒煙點的油脂，才能吃出健康，如以初榨橄欖油做涼拌菜，以葵花油、玄米油中火炒菜（163℃），用苦茶油拌飯或做較高溫烹調（如煎、炸、大火炒的冒煙點都會超過190℃）。

除了上述的食物外，蛋、肉、魚、豆類皆含有脂肪，脂肪的熱量高，1公克可提供9卡熱量，我們每日攝取的油脂常超過一日所需，因此為了健康，宜減少脂肪攝取，少油炸、多水煮，並且儘量**不要使用回鍋油來烹調食物**。

油脂高的食物，膽固醇含量亦較高，所以須注意選擇含油脂少的食材，如蔬菜、水果，或是**以堅果種子來取代部分油脂**。控制好油脂的攝取量，才能有效控制體重，以及預防心血管疾病、新陳代謝症侯群與癌症等。

◎ 水分

水是人體內最多的成分，男性占60～65%、女性占50～55%，年齡增長至60歲以後，則占45～50%。水分是維持人體代謝循環的主要媒介物，也是組成體液（血液、消化液）及細胞的主要成分，雖不具有營養素含量，但含有微量元素，是人體不可缺少的物質，水分充足才能維持正常的生理功能，如參與新陳代謝、調節體溫、潤滑組織、促進消化、加速排泄，以及增強體力、提高免疫力等。

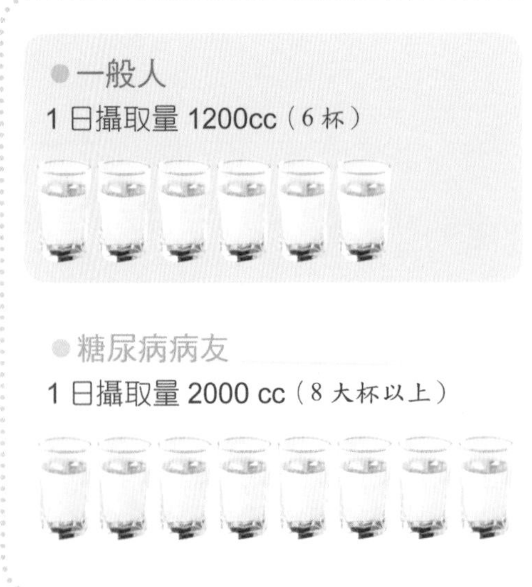

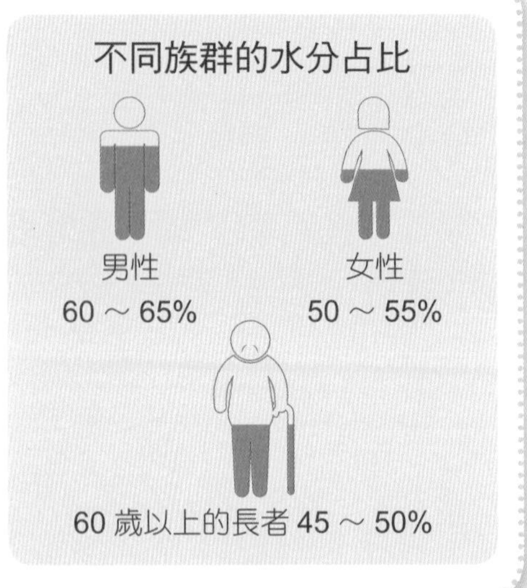

水分攝取太少或流失過多，會引起體內失水、脫水，出現口渴、尿少、皮膚乾、口乾唇裂、聲音嘶啞、工作效率下降、全身虛弱等症狀，嚴重時，會發高燒、精神恍惚，甚至會危及生命。尤其當身體出現疾病現象，如**發高燒、高尿酸血症、大量出汗時，飲水量必須增加**。

為了健康起見，建議**不要等感覺口渴了才喝水**，一旦感覺口渴就表示身體已出現一定程度的缺水狀況，雖然喝水後可以馬上止渴，但主動喝水及養成定時、定量的飲水習慣，可避免身體的缺水。尤其是糖尿病病友若血糖控制不佳，即容易感到口渴，因為糖有利尿的作用，特別是尿糖多時，會將體內的水分帶走、排出，造成「多飲」的症狀，所以更需要及時、主動地喝水，千萬不要等到感覺口渴了才喝水。

水分對人體的 7 大功能

體液及細胞的主要組成成分	水分是組成人體體液（血液、消化液）及細胞的主要成分，雖不具營養素，但含有微量元素。
幫助人體新陳代謝 **幫助營養物質的運送** **加速體內廢物的排泄**	水具有流動性，在人體消化、吸收、再循環、排泄的過程中，可協助及加速營養物質的運送及廢物的排泄，使人體新陳代謝及生理化學反應順利進行。
緩衝潤滑及保護器官	水具有潤滑作用，人體組織、眼珠、關節、胸膛、呼吸道、腸胃道、腹腔中都有水分存在，可以緩衝潤滑及保護器官。
溶解出水溶性物質中的電解質	水的溶解性強，能夠使水溶性物質溶解出電解質，並以離子狀態存在。
調節體溫	1 公克的水升高或降低 1℃的溫度需要消耗 1 卡的熱量，水蒸發需要大量熱量，大量的水能吸收人體代謝過程中所產生的熱量，使體溫不會顯著升高。因此在高溫發熱（發燒）下，體熱會隨水分經皮膚散發，維持體溫恆定，體溫 37℃時，每蒸發 1 公克的水，可吸走 0.57 千大卡。

一般人每天最少要喝 1200cc 的水量，實際上會更多，如果有天氣熱出汗，或在戶外長時間工作、活動，以及運動量大等情形時，更應該大量喝水，一日最少要喝 1500 ～ 2000cc 的水量。

至於糖尿病病友應該喝更多的水，每天至少要喝 2000cc（8 大杯）以上。多喝水有助於緩解口渴症狀，並且會增加血液容量，有助於降低血糖濃度；多喝水亦可增加飽足感，有助於控制飲食，且能促進腸蠕動、軟化大便、防止便秘。但是要注意，若合併有腎功能不全的糖尿病病友，特別是有尿量少、水腫的問題時，必須控制飲水量，秉持「量出為入」的原則喝水。

如何判斷身體是否缺水？可透過尿液的顏色來判斷，例如經過一夜睡眠、沒有喝水，早晨起床後的第一泡尿液色澤會較黃，應多喝水，使尿液色變淡，一直至排出澄清透明的黃色尿液為止。補充水分最好的方式便是自己準備白開水，將自來水煮沸後，打開蓋子續滾 3 ～ 5 分鐘，讓水中的氯揮發即可，乾淨無菌、製作方便又經濟實惠，建議少喝瓶裝水或含糖飲料。

正確喝水的方法

- **早起 1 杯水：**清晨起床，空腹喝水，必須在吃早餐前 30 分鐘喝完第 1 杯水（約 180 ～ 200cc），如此較不會影響胃液濃度及消化、吸收作用。
- **隨時喝，不等口渴才喝水：**飲水時間應分配於一天中任何時間，每次喝水量 1 杯（約 180 ～ 200cc）。空腹喝水效果更佳，水經過胃內完全短暫停留，可迅速進入小腸吸收，再轉進入血液，不到 1 小時即可循環全身血液。
- **採取少量多次的飲水方式：**大量集中式的喝水會沖淡消化液，影響消化作用；少量多次喝水則可促進消化、稀釋血液（降低血液的黏稠度）、沖洗尿道、防止結石。主動地飲水，且時間分配適當，即可防止體內失水（缺水）。

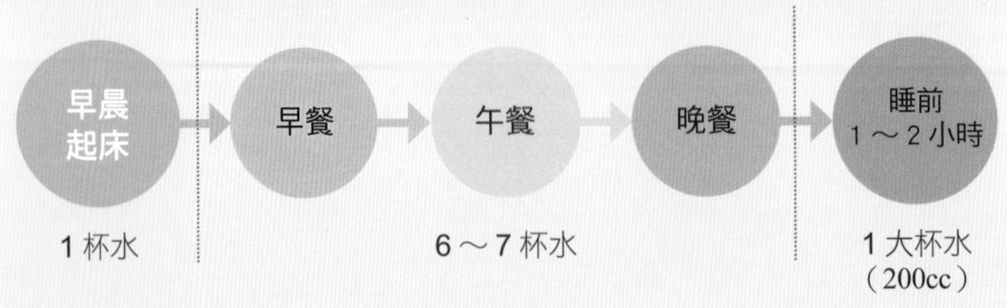

3. 善用 GI 值慎選食物

GI 值（升糖指數）是衡量各種食物對血糖可能產生多大影響的一項指標，其數值高低與各種食物的含糖量消化、吸收及代謝情況有關。

含糖量高的食物，消化、吸收快，血糖指數升高；而含糖量低的食物，則是消化、吸收慢，升糖指數低。

我們每天進食時，一餐不會只吃一種食材，可搭配高、低 GI 值的食材，使 GI 值降低，並多選用低脂、低鹽、低糖、高纖維的食物，使營養的攝取更均衡。

如糯米黏性大，GI 值較高，所含的澱粉分子結構特殊，支鏈澱粉（鏈狀分子結構中有多支分子的澱粉）比例高，易煮糊化、升糖速度較快，建議要減少食用。

豆類中，如扁豆、四季豆、綠豆、鷹嘴豆的 GI 值低，所含澱粉為直鏈澱粉（其分子結構排列緊密），不易糊化、所含澱粉也不易被人體吸收，不會轉成血糖，是無法為腸道吸收的「抗性澱粉」（詳見第 118 頁說明），且豆類富含纖維質，GI 值低，升血糖慢，可多選用。

除了考慮食物的 GI 值高低外，亦須注意脂肪含量，尤其是主食類，如燒餅、油條為中 GI 值，但含脂肪高，熱量亦高，不利於血糖的控制，應減少食用。

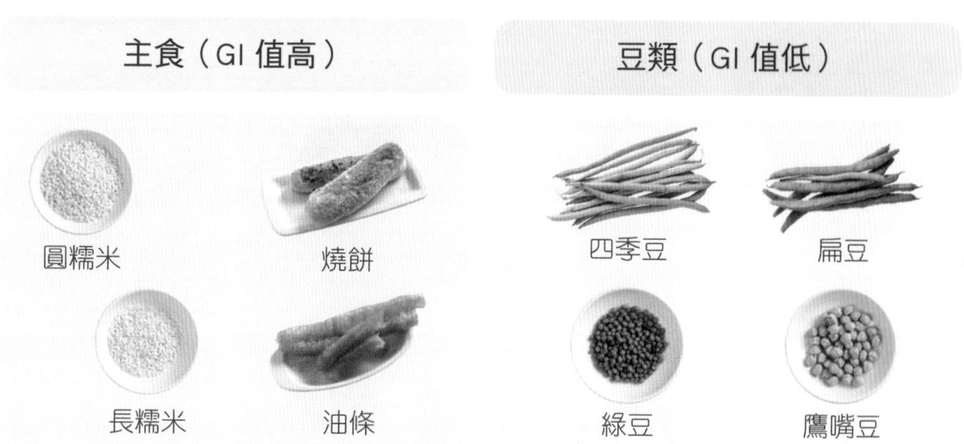

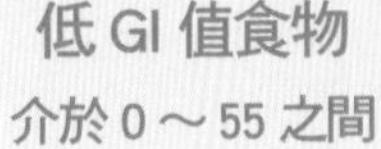

低 GI 值食物
介於 0～55 之間

如糙米、蒟蒻、蔬菜類、魚、肉、豆、蛋、低脂牛奶及五穀類的粗糧等

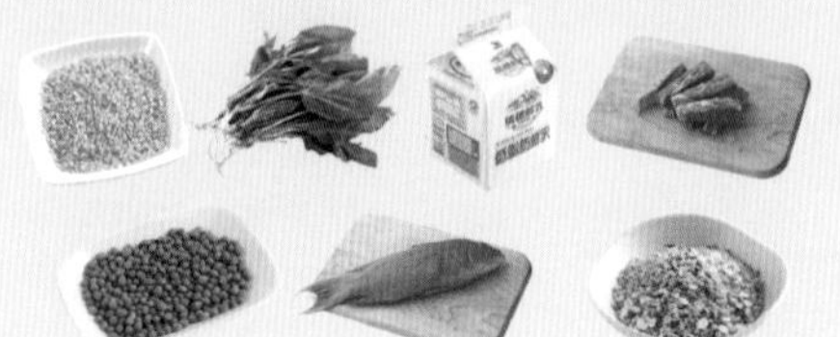

▶ 每日飲食均衡搭配

中 GI 值食物
介於 56～69 之間
（包含 56 及 69）

如小米、麥片、牛蒡、地瓜等

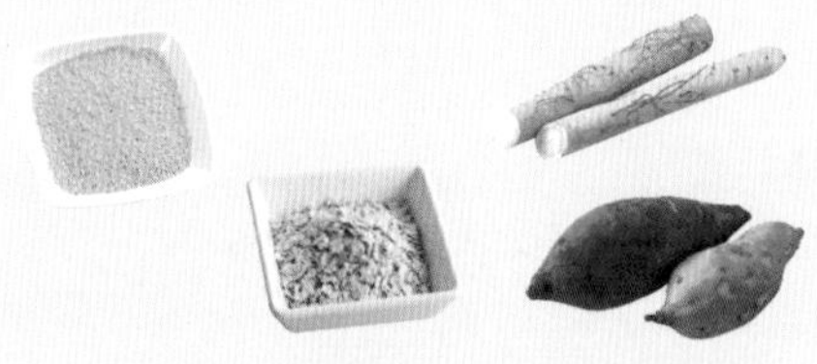

▶ 可攝取少量搭配低 GI 食物

高 GI 值食物
（高於 70 以上）

如白米飯、白麵條、吐司，及加工食品、精緻穀物、速食類、糕餅點心類、糖類（如蜂蜜、楓糖）等

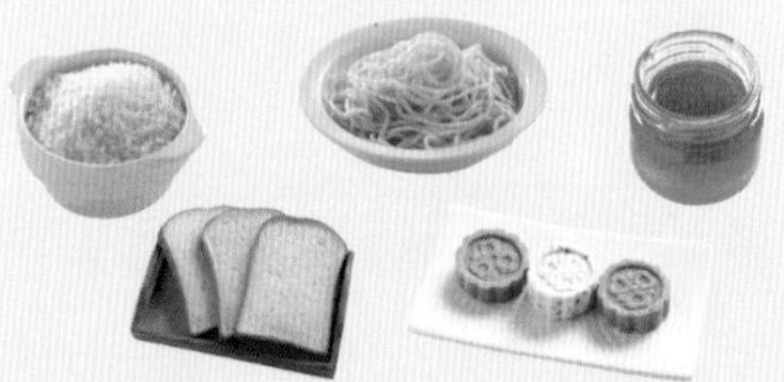

▶ 儘量避免選用

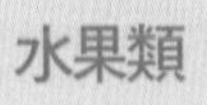

水果類

含果糖多、帶酸味者，GI 值較低

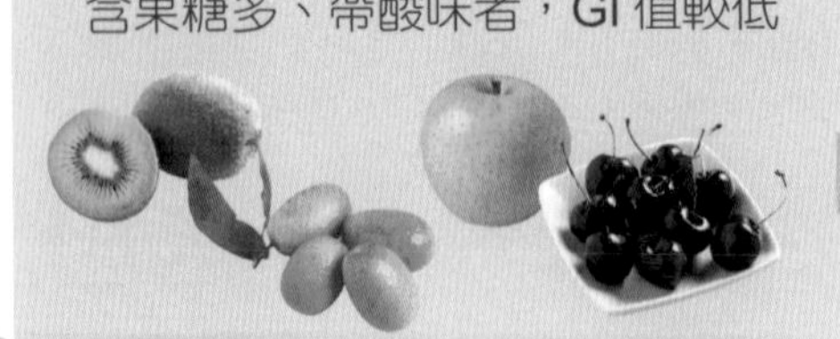

▶ 可多選用

成熟度高、甜味多者，GI 值較高

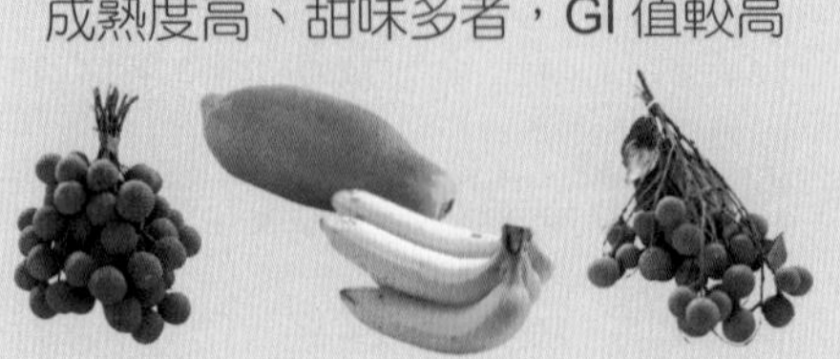

▶ 少選用

利用食物組合降低 GI 值

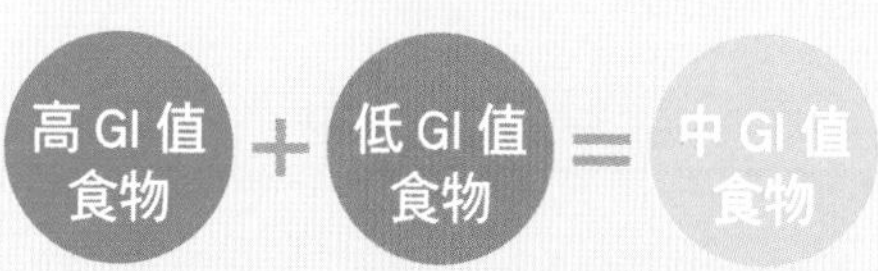

低 GI 食物比例愈大，則混合食物 GI 值愈低，更有利於血糖的控制。

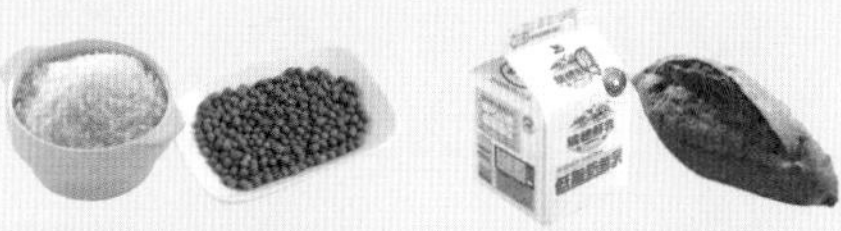

綠豆蒸飯（白米＋綠豆）　牛奶＋麵包（或三明治夾蔬菜）

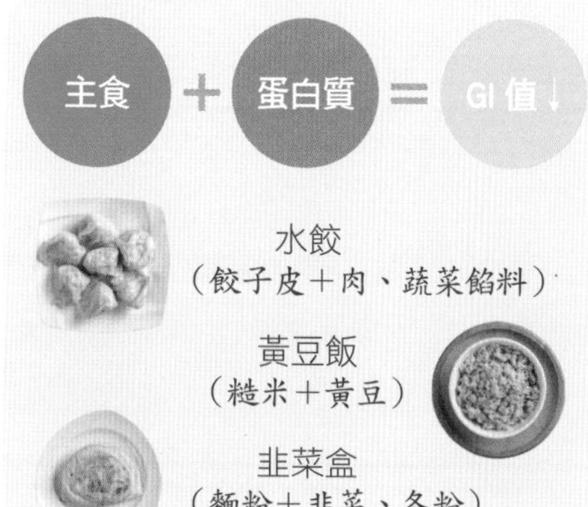

水餃（餃子皮＋肉、蔬菜餡料）

黃豆飯（糙米＋黃豆）

韭菜盒（麵粉＋韭菜、冬粉）

醋可降低 GI 值（影響血糖上升）。

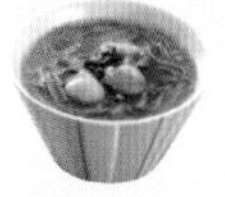

蚵仔麵線↓（麵線＋蚵＋醋）

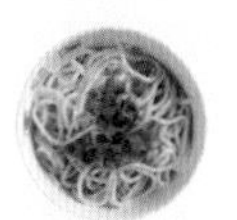

傻瓜乾麵↓（陽春麵＋黑醋）

白米飯 GI 值 > 黑米飯、紫米飯 GI 值

米飯的 GI 值可因食物組合改變，加菜、豆及有顏色的米（如黑米、紫米）。

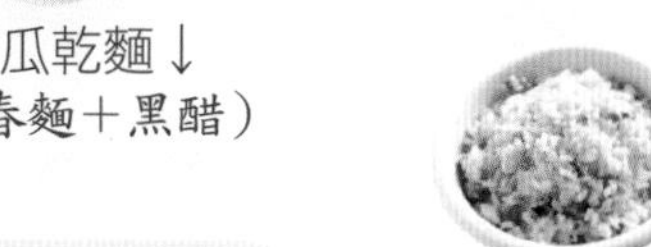

蛋炒飯↑ 88　咖哩飯↑ 82

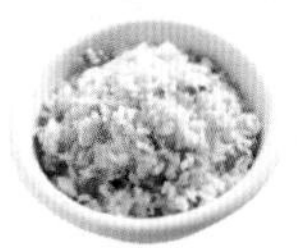

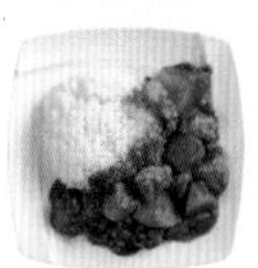

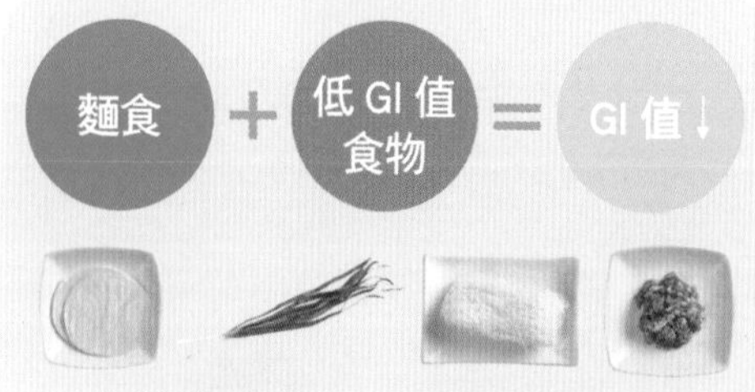

水餃皮＋韭菜、冬粉、肉↓ 40

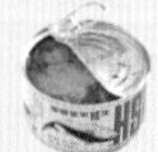

饅頭（GI 值＝ 80）＋鮪魚↓ 50

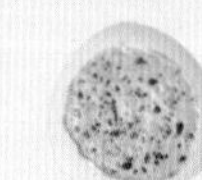

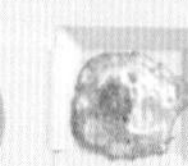

麵餅（GI 值＝ 58）＋蛋↓ 49

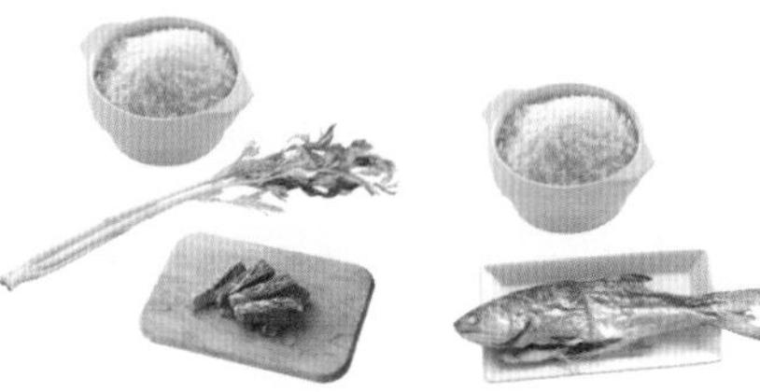

米飯＋芹菜＋肉↓ 57

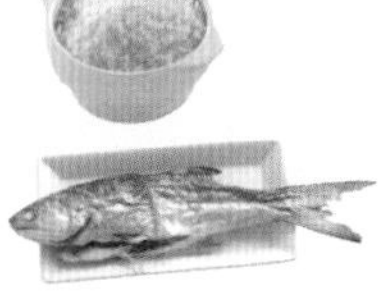

米飯＋魚↓ 37

◎ 透過烹調方式及煮食時間降低 GI 值

烹調方式及烹調時間長短也會影響食物的 GI 值，尤其是主食類，米飯、麵條煮得愈久，糊化程度增加，則食用後血糖上升較快。烹調食物時，須注意烹調火候大與小，以及煮食料理的時間長與短，一般來說，使用汆燙的方式會比燉煮的 GI 值減少。

此外，高 GI 值的食物，例如白米、馬鈴薯煮好冷卻、再度加熱後，其所含抗性澱粉（詳見第 118 頁說明）會增加，血糖上升會減慢，所以這類的主食可以透過重複加熱，以增加抗性澱粉後，再適量食用就可以減緩血糖上升。

不過，就算是低 GI 值的食物也不可以無限量地吃，進食過多，食物攝取的總醣量還是會增加，血糖上升的速度亦會受到影響；而高 GI 食物也不是完全不能食用，可以少量攝取，才能有效控制醣量。高、低 GI 值的食物只要依其份量適當地搭配進食，就不怕血糖值會快速上升。

經過烹調、加工，GI 值會因熟化程度而變化

GI 值低		GI 值高
白米飯	<	稀飯
糙米	<	糙米粉
煮冬粉	<	炒油麵
炒義大利麵	<	陽春湯麵

降低食物 GI 值的烹調法

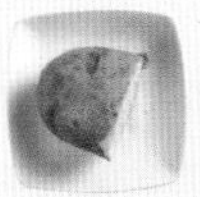

保持食物原形

- 食物能不切就不切，保持原形吃（如豆類）。
- 蔬菜、薯類不要切太小塊，或是製成泥狀，建議切成中等塊狀，可多咀嚼，有利於控制血糖。

煮粥加雜糧、粗糧

- 如採取白米 2：粗糧 1 的比例，可降低白米的升糖速度。
- 不要煮太爛，以免糊化程度上升，升糖速度愈快。

2 : 1

快火煮、少加水

- 食物的生熟、軟硬、稀稠、顆粒大小均會影響 GI 值，加工時間愈久、溫度愈高、水分愈多，則糊化程度愈高，GI 值即升高，升糖速度愈快。

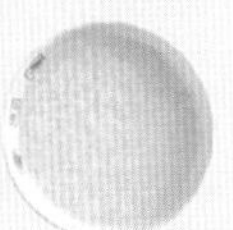

4. 善用食物代換表

「食物代換份量表」是將食物依六大類食物進行區分，將所含醣類、蛋白質、脂肪、熱量相近的歸類，設定一個交換單位，如主食類 1 份 70 大卡，而計算出食物在此交換單位內的大致重量，以此作為依據，同類食物即可相互替換，在每日可攝取的總熱量內自由更換食材。

食物交換份量表可提供計算飲食的營養素，並且讓膳食設計多樣化，可經常更換菜色、增加美味及促進健康。熟悉「食物代換份量表」後，就可以依據每一份食物中所含的糖分熱量來設計每日的食譜。

飲食分配必須依據個人身體狀況，以及血糖控制的情形來進行調整，在初期使用食物代換表時，應記錄餐前、餐後的血糖值，了解血糖控制的狀況，以找出適合自己的飲食方法，尤其是糖尿病病友，而一般人對於血糖及熱量的控制，也有助於血糖穩定及體重的維持，預防代謝症候群及糖尿病。

食物代換表

一日份量表及熱量、蛋白質、脂肪、醣分的含量						
六大類食物	熱量	蛋白質	脂肪	醣分	每日所需份量	每份份量代表食物
1 全穀根莖類	70 卡	2 克	微差	15 克	10 ～ 12 份	● 飯 1/4 碗＝稀飯 1/2 碗或麵條 ● 1 片吐司＝ 3 片蘇打餅＝ 1/4 個饅頭
2 豆魚蛋肉 —中脂	75 卡	7 克	5 克	微量	3 份 ～ 4 份	● 1 兩肉（牛、豬、羊、蝦）＝ 1 顆蛋
—全脂	120 卡	7 克	10 克	微量		● 4 小格豆腐＝三指寬肉片（厚 0.5cm）
3 奶類 —低脂	120 卡	8 克	4 克	12 克	1.5 份	● 240cc 奶水＝全脂奶粉 4 湯匙
—全脂	150 卡	8 克	8 克	12 克		● 低脂奶粉 3 湯匙＝優酪乳 180cc
4 蔬菜	25 卡	1 克	0 克	5 克	3 份	● 如馬鈴薯、芋頭澱粉含量高的蔬菜 ● 熟食蔬菜 1/2 碗＝白蘿蔔 3/4 碗 ● 生食蔬菜 1 碗＝綠豆芽 1 碗
5 水果	60 卡	微	無	15 克	2 份	● 各種水果所含糖分、水分不同、每份重量也不同 ● 1/2 顆中型蘋果＝ 8 顆櫻桃＝ 10 粒葡萄
6 油脂	45 卡	無	5 克	0 克	3 份 4 份	● 含烹調用油、植物油、動物油
						● 堅果類 ● 1 份＝ 1 茶匙（5cc）植物油 ● 1 份＝ 1 湯匙（15cc）（瓜子 10 粒、腰果 5 粒）

使用「食物代換表」的注意事項

注意事項	說明
三餐主食優先選擇低 GI 值食材	● 如糙米、黑米、胚芽米等。
水果不可隨意取代蔬菜或主食	● 與蔬菜相比，水果熱量高、纖維少；水果含單糖類，主食多含澱粉類（多醣），兩者不同，不能互相取代。
牛奶不能過量飲用	● 牛奶含糖分多，血糖容易上升，所以要控制量。
多種類、多顏色、不同部位的蔬菜交替食用	● 蔬菜種類要豐富，並包含多種顏色，不同部位的蔬菜交替吃，尤其是糖尿病病友，蔬菜量需要更多，菇藻類也要多吃。
使用調味料須考慮所含熱量	● 使用熱量高的米酒、甜分多的番茄醬、油脂多的沙拉醬及沙茶醬等要注意攝取的熱量。 ● 建議多選用熱量低的調味品，如芥末、生薑、五香粉、胡椒粉、醋、檸檬等。
食用飲料及甜點要節制	● 甜點、點心不能作為主食食用，含大量砂糖成分及奶油的甜點對血糖控制不利。 ● 果汁、飲料若有添加玉米果糖糖漿，糖分吸收快，促使血糖急速上升，對健康有害，且血糖上升更令人感到口渴，陷入惡性循環。 ● 建議口渴時，選用白開水、茶飲或無糖飲料最佳。
水果罐頭、果醬少食用	● 水果罐頭屬「垃圾食物」，不能取代水果。建議選用當季新鮮水果，不吃加工食品。
「1 塊」麵包或糕點≠「1 份」	● 不同種類的麵包、糕點含糖量及熱量（1 個）不同，必須特別注意個別重量，如牛角麵包、奶油捲、黑麥麵包等，不能以 1 個代替 1 份。
一日三餐的熱量、含醣量等要一併計算	● 統計每日主食、副食、湯品的食材份量及熱量，確定一日攝取的總熱量、含醣量都必須在合宜範圍，才是一份完美的菜單。

食物代換表的優點

1 易於維持膳食均衡 →	攝取不同營養素，維持健康
2 有利於控制每日總熱量 →	維持體重，防止過胖
3 有利於飲食種類變化 →	增進食慾，享受食物
4 有利於靈活運用 →	根據個人熱量的需求，在原則內靈活使用

5. 少量多餐及定時定量進食

對於糖尿病病友來說，定時、定量的飲食習慣，可以維持體內血糖正常值穩定，有效減少胰島素分泌過多的負擔，防止「胰島素阻抗」現象；對於一般人來說，則可預防糖分攝取過多，以及多餘熱量轉為脂肪，進而引發代謝症候群。

每餐定量攝取糖分，可控制血糖起伏，少量多餐則可供應身體持續的熱量，且每餐的熱量值控制，既不會造成身體的負荷過重，並且能夠維持一整天的新陳代謝。

少量多餐的方法

- 一日以三餐為主。
- 在二餐中間加餐兩次，以防止低血糖發生。
- 3～4 小時進餐一次，以維持新陳代謝更有效率及控制體重及體力，讓血糖維持平穩。

暴飲暴食會導致人體內堆積大量糖分，若超過體內胰島素處理能力，葡萄糖無法轉化為「糖原」（胰島素為降低血糖濃度的重要荷爾蒙，能將血糖轉為「糖原」儲存在肌肉及肝臟內），為細胞所利用，血糖就會持續升高，胰島素分泌不足，造成胰島素阻抗，長久下來便會形成糖尿病。

含醣分的食物大多是存在於五穀根莖類、具有明顯甜味的水果，以及添加於飲料中的糖漿。單糖（白糖、蔗糖、果糖）較易為人體吸收，攝取過多，會讓血糖上升迅速及不穩定。建議每日的醣分攝取量應該控制於一日總熱量的十分之一之內，對於血糖值控制比較有幫助。

6. 合理的營養素比例

碳水化合物是人體熱量的主要來源，人體熱量有70%來自於碳水化合物，且碳水化合物會轉為熱量，代謝過程是不會產生有害的副產物。

◎ 碳水化合物是人體主要的熱量來源

攝取足夠的碳水化合物、脂肪，才能提供身體足夠的熱量需求，並且要避免體內蛋白質被消耗，轉成熱量來源。碳水化合物、脂肪平常多吃，可儲存在體內，而蛋白質無法儲存，必須每天攝取，維持合理的需求。當人體內熱量提供不足時，身體首先會消耗蛋白質來產生熱量，不僅影響蛋白質的功能運作（修補組織），也會影響健康。

飲食中，碳水化合物供給充足時，身體熱量增加，就可以節省蛋白質的消耗；但過度攝取碳水化合物，以致熱量攝取量大於消耗量時，由碳水化合物、蛋白質、脂肪所產生之熱量皆會轉成脂肪（中性脂肪，即三酸甘油脂），堆積在體內，反而阻礙脂肪轉換為熱量，身體會將脂肪儲存，增加肥胖的機率。

因此，只要嚴格控制脂肪攝取量，並適量攝取蛋白質、碳水化合物，體重就可維持平穩的狀態。

◎ 蛋白質的產熱效應最高，脂肪最低

想要控制體重或減肥時，蛋白質是不可缺少的營養素，若是**蛋白質攝取不足**，那麼身體的瘦肉組織會被消耗，對健康有害。吃蛋白質比吃碳水化合物、脂肪，較不易發胖，且蛋白質飽足感比二者更強。

碳水化合物攝取不足時，總熱量不夠，相對地，蛋白質和脂肪攝取量就會增加。**過高的脂肪**會引發肥胖，造成胰島素敏感性變差，內臟脂肪也增加（鮪魚肚）；過高的蛋白質攝取則會引發腎功能異常。

碳水化合物的攝取應以粗雜糧主食代替精白米食、白麵條製品，粗雜糧含複合式澱粉、膳食纖維，屬低 GI 食物，可增加飽足感以及延緩血糖上升，更有利於血糖控制及維持健康體重。這類澱粉類食物富含維生素、礦物質及零卡的纖維質，熱量攝取較有限，對健康較有益。

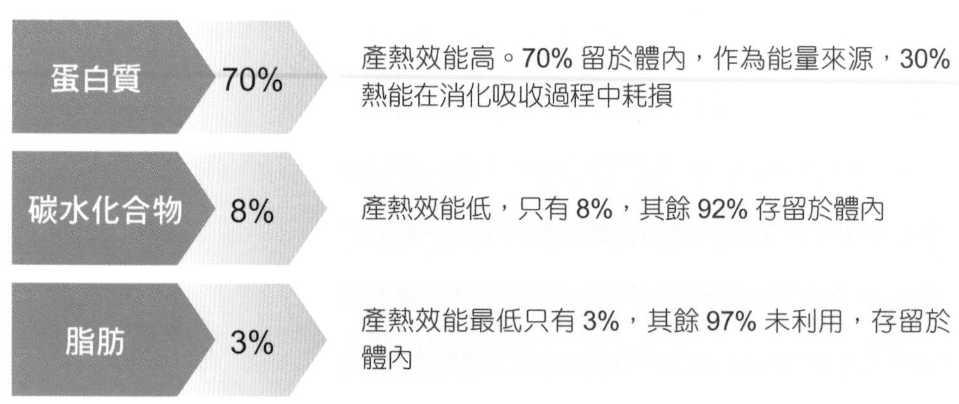

◎ 低 GI 飲食 = 適量碳水化合物 + 低脂飲食

無論是一般人或糖尿病病友，在攝取三大營養素（熱能營養素）——蛋白質、醣分、脂肪時，都必須有合理的搭配，三餐平衡搭配，才能應付一日所需的營養需求，提供足夠的熱量，有效控制血糖及預防糖尿病併發症發生。

目前國際上所推薦的糖尿病飲食，主要是以適量碳水化合物搭配低脂飲食，碳水化合物要攝取一半以上，而脂肪的比例不能超過 30%，在合理控制總熱量時，提高適當的碳水化合物攝取量，有利於改善「糖耐量」，並提高胰島素敏感性。

7. 改變用餐習慣，有助於控制飲食

根據國外的醫學研究發現，用餐的順序、習慣等，相對也會影響血糖值上升的速度，因此若能找出能夠良好控制血糖及改善飯前、飯後血糖值差異的用餐順序及方法、習慣，就能夠有效地控制血糖，維持健康。

正確的用餐順序

❶ 喝湯

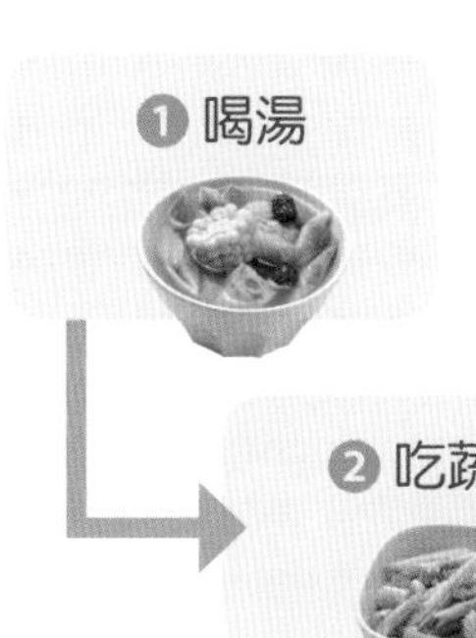

● 喝湯可以增加飽足感，減少後續的食量。

❷ 吃蔬菜

● 蔬菜纖維素高，有飽足感，可降低血中胰島素濃度，進而減少主食、甜點、水果的攝取量，是最佳的低 GI 食物。尤以生菜更佳，宜細嚼慢嚥。

❸ 吃蛋白質及油脂類食物

● 刺激升糖素類似胜肽（GLp-1）分泌，延長食物由胃運送至小腸時間，影響飯前、飯後血糖值。先吃乳清蛋白，可透過腸泌素（incretin）作用和被吸收之胺基酸，直接刺激胰臟內 β - 細胞（beta）作用，增加胰島素分泌。

❹ 吃主食

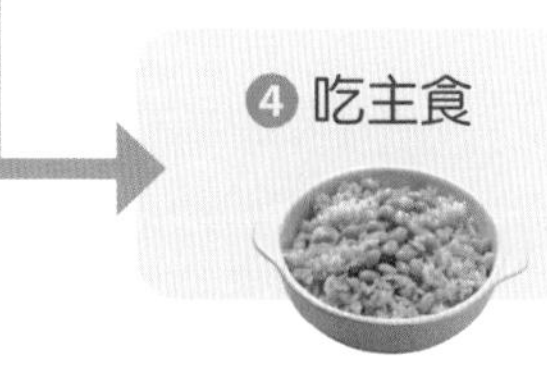

● 用餐時細嚼慢嚥，先吃青菜、蛋白質食物後，已有飽足感，主食份量可減少，有助於降低飯後高血糖值。

關鍵

1. 順序：

   ① 喝湯 ② 吃蔬菜 ③ 吃蛋白質及油脂食物 ④ 吃主食

2. 先喝湯、吃蔬菜及蛋白質食物，可延長胃排空時間，改善餐後血糖控制。

◎ 改變用餐的方法

- **三餐定時：**空腹時間愈久，下次用餐時只要多吃點，血糖便容易急遽上升、胰島素過度分泌。胰島素會將葡萄糖轉為脂肪，囤積於脂肪細胞，反而更容易肥胖。三餐定時，可維持血糖平衡，避免脂肪細胞增加。
- **細嚼慢嚥：每口食物都要咀嚼 30 次以上（至少 20 次）**。儘量選擇有嚼勁的食物，確實地咀嚼，使唾液分泌增加，幫助消化及營養吸收。

有實驗證明，狼吞虎嚥會影響食物營養成分的充分吸收，細嚼慢嚥（進食 20 分鐘後），人體內的脂肪細胞，才會開始分泌瘦體素（有抑制食慾作用），將胃的飽足感傳至大腦下視丘的「飽滿中樞」，使食慾下降（已有飽足感）；若進食速度太快，瘦體素尚未分泌，大腦接收不到吃飽的訊息，就會持續想吃，導致進食過量，也會促使血糖急遽上升。

而肥胖者體內的脂肪細胞較多，會促使瘦體素分泌過多（造成飽食中樞因瘦體素飽和而無法接受飽食的訊息），而持續在吃東西，反而會愈吃愈多，增加肥胖的程度。

- **一次盛好飯量：**不要少量或多次盛飯，反而容易吃過量。
- **吃完飯立即離桌：**吃完飯就離開餐桌，立即刷牙，不再進食。

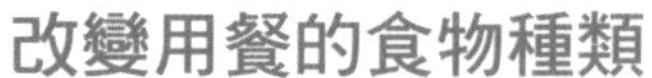

改變用餐的食物種類

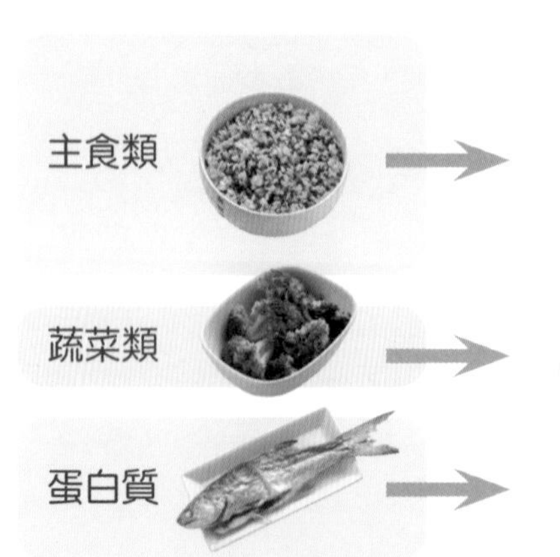

主食類：
- 主食含澱粉類，宜限量食用。
- 依每日熱量需求調整份量。
- 多選擇粗糧及混合蛋、菜類食用，可降低食物的 GI 值。

蔬菜類：
- 多吃莖葉菜類，少吃根莖類蔬菜。

蛋白質：
- 以植物性蛋白質為主，如豆類、五穀類。
- 動物性蛋白質，則以白肉、魚為主。

- **不吃剩菜剩飯**：剩菜多油脂，且會增加進食量。
- **固定地方進餐**：吃飯要專心，不要做其他事（如一邊看電視、一邊吃飯或划手機）。
- **改變用餐習慣**：少量多餐、少吃多動、少細多粗、少稀多乾、少鹽多醋、少葷多素、少肉多魚、少油膩多清淡、少抽菸多喝茶、少吃零食。

唾液的好處

- **具有殺菌作用**：可預防食物中毒、保護口腔黏膜。
- **預防老化、幫助傷口復原**：唾液含澱粉酶或脂質分解酶等消化酵素，及清除活性氧的抗氧化物質、促進腦神經生長之 NGF（神經生長因子），可防止老化，幫助傷口復原。
- **幫助消化**：食物在口腔內反覆咀嚼，可刺激唾液分泌，使食物與唾液充分混合，唾液所含的消化液有助食物消化，延長食物咀嚼時間，亦可刺激胃液分泌。

8. 限制酒＆鹽分的攝取

◎ 酒精對健康有不良的影響

酒精含有大量的熱量及乙醇。酒精中的乙醇一進入人體，即迅速氧化，產生熱量，經體表微血管散熱，不僅無法為人體利用，更不能轉化為糖原或脂肪等形式儲存，屬於空熱量食物，也不含其他營養素，無法與其他熱量、營養素進行同等換算，所以不宜過量飲酒，會增加熱量攝取，並且長期飲酒不僅傷肝，還會影響血液三酸甘油脂升高，引發高血脂症。

糖尿病病友在飲酒時，若併食含碳水化合物的食物，血糖會升高，而總熱量攝取增多，易導致血糖上升，飲酒也會干擾飲食的控制，增加疾病治療的難度。

飲酒量、飲酒的速度，身體的營養狀態以及胰臟代謝功能等四項，皆會影響血糖控制不良，造成病情多變化，所以不建議飲酒。

◎ 適量飲酒才能保健康

- **健康的人：**不能每天喝酒，一週以二～三次為宜，且不要一口氣喝完，要慢慢啜喝。

- **糖尿病病友：**糖尿病病友須視個人疾病的狀況，依醫生建議，在不影響病情的情況下適量飲用。輕度糖尿病病友只能飲用少量的啤酒為佳，避免帶甜味的葡萄酒、水果酒。切忌大量飲酒，而酒的熱量必須併入總熱量計算。病情控制不佳者，喝酒會引發病情惡化，禁止飲用。

對於慣性飲酒的糖尿病病友，要長期進行生活習慣調整，注重身心平衡，雖然不一定要強制戒酒，但如果糖化血色素高於 8 以上，即表示血糖控制不佳，就需要嚴格控制酒精攝取及調整飲食，降低熱量。

酒精對健康的不良影響

糖尿病病友	一般人
1. 產生高脂血症，對糖尿病難控制	1. 產生高脂血症，對糖尿病難控制
2. 增加併發症心血管疾病	2. 三酸甘油酯、血壓上升
3. 引發營養不足	3. 影響睡眠品質
4. 引發低血糖症 醫學研究證明，酒精對糖尿病之控制及預防併發症有一定的影響力，空腹飲酒易出現低血糖症狀。低血糖症狀與酒醉症狀相似，容易混淆，耽誤急救（酒醉時，神智混亂、嗜睡），可能危及生命。	4. 影響腸道功能 5. 會傷害肝臟、胰臟 6. 提高罹癌風險 7. 增進食慾，造成飲食過量
5. 糖耐量降低 大量飲酒會促使糖耐量降低，少量飲酒則影響不大。	8. 喝醉後無自制力，無法控制酒量 9. 酒精依賴成癮，易發生交通事故

習慣嗜酒者：

1. 必須限制酒的種類：如紅酒中的多酚能抑制活化氧，有助於血循環，有數據顯示每天 1 杯紅酒的人，糖尿病發病率比一般人低四成，只要適量飲用，可選用紅酒；威士忌因含酒精濃度高，會增加乙醇攝取量，因此不建議飲用。

2. 嚴禁借酒消愁：利用酒精麻痺自己是會產生反效果的，不正確的喝酒方式容易造成過量飲酒。

3. 禁止空腹飲酒：喝酒前先吃下酒菜，可以防止肝臟增加負擔。適量的酒精會抑制肝醣分解，加重發生低血糖的危險，且酒醉症狀與低血糖症狀不易區分，未能及時察覺處理低血糖是相當危險的。

每人每日酒精限飲量

男性：（2 個酒精當量）　女性：（1 個酒精當量）

＊2 個酒精當量＝熱量 180 卡。

不同酒類的酒精當量及飲用量

種類	酒名	酒精濃度	每日限飲量（二個酒精當量）
洋酒類	威士忌、白蘭地、伏特加、琴酒	40 ～ 42%	80cc
烈酒類	高粱酒、五加皮、茅台酒	45 ～ 65%	60cc
米酒類	米酒	16 ～ 22%	140cc
	紹興酒、紅露酒	16 ～ 22%	200cc
葡萄酒類	白葡萄酒	10 ～ 13%	240cc
	玫瑰紅酒	10 ～ 13%	180cc
啤酒類	啤酒	3.5 ～ 4.5%	720cc

◎ 攝取太多鹽分易引發高血壓

根據醫學研究證明，食鹽中的鈉離子能夠增強澱粉酶的活性，促進澱粉消化及小腸吸收游離葡萄糖，如攝取過多的鹽，會讓血糖濃度增高，且誘發高血壓，加速心血管疾病的併發症。而糖尿病病友併發高血壓是非糖尿病人的 3 ～ 4 倍，高血壓是促進糖尿病病友併發症死亡的主要因素，也是引發腦中風、冠狀動脈粥樣化的重要原因。

食鹽中的氯化鈉成分進入血管內，會引起滲透壓上升，將血管外的水分吸收至血管內，使血管容量增加，造成升血壓的反應，導致血管壁膨脹、管腔狹窄，使得血壓升高。因此，控制食鹽攝取量，避免攝取過量的鈉，是必要的健康促進措施，2000 年世界衛生組織建議每人每天鹽的攝取量宜控制在 5 克以下。

為了健康著想，建議每天攝取的鈉、鹽不宜過量。鈉攝取過量容易引發高血壓及動脈硬化，當病情控制不易的時候，即容易發生酮酸中毒，而理想的鹽分攝取為一般人每天 6 克、糖尿病友每天 4 克，有高血壓、腎臟病問題的人每天 2 克以內為佳。

改變飲食行為，減少鹽分攝取

- 少吃鹹味的佐料，如醬菜、調味醬料

✕ 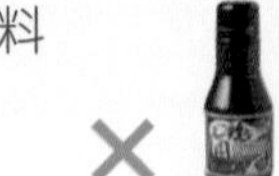
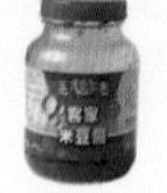

- 飲食清淡，多吃蔬菜，少喝濃湯、肉汁

○ 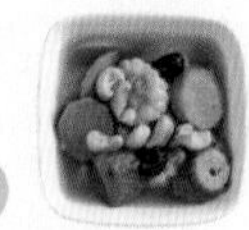

- 少吃醃肉、香腸食品、罐頭加工品

✕ 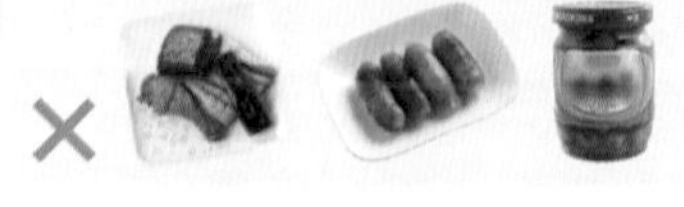

- 多吃生菜沙拉，減少鹽分攝取

○ 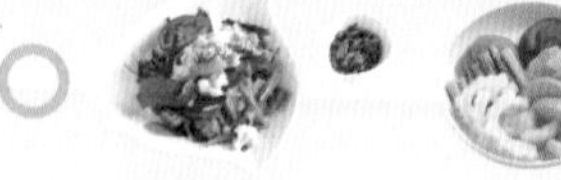

- 烹調少用鹽，改用其他香料、醋、檸檬代替

✕ ○ 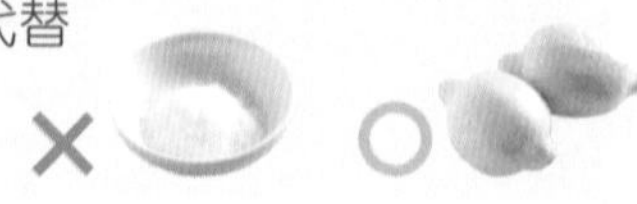

- 可選用低鈉鹽或薄鹽醬油

○ 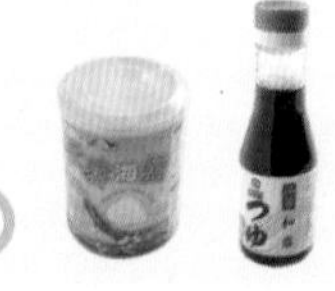

避開食物陷阱，有效減少鈉攝取

減少「隱性食鹽」攝取

除了食鹽外，許多調味料，如醬油、辣椒醬、番茄醬，及榨菜、醬菜、蝦皮、鹹蛋等皆含有大量的食鹽，就連味精、小蘇打等亦含有鈉的成分，攝取這些調味料或食物時，也會攝入鈉，所以應該減少一般食鹽的用量。

少吃加工食品（含有較多的鈉）

如餅乾、火腿、香腸、麵包、披薩、速食麵、蜜餞、飲品（運動飲料）、加工肉品等都會添加含鈉的食品添加劑，如：

- 防腐劑→苯甲酸鈉
- 碱→碳酸氫鈉
- 穩定劑→磷酸鈉
- 著色劑→亞硝酸鈉

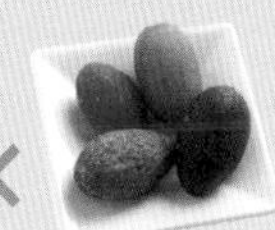

判斷加工食品含高鈉的 3 個方法

1. 品嚐看看→
   是否有鹹味？
2. 檢視「食品成分表」→
   是否添加食鹽、蘇打、磷酸鈉成分？
3. 檢查產品的「營養成分表」→
   有無標示鈉含量？

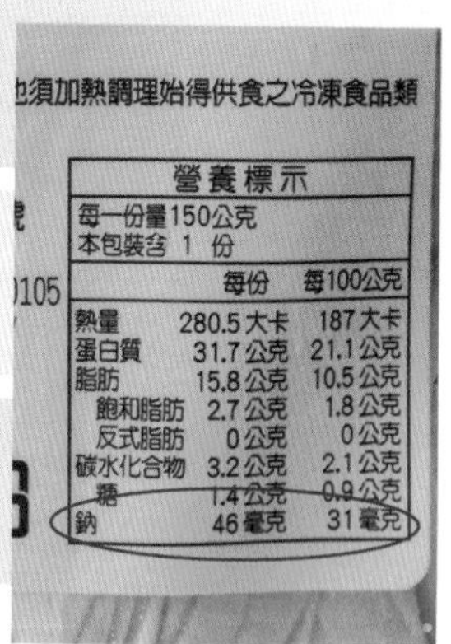

…須加熱調理始得供食之冷凍食品類

營養標示		
每一份量150公克		
本包裝含 1 份		
	每份	每100公克
熱量	280.5 大卡	187 大卡
蛋白質	31.7 公克	21.1 公克
脂肪	15.8 公克	10.5 公克
飽和脂肪	2.7 公克	1.8 公克
反式脂肪	0 公克	0 公克
碳水化合物	3.2 公克	2.1 公克
糖	1.4 公克	0.9 公克
鈉	46 毫克	31 毫克

每日鹽分的建議攝取量

- **正常人**：每天鹽的攝取量宜控制在 5 克以下（2000 毫克以下）
- **高血壓、腎臟病問題者**：鈉的攝取量→必須少於 800 毫克（2 克精鹽）
- **糖尿病病友**：鈉的攝取量→必須少於 1600 毫克（4 克精鹽）

9. 選用真食材，以當季、本地的新鮮食材為主

當季、本地蔬果是比較合乎健康安全的，因為在合宜的季節栽種的蔬果，適時、適地種植，自然能生長良好，蟲害問題相對也比較少，甚至不需要使用農藥，所以當季盛產的蔬菜較少農藥安全的疑慮；而且當季盛產的食材，價格便宜，營養成分更豐富，是優質食材選擇的首要條件，尤其是有機耕種的蔬菜，選擇食用攝取更令人安心。

如何挑選安心蔬果？

當季、本地生產的蔬果	生長期長的蔬果
病蟲害比較容易控制。 農藥使用較少。 季節性蔬果比較少農藥殘留。	生長周期長，農藥殘留較多。 連續採收的蔬果，農藥殘留較多。

在台灣，由於農耕技術及品種改良技術精良、網室栽植普遍，所以有些非當季生產的蔬果全年均能採收，加上進口蔬果大量輸入市場，使得民眾對於何者才是當令、本地生產的蔬果也經常無法辨別清楚！其實現在網路十分發達，只要上網至農糧署「農漁生產地圖」網頁：http://kmweb.coa.gov.tw/jigsaw2010/Index.aspx，即可輕鬆查詢到當季盛產的蔬果做為採購指南。

◎ 優先選擇低 GI 值植物性蔬果

多食用富含膳食纖維的蔬菜（尤其是葉菜類、花果類），可延長食物滯留在腸道被吸收的時間，有利於延緩血糖上升的速度，其中綠葉蔬菜、豆莢類、苦瓜、花椰菜等蔬菜的 GI 值低（30 左右），吃多也不用擔心，但馬鈴薯、山藥、玉米等根莖類蔬菜含澱粉及糖分較多（GI 值超過 60），必須注意攝取量及烹調的方式，如水煮較佳，少油炸。

除了葉菜類、根莖類蔬菜外，菇類所含的多醣體，也可以降低胰島素阻

抗作用、增加胰島素敏感性，對於防止血糖上升過高，以及改善糖尿病症狀有極大幫助，不妨也多多食用。

◎ 選擇較硬、高纖、有嚼勁的蔬菜

牛蒡、蓮藕、竹筍、豆莢類等富含纖維質、口感較硬、有嚼勁，且 GI 值較低，食用時細嚼慢嚥，可延後血糖吸收及上升的速度，有利於穩定血糖。

◎ 選擇微甜、微酸、未完全熟透的水果

水果含豐富纖維質、維生素和礦物質成分，對身體健康有益，但現代的水果由於接種方式改良，甜度高，建議一般人及糖尿病病友多選擇甜味低、帶酸、未完全成熟的水果，例如：尚未熟透的香蕉、以及微帶綠的柳丁、柑橘類，並限制食用量，才能維持血糖穩定。

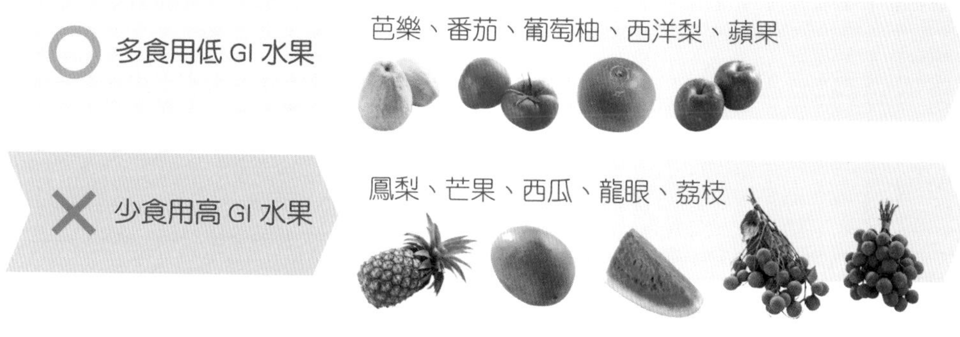

10. 減少油脂攝取及選擇健康的油脂

攝取優質的油脂可以預防動脈硬化，及避免心血管疾病的發生，建議每日的油脂攝取量必須依照衛福部「國人膳食營養素參考攝取量」指南，建立健康的飲食型態，注意隱性脂肪，如肉類中含有看不見脂肪、還有熱湯隱藏的油脂、魚肉含的油脂等等，儘量減少油脂過量攝取，以及避免選用壞油。

烹飪時按照不同的烹調方式（溫度不同）選用適合的油脂，例如涼拌使用冷壓油、高溫油炸選用燃點高的苦茶油、玄米油等，不能只用一瓶食用油製作各種佳餚，因為油脂經過高溫會產生劣敗的物質，如致癌物質丙烯醯胺（Acrylamide），會引起神經的毒性、生殖或泌尿科系統的癌症等。

每日飲食的營養需求

每日飲食應以清淡為主，採取少油、少鹽、少糖的原則，並從各類食物中均衡攝取各類營養素，以提供身體所需且養成不偏食的習慣。至於熱量的攝取則應視個人的體位（身高、體重）及實際活動量而定，以免因攝取的熱量多於消耗掉的熱量而造成肥胖。

每日營養攝取建議

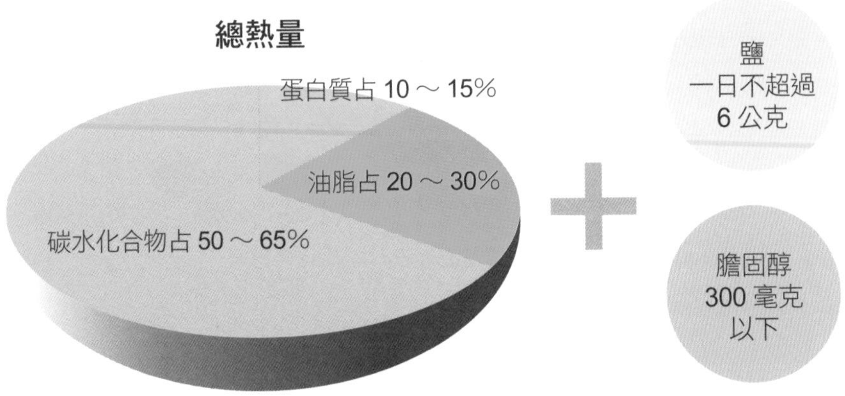

總熱量

蛋白質占 10 ～ 15%

油脂占 20 ～ 30%

碳水化合物占 50 ～ 65%

＋

鹽
一日不超過
6 公克

膽固醇
300 毫克
以下

三大營養素每克所產生的熱量	
營養素	Kcal ／ gms
碳水化合物（醣類）	4
蛋白質熱量	4
脂肪熱量	9

＊依據身體每日所需熱量，計算出蛋白質、脂肪、碳水化合物（醣類）三大營養素熱量，再除以每公克會產生的熱量，即為該營養素所需之份量。

標準體重計算：

1. 男性：（身高（公分）－ 80）×0.7 ＝體重（公斤）

2. 女性：（身高（公分）－ 80）×0.6 ＝體重（公斤）

如何評估體重是否過重或肥胖？

以身體質量指數來評估肥胖、過瘦程度。BMI 評估（Body Mass Index）以體重及身體的相對關係來定義肥胖的程度。BMI 22 為理想體重，超過 10%屬標準體重，超過 10 ～ 20%為過重，超重 20%以上為過胖。

$$\text{BMI} = \frac{\text{體重（公斤）}}{\text{身高平方}}$$

成人的體重分級與標準		
體重過輕	BMI ＜ 18.5	
正常範圍	18.5-24	
過重	24 ≦ BMI ＜ 27	男腰圍＞ 90cm，女腰圍＞ 80cm
輕度肥胖	27 ≦ BMI ＜ 30	
中度肥胖	30 ≦ BMI ＜ 35	
重度肥胖	BMI ＞ 35	

腰臀圍比

由腰臀圍比值可了解腹部脂肪分佈情形，也是評估隱性肥胖的方法。腰臀比大於正常值則屬於代謝症候群發生率高，其罹患糖尿病、心血管疾病為機率高。

腰臀比計算方式：

- 腰臀比＝腰圍（從肋骨最下方到骨盆腔頂端間最窄距離）
- 臀圍（經臀部最高點繞過恥骨所測之最大距離）
- 比值小於 0.8 的肥胖者屬於「皮下脂肪肥胖」
- 比值 0.8 以上，屬於「內臟型肥胖」蘋果型
- 正常人比值為 0.85 ～ 0.95
- 男性＞ 1，女性＞ 0.8 則疾病發生率增加

1. 掌握生命能量的三大營養素

人體內有60兆個細胞，細胞集合起來形成人體的各種組織，如上皮組織、肌肉組織等，而各個組織再形成器官，如心、肺、腎臟等，24小時不停地運轉，以維持生理功能及新陳代謝作用，人體利用能量來進行各種活動，包含：維持體溫、肌肉收縮、合成與分解人體組成成分（如葡萄糖合成肝糖）、主動運輸（維持細胞膜之滲透功能）

熱量是身體的重要元氣來源，有足夠的元氣才能維持體內生理功能及新陳代謝作用順利，並提升免疫力，而熱量的最大來源是由食物中攝取碳水化合物、蛋白質、脂肪三大熱能營養素（簡稱CPF），三者之間必須均衡攝取，才能維持身體運作平衡。換句話說，注意正確的食物組合與食材搭配，才能促使血糖及身體能量供給平衡，血糖不會忽上忽下、振盪不安。

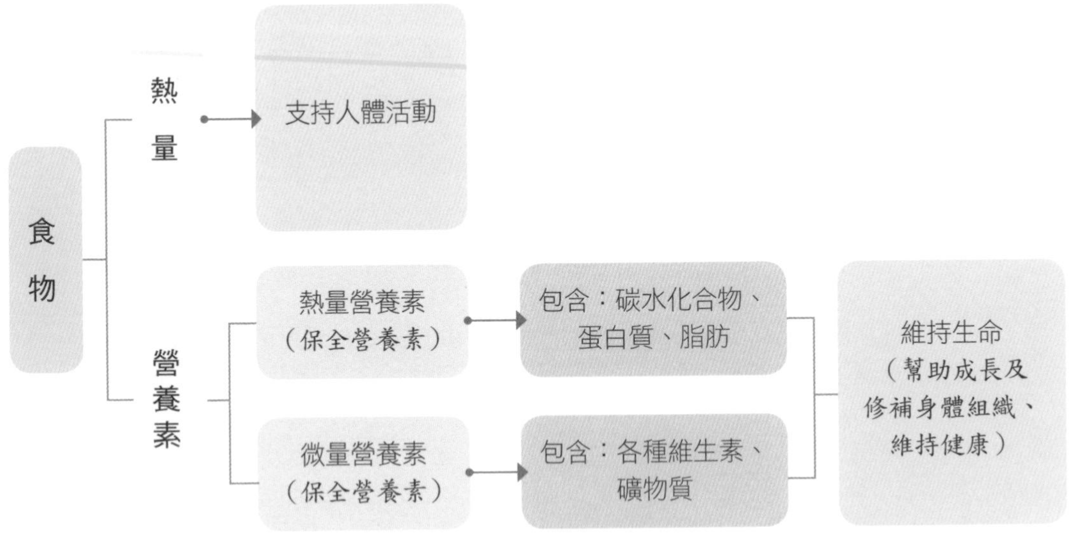

根據衛福部健康署的飲食建議，在每日能量供應中，碳水化合物、蛋白質、脂肪三者的合理比例應如表所示。

來源	占總熱量之攝取量
碳水化合物（C）	55～60%
蛋白質（P）	10～20%
脂肪（F）	20～30%

飲食中，碳水化合物為細胞優先利用及能量的來源，因此同時攝取碳水化合物及脂肪類食物時，碳水化合物會代謝掉，脂肪則囤積。碳水化合物、蛋白質、脂肪三者必須合理搭配，維持平衡，才可使能量供應穩定，當能量攝取超過消耗時，不管是來自於三種營養素中的哪一種，都會轉化為脂肪儲存於體內，造成肥胖。

◎ 熱能營養素的特點

三大營養素其能量密度、飽足感、細胞利用順序皆有所不同。

1. **能量密度**：以脂肪為最高，1 公克脂肪含熱量 9 仟卡，1 公克碳水化合物或蛋白質含熱量 4 仟卡。

2. **飽足感**：以低熱量且體積大的食物來代替高熱量而體積小的食物滿足口慾及飽足感，降低總熱量之攝取。食物的飽足感與食物的體積及重量有關，體積愈大的食物愈能產生飽足感。

食物所含纖維質、蛋白質、水分、低脂肪比較有飽足感，吃了不易餓，也是熱量低的食物。吃澱粉類，如飯、麵包，很快有飽足感，吃零食無纖維質，不會有飽足感。

飽足感的高低順序

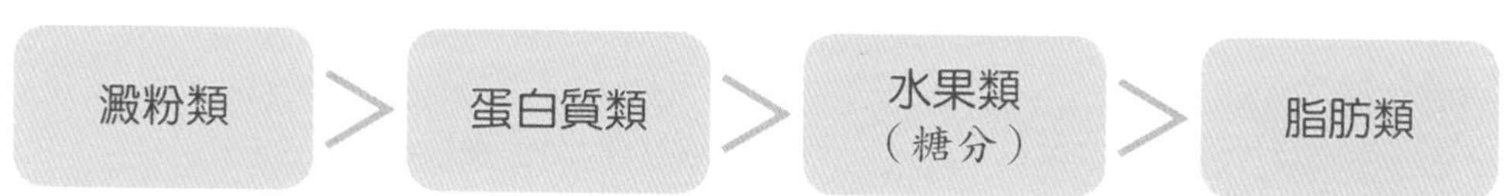

3. **產熱效應**：指食物在消化過程中所耗掉的熱量。

營養素	產熱效應	在消化吸收過程耗掉熱量	儲存體內能量比率
蛋白質	最高	25～30%	70～75%
碳水化合物	次之	6～8%	92～94%
脂肪	最低	2～3%	97～98%

※ 吃蛋白質最不易發胖，吃油脂最易發胖。

三大營養素中以碳水化合物為最安全、最有效的身體能量來源。當飲食中的熱能供給不足時，身體首先會消耗蛋白質來產生熱能，致使蛋白質功能受到影響，產生健康問題；碳水化合物及脂肪能提供身體足夠的熱能，自然可以節省蛋白質被消耗，維持體內氮的平衡，且脂肪必須有碳水化合物的存在，才能完全氧化，不會產生酮體，引發酸中毒。

理想的食物組合包括富含纖維質的碳水化合物、好油脂（含 Ormag-3 脂肪酸）及增加優質蛋白質的比例。任何主食都不能缺少優質蛋白質，只吃大量的碳水化合物，如：早餐只吃麵包而未搭配蛋、奶、豆漿，中餐只吃陽春麵，以碳水化合物來果腹，未補充蛋白質、脂肪，長期下來，健康就會出現問題。

三大熱能營養素與健康的關係

蛋白質

- 是器官生長發育必需的營養素，尤其是皮膚組織內的活性細胞之活動需要蛋白質。
- 長期蛋白質不足：會影響皮膚生理功能減退、彈性降低、失去光澤、產生皺紋。
- 成年女性每日攝取量為每公斤體重 1 公克，經常食用優質蛋白質，可維護皮膚健康及保持彈性。

碳水化合物

- 供給人體熱能的重要來源，提供 70%的活動熱能。
- 攝取過多，多餘的碳水化合物會在肝臟中轉為中性脂肪（三酸甘油酸），進入血循環，轉為皮下脂肪，貯存於體內，使體重增加，肥胖發生，影響體形。
- 過度攝取，會阻礙脂肪轉為能量，造成身體儲存脂肪，引發肥胖。發胖不是因為吃過多油，而是吃過多的碳水化合物轉換為脂肪儲存所致。

脂肪

- 可在皮膚下貯存，滋潤皮膚增加彈性、延緩變老。
- 攝取不足：不飽和脂肪酸過少，皮膚會變粗糙，失去彈性。
- 攝取過多：動物性脂肪（含飽和脂肪酸多），易引發動脈粥狀硬化，加重皮脂溢出，促進皮膚老化。

2. 現代人的飲食問題

現代人的飲食問題主要在於不均衡，含有太多不利健康的內容物（如糖、加工油脂、鹽、人工添加物等）及缺少有利健康的內容物（如 Omega-3 脂肪酸、纖維素、鎂、鋅、維生素 B、維生素 D、抗氧化物等）。

當我們吃下愈多卡路里，身體就需要愈多營養素，因為許多維生素、礦物質是新陳代謝必需的潤滑劑，可幫助體內的生化反應順暢，同時調節血糖及幫助燃燒油脂，但如今的飲食內容不僅充斥著飽和的熱量與營養不均（缺少微量營養素），吃進高熱量但營養不足的「空熱量」食物，只會傷害身體的新陳代謝能力，造成卡路里毒性效應，導致慢性病、肥胖、心臟病、糖尿病或糖胖症（糖尿病合併肥胖）盛行。

何謂「卡路里毒性效應」？

現代人餐餐熱量過剩，又缺乏活動，身體無法消耗多餘熱量，以致脂肪堆積、脂肪酸過多，在代謝過程中又產生更多自由基，刺激脂肪細胞分泌發炎激素，而細胞在無法分辨體內的卡路里是否過量，仍拚命儲存，以致熱量、脂肪過量堆積，造成細胞內酵素受體受損，使身體產生發炎反應，在肝臟內形成脂肪肝，在血管壁內造成血管阻塞、腦中風等。

如何預防卡路里中毒？

- **控制飲食**：限制熱量攝取，少吃含糖食物，多攝取富含膳食纖維的食物（參見第 84 頁），增加飽足感。
- **拒絕宵夜**：人體消耗熱量的順序是葡萄糖→肝糖→脂肪，所以不餓到一定程度，是不會消耗脂肪的，睡前吃宵夜，熱量消耗不完，一定會肥胖。
- **多運動，使脂肪轉為肌肉**：適度運動可使脂肪轉為肌肉，增加熱量消耗，減少脂肪堆積，提升基礎代謝率。

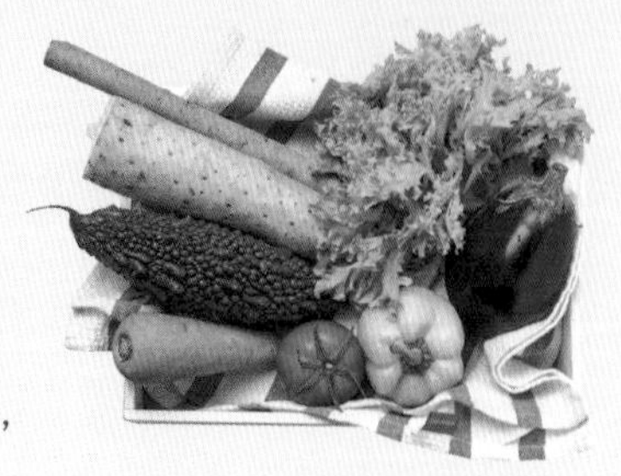

3. 每日總熱量攝取不過度

每個人的熱量需求都不一樣。熱量的攝取應依照每個人的體重重量、BMI 值、活動度、工作的類型（輕度工作、中度工作、重度工作），以及要維持目前體重或欲達成理想體重而有不一樣的熱量標準。

一日攝取六大類食物總熱量表（以 1500 卡為例）

食物類別	份數	醣分（克）	蛋白質（克）	脂肪（克）	熱量（卡）
1. 奶類	1.5（杯）	18	12	12	228
2. 蔬菜類	3（份）	15	3	0	72
3. 水果類	2（份）	30	0	0	120
4. 五穀根莖	10（份）	150	20	0	680
5. 肉魚蛋豆	4（份）	0	28	20	292
6. 油脂類	4（匙）	0	0	20	180
合計		213 克	63 克	52 克	1572 卡

根據不同的體重目標，熱量攝取需求不同

維持體重 ＝ 目前體重 × 每公斤體重所需熱量

控制體重（減重） ＝ 理想體重 × 每公斤體重所需熱量

3 種工作類型

輕度工作者	家務工作及辦公室工作者，如家庭主婦。
中度工作者	須經常走動，但工作質量不粗重，如業務員、櫃台工作人員等。
重度工作者	工廠粗工或工地工人等，須搬運重物。

不同活動類型者的熱量需求

體重 每公斤熱量需求 活動量	體重過重 BMI ＞ 23	理想體重 BMI18.5 ～ 23	體重過低 BMI ＜ 18.5
臥床者	20 卡	20 ～ 25 卡	30 卡
輕度	25 卡	30 卡	35 卡
中度	30 卡	35 卡	40 卡
重度	35 卡	40 卡	45 卡

4. 每日健康飲食的建議份量

衛福部依國人每日營養素攝取的情形，制訂「一日飲食建議量表」，列出六大類食物的份量。透過「每餐的醣分攝取量表」（詳見第 76 頁）及「食物代換算表」（詳見第 54 頁）挑選自己喜歡的食物，設計符合每日熱量及營養需求的菜單，一般人及慢性疾病患者（如糖尿病患者、代謝症候群病人）皆可參考使用。清楚自己每餐可攝取的醣分適當量是多少，了解同類食物間如何替換，即可依個人喜好調整菜單內容，達到均衡營養、維護健康的目的。

每日建議攝取的熱量→比對食物份數表

	1200 大卡	1500 大卡	1800 大卡	2000 大卡	2200 大卡	2500 大卡	2700 大卡
1-1. 全穀根莖類（碗）	1.5	2.5	3	3	3.5	4	4
1-2. 全穀根莖類（未精製）（碗）	1	1	1	1	1.5	1.5	1.5
1-3. 全穀根莖類（其他）（碗）	0.5	1.5	2	2	2	2.5	2.5
2. 豆魚肉蛋類（碗）	3	4	5	6	6	7	8
3. 低脂乳品類（杯）	1.5	1.5	1.5	1.5	1.5	1.5	2
4. 蔬菜類（碟）	3	3	3	4	4	5	5
5. 水果類（份）	2	2	2	3	3.5	4	4
6. 油脂與堅果種子類（份）	4	4	5	6	6	7	8

資料來源：行政院衛生福利部國民健康署

一日飲食建議量表→以 1500 卡為例（分配於三餐及點心中）

食物類別	每日份量	早餐	中餐	晚餐	點心	Total 份量
1. 奶類（杯）	1.5	1	0	0	0.5	1.5
2. 蔬菜類（份）	3	1	1	1	0	3
3. 水果類（份）	2	0.5	1	0	0.5	2
4. 五穀根莖（份）	10	3	3	3	1	10
5. 肉魚蛋豆（份）	4	1	1.5	1.5	0	4
6. 油脂類（份）	4	1	1.5	1.5	0	4

- **早餐**：牛奶 1 杯＋蔬菜 1 盤＋五穀根莖 3 份（3/4 碗）＋水果 1/2 份
- **中餐**：蔬菜 1 份＋五穀根莖 3/4 碗＋肉魚蛋 1.5 份＋油脂 1.5 份
- **晚餐**：蔬菜 1 份＋飯 3/4 碗＋肉魚豆 1.5 份＋油脂 1.5 份
- **兩餐間點心**：水果 1/2 份或五穀根莖 1 份（全麥吐司 1 片）＋牛奶 0.5 份

每餐的醣分攝取量表→以 1500 卡為例（單位：公克）

食物類別	早餐	醣分	中餐	醣分	晚餐	醣分	點心	醣分	一日醣分 Total 量
1. 奶類	1	12					0.5	6	18
2. 蔬菜類	1	5	1	5	1	5			15
3. 水果類	0.5	7.5	1	15			0.5	7.5	30
4. 五穀根莖	3	45	3	45	3	45	1	15	150
5. 肉魚蛋豆	1		1.5		1.5				0
6. 油脂類	1		1.5		1.5				0
醣分 Total		69.5		65		50		28.5	213（醣分）

食物代換表

五穀根莖類 1 份 ➡ 含蛋白質 2 克、醣分 15 克、熱量 70 大卡

乾飯 1/4 碗 ＝ 稀飯 1/2 碗 ＝ 熟麵 1/2 碗 ＝ 吐司 1 片

奶類 1 份 ➡ 含蛋白質 8 克、脂肪 0.8 克、醣分 12 克、熱量 120 ～ 170 卡

全脂奶 1 杯（240CC）

＝ 全脂奶粉 4 湯匙

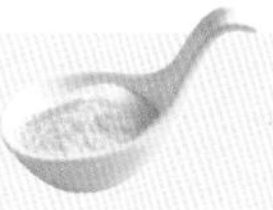

豆魚肉蛋類 1 份 ➡ 含蛋白質 7 克、脂肪 3 克、熱量 70 ～ 120 卡

蛋 1 個 ＝ 花枝 40 克 ＝ 雞腿 30 克 ＝ 豆類 1/2 碗

蔬菜 1 份 ➡ 含蛋白質 1 克、醣分 5 克、熱量 25 卡

煮熟蔬菜 1/2 碗

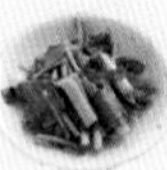

＝ 生食蔬菜 1 碗

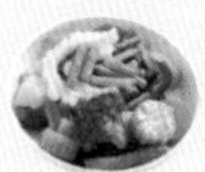

水果 1 份（拳頭大小） ➡ 含醣分 15 克、熱量 60 卡

柳丁 1 個 ＝ 櫻桃 8 粒 ＝ 小番茄 12 個 ＝ 芒果 1/3 個 ＝ 水梨 1/3 個 ＝ 奇異果 1 個

油脂 1 份（每份以 1 小茶匙為準，堅果以顆粒計） ➡ 含脂肪 5 克、熱量 45 大卡

花生 10 粒 ＝ 腰果 5 粒 ＝ 開心果 10 粒 ＝ 核桃 2 粒 ＝ 杏仁果 5 粒

代換原則：

- 不同種類食物不可代換，只有同一類食物才可代換：如蔬菜不能代替油脂，水果不能代替主食，是因所含營養成份不相同，同類的食物所含營養素相同，才能互相代換，如主食類、米飯可用麵條、吐司來替換。
- 水果不能代替蔬菜是因水果所含醣份高，且纖維質較蔬菜少，無法替代。

5. 與葡萄糖代謝有關的營養素

與葡萄糖代謝相關的營養素包括微量營養素、碳水化合物、蛋白質、脂肪等，皆會影響醣分代謝及血糖值升降。

◎ 微量營養素

微量營養素與醣化代謝相關的包含維生素 B_1、B_6、C、E，以及鋅、鉻、鎂等礦物質，補充微量營養素可協助血糖的控制，及預防如心臟、腎臟、血管之合併症。

營養素	降血糖原理	食物來源	特性
維生素B1	● 可維持醣分代謝及神經傳導功能，維持微血管彈性，預防高血糖引發的腎細胞代謝異常，防止微血管病變。 ● 缺乏時，會造成醣分代謝不良，引發血糖上升、肝腎功能減退、食慾不振、易疲勞。	全穀類、豆類、乾果、酵母、蛋類、綠色蔬菜、鰻魚、肝臟。	● 不耐高溫、鹼性環境。 ● 在酸性環境中較穩定，烹調時可加入適量的醋。 ● 洋蔥、大蒜含有蒜素及硫化物，有助於維生素 B_1 吸收，兩者一同攝取，能促使醣分燃燒代謝。
維生素B6	● 與糖原產生，糖之分解作用有關，具輔助功效，促使代謝正常進行，降低糖化血色素，改善葡萄糖耐量，緩解腎病變及視網膜病變。	開心果、肝臟、黃豆、黑米、鮭魚、綠茶、香菇。	● 不耐高溫、鹼性環境。
維生素 C	● 維持胰島素功能，促進組織對葡萄糖的利用，缺乏時糖耐量會下降。	柑橘類、青椒、彩椒、番茄、菠菜。	● 具抗氧化力，可預防血管性病變及防止傷口感染，尤其是糖尿病合併症，傷口不易痊癒、神經病變都與維生素 C 不足有關。 ● 不耐熱，加熱會流失，烹調時，時間縮短，建議盡量生食。

維生素E	● 天然脂溶性抗氧化劑、自由基清除劑，可保護胰島細胞不為自由基破壞，當血中糖化血蛋白增加時，維生素E濃度會升高，以防止血管內皮細胞受損，及防止低密度脂蛋白對血管的氧化作用，預防心血管疾病併發症。	油脂類（如橄欖油、芝麻油、葵花油）、堅果類（如核桃、松子、杏仁、花生）、豆類（如黃豆、綠豆、四季豆）。	● 具抗氧化能力，加入油脂內可穩定油脂不易氧化。
鉻元素	● 鉻離子是葡萄糖耐糖因子（GTF）的主要成分，可促進細胞利用葡萄糖，促進糖原合成，降低血糖，增強身體對胰島素的感受性。 ● 能刺激、活絡胰島素及促進醣分、脂肪的代謝，預防肥胖。 ● 缺乏時，會造成胰島素阻抗，引發第2型糖尿病。	肉類最多。動物內臟、香蕉、牛肉、蛤仔、啤酒、植物油，以及未精製的米、麥、蕎麥。	● 鉻與鐵有排斥作用，含鉻的食物不宜與含鐵食物同食，會影響吸收。
鋅	● 是製造胰島素的成分，提高胰島素原的轉化率，升高血中胰島素值，使肌肉與脂肪細胞對葡萄糖的利用增強，可穩定胰島素功能，增加胰島素感受性。	蛋黃、魚、海帶、牛肉、內臟類、牡蠣、蝦、海瓜子、禽肉、穀類。	● 與含鈣、鐵食物同食，可促進鋅的吸收與利用。
鎂	● 在糖代謝過程中，鎂可通過細胞膜促進糖的氧化，磷酸化及糖分解，及加速細胞對糖的利用皆需要輔酶（鎂）的協助，能將血糖轉化成能量，鎂扮演重要角色，缺乏鎂會造成胰島素反應不佳，引發血糖上升。	堅果類、乳製品、海鮮、黑豆、香蕉、綠葉蔬菜、小麥胚芽、小米、紫菜。	● 避免同時吃富含脂肪食物，會干擾鎂的吸收。 ● 糖尿病友長期多尿，易造成鎂排出過多，引發低鎂血症，造成視網膜病變。 ● 鎂的缺乏會損害胰島β細胞分泌胰島素減少，對胰島素敏感性降低，增加胰島素阻抗作用。 ● 糖尿病友體內缺鎂，易引發高血壓及動脈硬化。

鈣	● 鈣能刺激胰島β細胞的作用，促進胰島素正常分泌及防止骨鬆症。 ● 持續性高血糖造成滲透性利尿，使鈣由尿中流失，加重骨質疏鬆發生，血鈣流失沈積血管壁，造成動脈硬化。糖尿病友尿鈣流失原因，是腎小管過濾率增加，使鈣再吸收減少，改善血糖狀況可促成有機物（礦物質）代謝正常。	牛奶及乳製品吸收率高，是主要來源。其次有發酵優酪乳、魚蝦、豆類、綠色蔬菜、蝦皮、紫菜、燕麥片。	● 與含鈣、鐵食物同食，可促進鋅的吸收與利用。
硒	● 具有與胰島素相似的調節糖代謝的生理作用，可促進細胞對糖的吸收。 ● 可改善糖分脂肪在血管壁的沈積，降低血液黏稠度，防止動脈硬化及高血壓等併發症。	海參、魚、魷魚、豬肝、海蜇皮、牛肉（瘦肉中，牛肉含硒最高）。	

◎ 碳水化合物（CHO）

人體所需的熱量，50～60%都是由碳水化合物提供，消化迅速又安全，1公克的葡萄糖氧化，可分解、釋放4千卡的熱量。

碳水化合物的生理功能

葡萄糖是**維持大腦正常功能**的必需營養素，腦部平均每小時都要消耗4公克的葡萄糖，若熱量供應不足，血糖濃度下降，就會影響腦部神經細胞活動，使得腦細胞功能受損、出現障礙，引起頭暈、心驚、冷汗，甚至昏迷等情形，腦神經細胞一旦停止活動就會影響生命存續，因此熱量供應以腦為優先。

碳水化合物同時也是**構成身體組織**，並參與生理活動的重要物質，如心臟、腦及紅、白血球組織等人體重要器官中的每個細胞皆有碳水化合物的存在。

碳水化合物主要以糖原的形式儲存在肝臟、肌肉中，當食物中，碳水化合物供應不足時，人體內儲存的糖原就會分解，產生葡萄糖，若還不足，就會分解身體儲存的蛋白質、脂肪來提供熱量，如此一來就會影響新蛋白質的合成及身體組織的修復，因此完全不吃米食（主食）只吃肉類是不合適的，只有提供人體足量的碳水化合物，才能夠**減少蛋白質的消耗**，使蛋白質能夠參與組織建構。

睡眠時，仍會消耗，所以早上起床必須吃早餐補充葡萄糖，肚子餓會使人發呆、煩躁不安，即是大腦發出訊號，要吃飯補充葡萄糖。

此外，**脂肪的代謝**也需要碳水化合物的參與，因為脂肪酸代謝時產生的乙醯輔酶 A 必須與草醯乙酸結合，經生理作用才能抗氧化，而草醯乙酸是由碳水化合物代謝產生。如果飲食中碳水化合物攝取不足，草醯乙酸供應減少，脂肪氧化不全，產生過多的酮體，引發酮血症（酮酸中毒，常見於第一型糖尿病患者，且伴隨胰島素不足、高血糖、脫水等症狀），引發酮酸中毒，出現虛弱、嘔吐、呼吸喘重、意識改變，甚至休克。

碳水化合物中含有膳食纖維，可**加強腸道運作功能**，防治便秘、直腸癌等腸道問題。

提供生命運作的能量
構成人體細胞和組織
碳水化合物的生理功能
節省蛋白質的使用
加強腸道功能
維持腦細胞正常功能
調節脂肪代謝作用

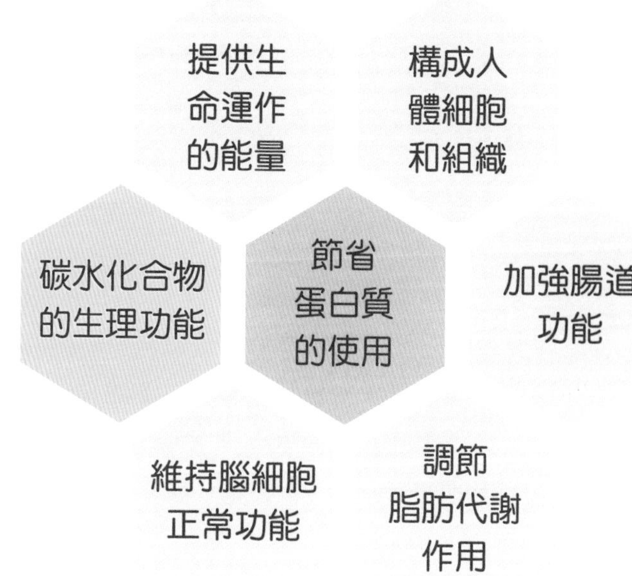

碳水化合物的種類與特徵

食物中的碳水化合物若依照是否能夠被消化吸收來分，可分為可吸收利用的有效碳水化合物，如單糖、雙糖、多醣；以及不能消化吸收的無效碳水化合物，如纖維質（膳食纖維）。

若根據升血糖速度快慢，則可分為兩種：簡單碳水化合物，如單糖、雙糖、多醣，消化快，易引發血糖上升；以及複合式碳水化合物，如澱粉、膳食纖維，消化慢，升糖速度緩慢。

單糖、雙糖、多醣可以互相轉化，多醣可藉水解作用（hydrolysis）分解成「雙糖」，雙糖再透過水解為「單糖」。兩個單糖經縮合作用（Condensation）可以組合成雙糖，進一步縮合為「多醣」。

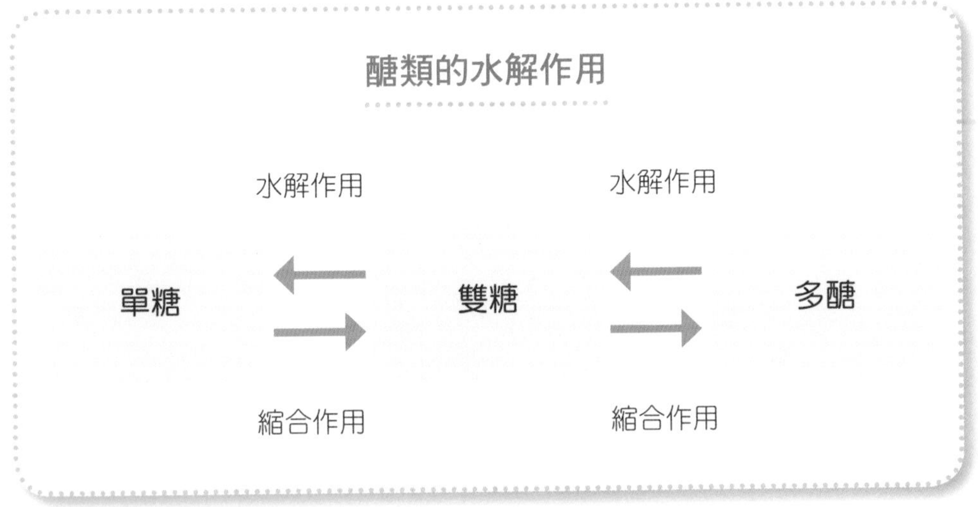

膳食纖維指食物中不為人體腸道內消化酵素所分解的多醣及木質素等，常存在於植物內，能延緩腸道吸收，延緩血糖上升速度及促進膽固醇排泄，可分為兩類，水溶性纖維及非水溶性纖維。**蔬菜及水果是膳食纖維的主要來源**，應多吃全穀類食物，亦含多量纖維，如每天進食 1000 卡熱量，膳食纖維應攝取 12.6 克，**一日攝取量不能少於 25 公克，最多 35 公克**。

簡單碳水化合物的分類

分類	名稱	種類及特徵	來源
	葡萄糖	自然界中常見的醣類，血液中的醣類是葡萄糖。	由穀類、薯類分解產生
單糖	果糖	甜度最高的醣類，使餐後血糖值上升緩慢。	水果、蜂蜜
	半乳糖	甜度偏低，極少單獨存在，可與葡萄糖結合為乳糖。	存在於母乳及牛乳中
	乳糖	由葡萄糖與半乳糖結合而成。	動物的乳汁
雙糖	蔗糖	由葡萄糖與果糖結合而成，如日常生活中的砂糖，可改善食物的口感。	由甘蔗、甜菜抽取出
	麥芽糖	由多個葡萄糖結合而成。	大麥發芽、澱粉消化後產生麥芽糖
	寡糖	由 2 ～ 4 個單糖結合而成，成為腸道內比菲德氏菌的養分來源。	
多醣	澱粉	儲存於植物中，是主要能量來源，無甜味。	穀類與薯類含量豐富
	肝醣	體內將醣分消化、吸收、分解後再造的醣類，儲在於肌肉與肝臟中。	肌肉、動物肝臟
	膳食纖維	詳細內容參閱第 84 頁。	

複合式碳水化合物的分類

分類	特徵	來源	
澱粉	含豐富澱粉，能提供大量熱能	穀類和高澱粉蔬菜	如馬鈴薯、芋頭
膳食纖維	無熱量	如非澱粉類多醣	蔬菜、水果、全穀類

- **水溶性纖維：**存在於植物的細胞內，可溶於水中。可延緩腸胃的排量，有飽足感、緩解血糖上升、提供腸道好菌生長。
- **非水溶性纖維：**不溶於水的纖維，常存在於植物的莖、葉或粗糙的五穀根莖外皮（細胞壁上），如：全麥、小麥類、穀類。可促進胃腸道的蠕動、減少有害物的吸收、調節腸道菌叢生態、改善便秘，且全穀類耐嚼有飽足感，可改善血糖、控制體重。

膳食纖維的分類及特徵

分類	名稱	特徵	高含量食品
水溶性纖維	果膠	● 水溶性，存在於熟成的水果中。 ● 可抑制血糖急速上升及膽固醇吸收。	已成熟的蔬果，如葡萄柚、香蕉、奇異果、橘子等。
	植物膠纖維素	● 植物組細壁成分，在腸內，易吸收水分，可促進排便，吸附有害物質。	大部分的植物，如全穀類、根莖類蔬菜、豆類、海帶芽、海帶等。
	黏液質	● 褐藻酸：存在於海藻黏滑成分，可抑制腸內鈉的吸收及血糖急速上升。 ● 褐藻糖膠：可提高肝功能、預防高血壓，以及抗腫瘤作用，可改變癌細胞，使其自滅。	海帶菜、海藻類等。
非水溶性膳食纖維	果膠	● 存在於熟成前的水果，待熟成後變成水溶性纖維。 ● 可作為食品添加物，可吸收有害物質，並將之排出體外。	未熟成的水果。
	半纖維素	● 纖維素與果膠之外，存在於植物細胞壁的成分。 ● 木聚醣、甘露多醣、牛乳聚糖，作用與纖維素相同。	米糠、小麥、麩、筍類、瓜類等。
	木質素	● 在腸內無法消化吸收，可抑制膽固醇吸收。	全穀類、豆類、可可等。
	葡聚醣	● 存在於菇類中。 ● 有抑癌作用，可吸附有害物質，並將之排出體外。 ● β（Beta）葡聚醣可活化巨噬細胞，抑制癌細胞增生。	香菇、舞菇等菇類及大麥等。

安心吃、不怕胖的澱粉——抗性澱粉

抗性澱粉是屬於澱粉類的碳水化合物，不易為人體腸胃消化、吸收，有助於益菌之生長，熱量低，易有飽足感，適合瘦身者食用，能調節血糖、血脂作用。

抗性澱粉的來源包括：

- 存在於種子類、豆類、全穀類，未加工的食物。
- 生的、無法完全糊化的物質，如生馬鈴薯、生香蕉，如綠皮香蕉（＞黃皮香蕉）含的抗性澱粉多。
- 烹煮過後又冷卻的老化澱粉，如隔夜飯、馬鈴薯沙拉、豆類沙拉。

抗性澱粉具有以下優點：

- 具有膳食纖維的優點，無法在腸道內吸收且有利於腸道益生菌生長。
- 依據個人吸收能力不同，而提供不同程度的熱量，有利於降低熱量的攝取，有利於血糖控制，血脂的代謝。
- 食物中抗性澱粉的含量會受到加工製造過程、烹調時間及溫度的影響。如生的比熟的好，脆的比爛的好。
- 對於高胰島素血症者，每公克抗性澱粉只提供 2.2 千卡，低於一般澱粉的 4 千卡（可改變胰島素感受性）。

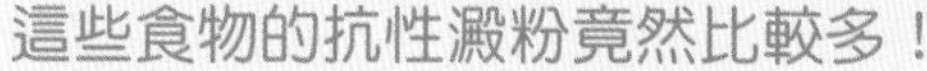

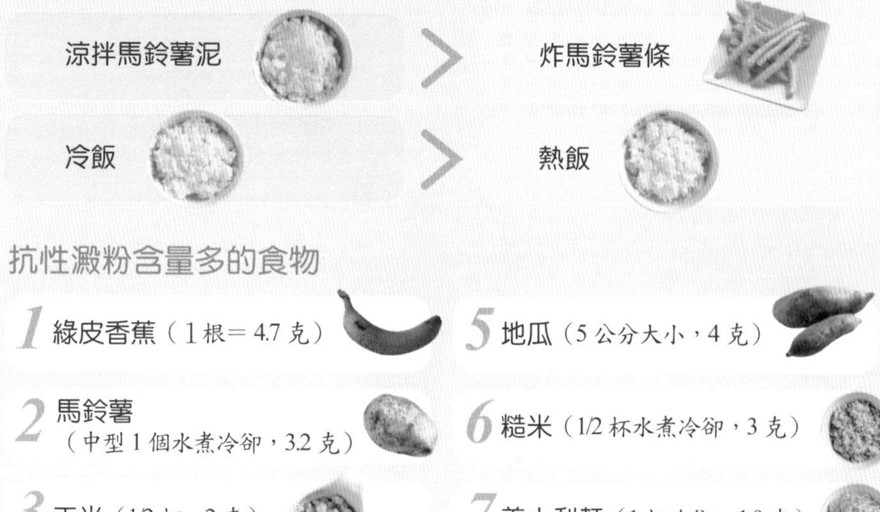

抗性澱粉含量多的食物

1 綠皮香蕉（1 根＝ 4.7 克）

2 馬鈴薯（中型 1 個水煮冷卻，3.2 克）

3 玉米（1/2 杯，2 克）

4 燕麥（1 杯煮過冷卻，0.7 克）

5 地瓜（5 公分大小，4 克）

6 糙米（1/2 杯水煮冷卻，3 克）

7 義大利麵（1 杯冷卻，1.9 克）

8 全麥吐司（2 片，0.5 克）

健康攝取碳水化合物的方法

每日攝取應 50 ～ 100 公克可消化的碳水化合物。食物來源穀物（米、玉米、大麥、燕麥等）、水果（甘蔗、香蕉）、乾果、豆類、根莖蔬菜、乳製品（唯一動物來源）。

- **攝取適量水果及牛奶：**對於簡單碳水化合物，可食用適量的水果或飲用牛奶、果汁（100%果汁）。不建議飲用人工果汁，因為額外添加的糖及其他甜味劑會提供大量人體不需要的熱量，反而會造成負擔。
- **食用保有食物原形、未經加工的粗食：**對於複合性碳水化合物（包括澱粉及膳食纖維）應避免食用低纖維碳水化合物及精製加工食物（如白米、白麵包、通心麵），這些食物中的碳水化合物易轉為單糖。建議多選擇保有食物原形、未加工的穀物，如糙米、胚芽米、蕎麥等。
- **多食用含大量纖維的碳水化合物：**高纖維碳水化合物消化比較慢，體內血糖上升不會太快；低纖維碳水化合物消化快，血糖易急速上升，使體內胰島素分泌更多，造成更多健康問題。豆類、全麥類等纖維量豐富，對健康有益，可以多攝取。
- **適量攝取，勿過量：**碳水化合物多為植物性食物，如薯類、穀類、根莖蔬菜、豆類，經過消化分解為葡萄糖，易使血糖增高，過多的血糖，會轉為脂肪，造成肥胖且易引發高血脂、糖尿病。

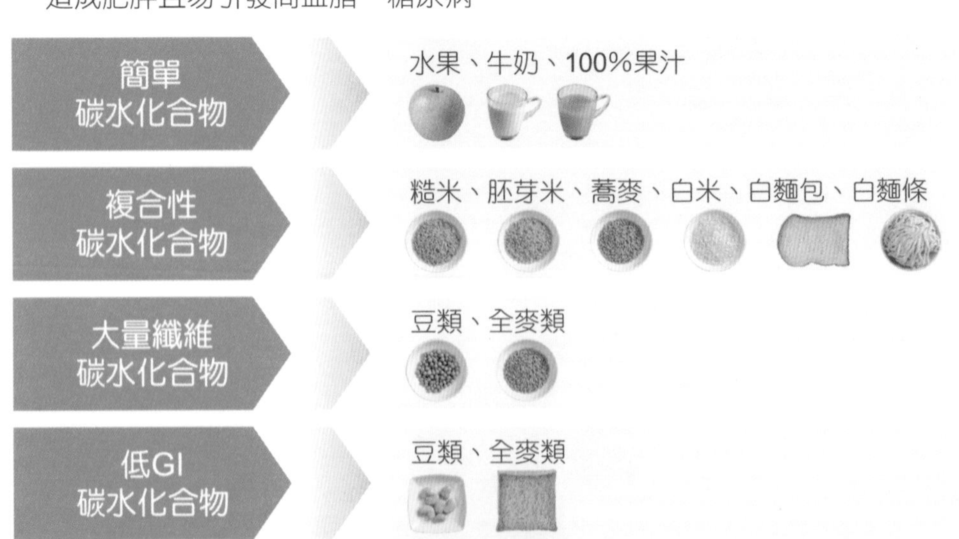

- **選擇低 GI 食物**：低 GI 值的碳水化合物食物會促使體重下降，有助於控制血糖值。

◎ 蛋白質

人體中估計有 10 萬種以上的蛋白質，占人體重量的 15 ～ 16%。蛋白質是人體的必需營養素，是細胞組成成分中含量最豐富、功能最多的高分子物質，任何生命活動都離不開蛋白質，缺乏蛋白質即無生命。

蛋白質會不斷地重複合成及分解。從食品攝入的蛋白質分解成胺基酸的形式，作為人體蛋白質的合成原料。另外，人體內的蛋白質也會被分解，其中 2/3 以胺基酸方式再度利用，剩餘的 1/3 則排出體外，而這 1/3 無法再度利用的蛋白質必須透過食物攝取。

蛋白質與胺基酸的關聯

蛋白質的基本單位是胺基酸（L-α-amino acid），蛋白質是由多達 100 個以上的胺基酸結合而成。胺基酸的基本構造為一個碳原子加上一個胺基、羧基、氫原子支鏈所組成。

人體的蛋白質是由 20 種胺基酸所構成，包括必需胺基酸、非必需胺基酸、半必需胺基酸，其中有 9 種胺基酸無法在人體內組成，必須經食物攝取的，稱之為必需胺基酸。必需胺基酸會相互作用，若缺乏任一種，即無法發揮作用。

九種必需胺基酸種類	作用	食物來源
1. 羥丁胺酸（Threonine）	促進成長、防止脂肪堆積	蛋、肉類
2. 纈胺酸（Valine）	強化肌肉	雞肉、起司、肝臟
3. 白胺酸（Lencine）	增強肝功能	牛奶、糙米、蛋、雞肉
4. 異白胺酸（Isolencine）	促進成長、強化肌肉	牛奶、雞肉、鮭魚
5. 甲硫胺酸（Methionine）	改善肝功能	牛奶、牛肉、豬肉、雞肉
6. 離胺酸（Lysine）	合成抗體、激素、酵素	大豆、起司、蛋、海鮮
7. 苯丙胺酸（phenylalanine）	鎮痛作用、抗憂鬱	海鮮、杏仁、起司
8. 色胺酸（Tryptophan）	鎮靜作用	起司、香蕉、大豆
9. 組織胺酸（Histidine）	促進成長、緩和關節炎	雞肉、牛奶、起司、火腿

蛋白質的生理功能

蛋白質是構成人體細胞、組織、器官的主要物質，人體除了水分以外，含量最多的成份是蛋白質，如心臟、肝臟、腎臟、胃腸、肌肉組織，皆由蛋白質構成。

蛋白質是人體生長、修補、功能運作不可缺的物質，可構成及修復組織，促進肌肉組織生長，攝入足夠的蛋白質，才能維持人體組織的不斷更新。

其次，蛋白質能夠調節生理功能，可調節人體內的酸鹼平衡，構成酵素並催化體內的多種反應，以及構成荷爾蒙，形成抗體，防止細菌入侵，如存在於血液中的血紅素（血紅蛋白）可運送氧氣、二氧化碳，脂蛋白則有運送脂質的功能。蛋白質也能供給能量，每公克蛋白質都能產生 4 千卡的熱能。

蛋白質的生理功能
構成及
修復組織
調節酸鹼平衡
供給能量

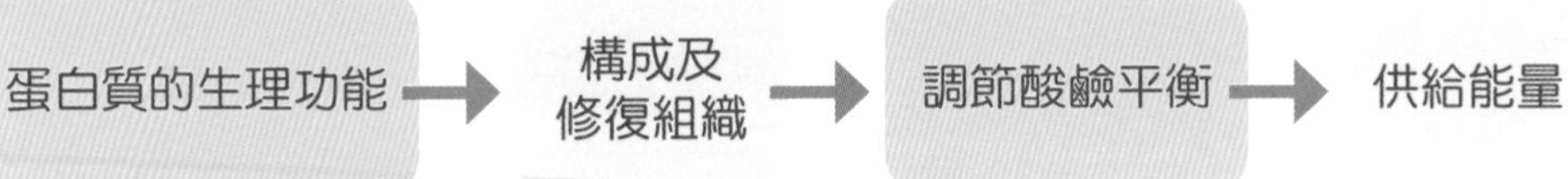

蛋白質的種類與特徵

蛋白質可分為完全蛋白質（complete protein）、半完全蛋白質（部分完全蛋白質）及不完全蛋白質（Incomplete protein）三種。

- **完全蛋白質：**含有人體必需的各種胺基酸，其含量及相互間的比率，能滿足人體需求，可維持氮的正平衡，又稱高品質蛋白質。
- **半完全蛋白質：**雖然含有必需胺基酸，但仍缺乏某些必需胺基酸，如常見的稻米中缺乏離胺酸，黃豆缺乏甲硫胺酸，如果單吃米或黃豆會造成氨基酸攝取不足，但若將兩者混合食用，則可達互補作用。
- **不完全蛋白質：**屬於營養性差的蛋白質，不含有必需胺基酸或含量非常少的蛋白質，單獨或長期食用此種蛋白質會造成營養不良，無法維持身體生長發育及代謝所需，又稱為低品質蛋白質，如大部分蔬菜、水果、豬腳、雞爪、雞翅等膠質食物。

蛋白質缺乏或過量常見的健康問題

熱能及蛋白質不足，會造成消瘦的營養性疾病，如毛髮乾燥、皮膚紅斑等，常見症狀為代謝率下降、對疾病抵抗力減退、容易生病，長期的影響是器官的損害及兒童生長發育遲滯、體重下降、易怒、貧血、水腫、易受病毒感染等。

不僅蛋白質缺乏會危害健康，過量也會對身體產生危害。過量的蛋白質攝取，或動物性脂肪及膽固醇也攝取過量，對心血管有害。由於人體不會儲存蛋白質，過多的蛋白質會代謝為氨及尿素，由腎臟代謝，透過尿液排出體外，所以過量的蛋白質會加重腎臟的負荷，且需要大量水分來幫助代謝，對腎功能不佳者，危害更大。此外，食用含硫量過高的蛋白質（如牛奶、肉類），會造成骨質疏鬆。含硫胺基酸經體內代謝，產生硫化物性物質，增加血液酸性，促使血鈣流失，又造成骨中鈣質流失更多。

健康攝取蛋白質的方法

每天攝取		
	一般工作者	每公斤體重攝取 0.8 公克。
	負荷重者（粗重工作）	每公斤體重攝取 1.0 公克。
	體育選手	每公斤體重攝取 1.2 ～ 1.4 公克。

食物來源

- 植物性蛋白質（依含量多寡排列）
  1. 麥胚芽、酵母、黃豆、花生。
  2. 堅果類。
  3. 穀類含量不多，約占 10%，是主食的重要來源。
  4. 豆類胺基酸組成較完整 40%，利用率高，是植物中最佳來源。
- 動物性蛋白質
  1. 蛋類：含 11 ～ 14%蛋白質，是優質蛋白質來源。
  2. 奶類：占 3 ～ 3.5%蛋白質，嬰幼兒最佳來源。
  3. 肉類：含蛋白質 15 ～ 22%，包含禽畜肉類及魚肉。

肉類是最主要來源，每天攝取量低於 100 ～ 150 公克瘦肉，以免吸收過量脂肪。隨著年齡增加，植物性蛋白質攝取量要增加，避免攝取過多動物性蛋白質，而增加脂肪量的攝取，引起心血管疾病。

各年齡層動植物蛋白質的攝取比例

年齡	1 ～ 20 歲	20 ～ 30 歲	30 ～ 50 歲	50 ～ 60 歲	60 ～ 70 歲	70 歲以上
植物性蛋白質	50%	60%	65%	70%	75%	80%
動物性蛋白質	50%	40%	35%	30%	25%	20%

減肥期間攝取蛋白質的方法

在三大營養素中，碳水化合物及脂肪吃多了，可儲存體內，但蛋白質無法儲存，必須每天補充，才能維持身體需求。脂肪及碳水化合物可減量吃，但蛋白質不可減少攝取量，會對健康造成傷害。

那麼，在減肥期要如何選擇蛋白質較有利？首先，**選擇含脂肪量愈少的蛋白質食物為佳**，低脂蛋白質是指脂肪含量低於 5%的蛋白質，如大豆蛋白、魚及雞、鴨、鵝等禽肉；紅肉（家畜類）因含脂肪量較多，不適於多食用。

在減肥期間，**蛋白質是最重要的營養素，絕不能少吃**。肉類中的蛋白質是減肥期重要營養素，蛋白質攝取不足，會造成人體瘦肉組織分解消耗，危害健康。

蛋白質產熱效應高，有 70%熱量可留置體內，作為能量來源，30%消耗。脂肪產熱效應只有 3%（留存 97%），攝取蛋白質比攝取碳水化合物或脂肪更不易發胖，且飽足感又較這兩者更強。吃適當的蛋白質來減肥，吃得飽又不會增胖！

◎ 脂肪

食物中的油脂是油與脂肪，常溫下液體稱為「油」，常溫下固體稱為「脂肪」。脂肪由碳、氫、氧元素組成，是構成人體組織的重要成分，也是熱量的主要來源，能夠提供身體必需脂肪酸及部分熱量。

脂肪可分為三酸甘油脂（Triglycerine，由甘油及3個分子的脂肪酸組成）、磷脂質、膽固醇等，與肥胖相關的脂質是三酸甘油脂，由食物攝取的中性脂肪分解後，成為熱量來源，及部分囤積了皮下肌肉組織、內臟周圍，具有保暖、固定作用。由甘油及三個分子的脂肪酸組成三酸甘油脂。

脂肪的性質及特點取決於脂肪酸種類，不同食物中的脂肪所含有的脂肪酸種類和含量不一樣。脂肪酸的分類可分三大類：飽和脂肪酸、單元不飽和脂肪酸及多元不飽和脂肪酸，脂肪酸與膽固醇有密切關係。

脂肪酸與膽固醇的關係

脂肪酸種類	膽固醇	好膽固醇（HDL）	壞膽固醇（LDL）
飽和脂肪酸	上升	↓	↑
不飽和脂肪酸	下降	↑	↓
膽固醇影響		預防動脈病變	形成心血管疾病

3 種脂肪酸對健康的影響

脂肪酸種類	特徵	適用烹調方式	來源
單元不飽和脂肪酸	●穩定性 ●提高 HDL，降低 LDL ●怕光、怕氧	可加熱烹調，但不適合高溫烹調。	苦茶油、橄欖油
多元不飽和脂肪酸	●不穩定性 ●不耐熱，易氧化，產生自由基 ●含 Omega-3 脂肪酸，保護心血管 ●降低 HDL、LDL	不耐高溫烹調，可低溫涼拌或水煮。	亞麻油、葵花油
飽和脂肪酸	●穩定性 ●耐高溫 ●過量會造成心血管疾病	適合高溫油炸、烘焙。	豬油、奶油、棕櫚油

脂肪的生理功能

過多的脂肪是誘發高血壓、心臟病的主因，但脂肪對生命極其重要，不僅能夠提供熱量，且釋放的能量較醣分多，儲存脂肪也較儲存糖分有效能。具有保護人體器官，防止機械性損傷及防止熱量散發，維持體溫恆定的作用。

脂溶性維生素（如維生素A、D、E、K）需要脂肪的協助才能被人體吸收，所含必需脂肪酸及脂溶性維生素能參與體內生理活動。

脂肪也是構成生物體的重要成分，如磷脂質是構成生物膜（細胞膜）的重要組成，是細胞膜及細胞核、核膜的結構物，在腦部神經、肝臟中含量高。

攝取足夠的脂肪，才能夠保障人體必需脂肪酸的需要，尤其是多元不飽和脂肪酸（EPA、DHA），有利於大腦免疫系統及生殖系統的正常運作，人體無法自行合成，必須由食物中攝取的必需脂肪酸，有助於健康及長壽。

攝取適量脂肪酸，能強化男性生殖系統。膽固醇是合成性荷蒙的重要材料，脂肪中若缺乏 DHA、EpA，會影響精子的生成，引起性慾下降，DHA 可改善精子品質，強化精子抗氧化能力及活動力，與受孕力有密切關係。多吃深海魚，含有 DHA、EpA，有助於荷爾蒙的產生及平衡，增進男性生殖能力。

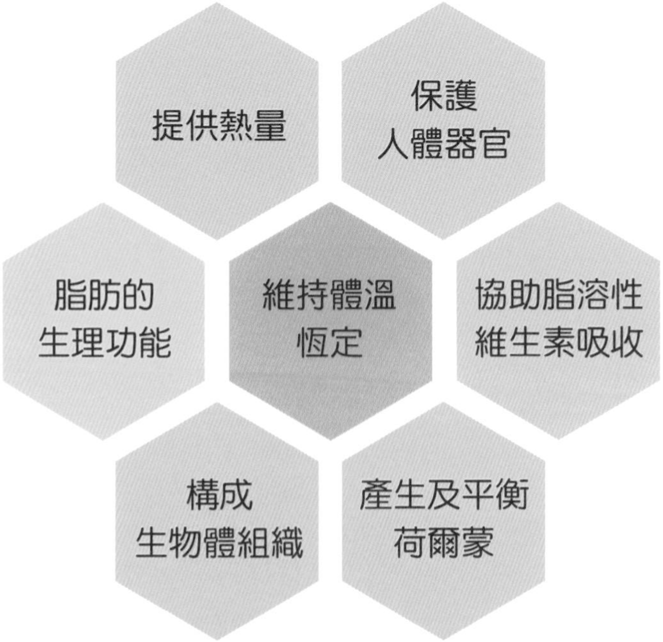

脂肪的種類與特徵

由脂肪的來源區分，脂肪可分為動物性及植物性兩種。若由脂肪含量區分，則分為高脂肪的食物，如豬油、牛油、魚油、魚肝油、奶油、油炸食品、點心、蛋糕等；以及低脂肪食物，如水果類（酪梨）、雞肉、魚肉等。

分類		種類及特徵	來源
動物性來源	畜肉（紅肉）	所含脂肪最豐富，多為飽和脂肪酸	牛肉、豬肉等
	動物內臟	脂肪含量較低（大腸除外），蛋白質含量較高	豬肝等
	禽肉	脂肪含量較低，10%以下	雞肉、鵝肉等
	蛋類	蛋黃含量最多，約 30%；全蛋僅 10%，以不飽和脂肪酸較多	雞蛋等
	魚類	脂肪含量 10% 以下，多為 5%，以不飽和脂肪酸較多	
植物性來源	堅果類	脂肪含量最高，達 50%以上；脂肪酸以亞油酸為主，是多元不飽和脂肪酸來源	
	植物果實	脂肪含量高，可作為食用油來源	花生、芝麻、核桃、松子等

脂肪缺乏或過量常見的健康問題

過與不及，都對健康有礙。脂肪攝取過量，不僅會造成肥胖，並且會引發慢性病。膳食的脂肪量增加，也會增加乳癌、攝護腺癌、大腸癌等癌症的罹癌機率。脂肪若攝取不足，導致必需脂肪酸缺少，會引發生長遲滯、生殖障礙、皮膚乾、肥胖、癌症及引發肝、腎臟、神經、視覺多種疾病。

健康攝取脂肪的方法

脂肪可提供身體每日更新、修補的材料，身體所需的脂肪皆透由膳食脂肪提供，若食用不好的脂肪，就會影響健康，如反式脂肪，常見於煎炸及烘焙食品中，這類食物飽含大量脂肪，酥脆、香軟或香脆可口，含有大量飽和脂肪酸、脂肪氧化聚合物等有毒物質（PAH），長期食用，對身體的危害更大（詳見第 XX 頁），應避免食用反式脂肪加工的食品。

除了反式脂肪的問題外，錯誤的烹調方式也會造成油品劣化，例如植物油含有高比例的不飽和脂肪酸，若經高溫油炸，便會轉為飽和脂肪酸且失去其優點（不含膽固醇、維生素 E 含量豐富），因此建議勿多食油炸食物。

相對於植物油，豬油等動物性油脂較穩定，不易氧化，但因為含有較多的飽和脂肪酸，容易升高血脂及誘發糖尿病（脂肪含量高造成胰島素阻抗）；其他，如紅肉中含有大量飽和脂肪酸，會阻塞血管及形成 LDL（壞膽固醇），常年食用紅肉，易引發中風、心臟病，油脂會引發發炎，造成關節炎及氣喘，所以動物性油脂及紅肉也都不宜過多食用。

健康攝取脂肪 4 方案

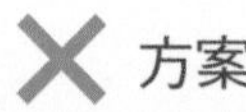
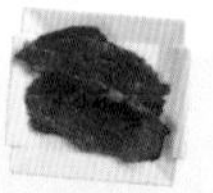

✕ 方案 1
減少吃烘焙及含油量多的食物

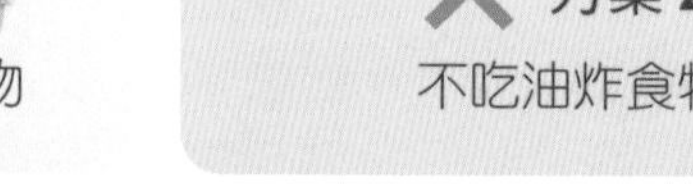
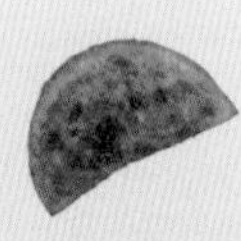

✕ 方案 2
不吃油炸食物

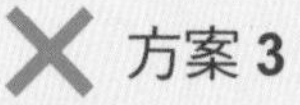
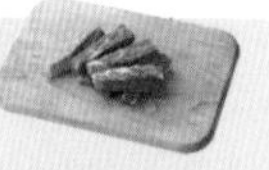

✕ 方案 3
不要食用過量的動物性油脂及紅肉

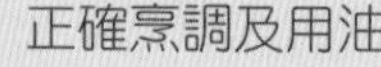
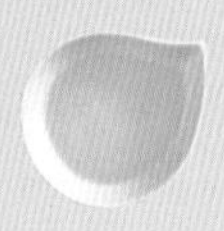

○ 方案 4
正確烹調及用油

增加美味、帶來健康傷害的反式脂肪酸

反式脂肪酸屬於不飽和脂肪酸，是利用氫化過程，將順式結構轉為反式。其穩定性較天然不飽和脂肪酸高，可應用於加工食品上。

對健康的影響包括：

- 增加心臟病風險。
- 降低免疫力。
- 增加罹癌風險。
- 促進肥胖，干擾胰島素受體敏感性，增加糖尿病風險。
- 增加 LDL（壞膽固醇），降低 HDL（好膽固醇）。

6. 健康的烹調方式

各種食物對血糖的影響不同，而各種烹調方式對血糖值是否有影響呢！影響食物 GI 值的因素包括澱粉糊化程度及食物精製度、緊實度，皆與烹調的方式及時間長短相關。

使用不同的烹調方式及烹調時間長短，皆會影響食物 GI 值及血糖值的上升或下降，所以選用健康烹調方式及使用健康油脂非常重要，才能避免油脂攝取過多及 GI 值上升。

烹調時間愈久，食物愈稀、愈爛，人體消化吸收就愈快，血糖上升速度愈快。烹調時間愈短，火候控制得當，則食物的熟爛度才能控制。

好的烹調方式也要考慮食材的特性、適口性及營養素的保留及身體可用率。每種烹調方式都有其特色，依據食材而選擇合適的烹調方式，才能防止營養素流失，獲取更多的營養成分，增進健康。

本節介紹數種烹調方式，以低溫烹調為主（80 ～ 120℃），依食材而決定烹調時間，如五穀根莖類需要較長時間烹調，葉菜類則宜減短烹調時間，才能保留營養素，烹調時用油量愈少愈佳，可多用水油炒或汆燙的方式，低溫烹調可減少有毒物質的釋出，是健康的烹調法。

汆燙法

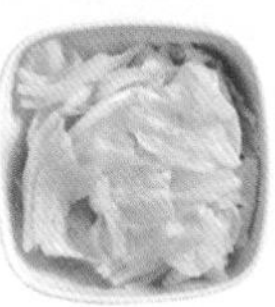

操作方法

- 烹調時間不宜太久，防止食材煮得太久太爛，而影響血糖值。
- 汆燙時加少許油或鹽，可增加蔬菜翠綠色及口感。

○

- 適用葉菜類、根莖類、肉片類。

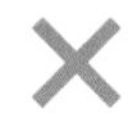

- 不適用花椰菜、高麗菜，會破壞其抗癌的營養素，較適用蒸煮及水油炒。

優點

- 符合低油原則。
- 可吃出食物原味。
- 可減少殺菌劑、農藥、抗生素、荷爾蒙等毒物的殘留。

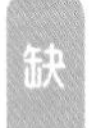

缺點

- 易造成水溶性維生素、礦物質流失。

水油炒

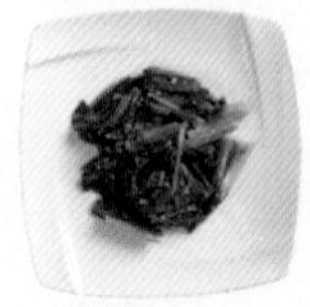

操作方法

- 溫度控制在 100 ～ 120℃。
- 乾鍋加少許水（1/2 碗），煮開時再加入少許油（5cc），水開後加入食材。

○

- 葉菜類、芽菜類易熟食材適合使用。

✕

- 海鮮、肉類較不適用，需煮熟食用，減少細菌滋生。
- 根莖類不適用。

優點

- 中火煮熟，可維持葉菜類濕嫩。
- 利於水溶性維生素及植化素吸收，是最常用的料理方式。

優點

- 減少油煙、自由基及高溫有毒物質產生。
- 高溫、速度快，可保留更多營養素，如葉菜內葉酸及多酚類之利用率。
- 可減少食材糊化過度，有利於血糖控制。

蒸煮法

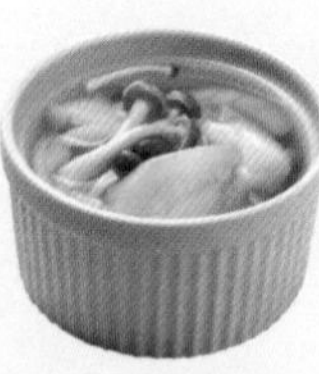

操作方法

- 食材適合切割為粗厚片、條狀。
- 先加入調味料，再蒸煮約 20 ～ 30 分，溫度保持 100 ～ 120℃。

○

- 適用各類食物，尤其是根莖類。

- 馬鈴薯、芋頭、山藥等根莖類含有澱粉質，蒸煮太久易糊化，更易消化吸收會提升血糖，不適用葉菜類、芽菜類。

優點

- 食物煮熟可將有毒物破壞，如肉類之寄生蟲。
- 可控制食物的熟成度。

缺點

- 不適用葉菜類食材，食材的色澤會變成褐色，影響食慾。
- 烹調時間較久、營養素易流失。

燉煮

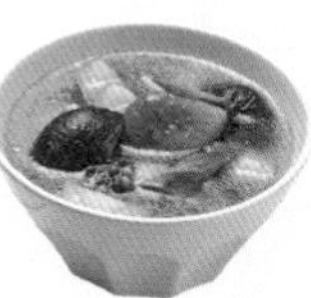

操作方法

- 可分清燉（湯水多鮮味）、渾燉（材料先炒過，湯色較濃）。
- 以低溫（100℃）長時間烹調（30 分鐘～1 小時）。

○
- 適用馬鈴薯、紅蘿蔔、南瓜、冬瓜等根莖類食材，可切大塊烹煮。
- 可選用海藻、菇類製作湯底，再加入豆製品、海帶、黃豆、筍乾、肉類等食材。

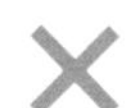

- 葉菜類、芽菜類、海鮮類不宜長時間烹調，會失去原味。
- 不宜選用容易煮熟食材，如葉菜類或海鮮。

優點

- 可減少用油量。
- 保留食物原味，釋出食物本身的湯汁。

缺點

- 烹調時間較久，有時會造成口感不佳。
- 需要較久的時間煮食。
- 食物長時間烹煮易糊爛，會提升 GI 值。

滷煮

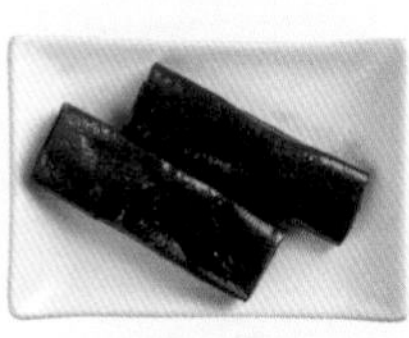

- 低溫、長時間烹調。
- 依食材不同，烹調時間不一，如豆製品、海帶類約需煮30分鐘，再熄火浸泡；根莖類約需40分鐘至1小時；紅肉類約需1小時以上，白肉約在30分鐘左右。
- 可選用五香味、紅燒味、酸辣味等不同滷汁。

○
- 豆乾、海帶、蛋、肉類、根莖類蔬菜，皆適合煮食。

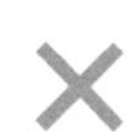

- 蔬菜、芽菜、海鮮不適用，會喪失食物的原味。

優點

- 烹煮食材多樣化，亦可將成品冷卻後撈除多餘的油脂。
- 滷汁可由加水稀釋，避免食材煮得太鹹。
- 可簡化食物的烹調過程。

缺點

- 食材易吸收調味醬汁，如豆製品或菇類，煮食時間過久，味道會太鹹。
- 不耐煮的食材，烹調時間過久食材容易軟爛，流失營養素。

拌食

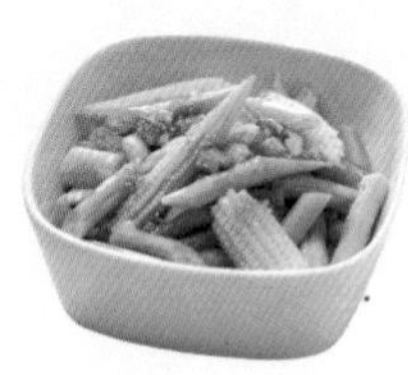

操作方法

- 可分為生拌（食材生食）、熟拌（材料為熟食）、熱拌（熟料趁熱拌）。
- 將食材切為厚薄、粗細一致，依菜餚性質決定燙煮或生食，再利用醬油、蔥花、蒜泥等拌料及芝麻醬汁、芥末醬汁、優格汁、油醋汁等醬料變化口味。

○

- 適用蔬果、豆類、肉類、菇藻類。

✕

- 芽菜類較不適合熟拌。
- 海鮮類不宜生食涼拌。

優點

- 可減少營養素流失。
- 使用多量蔬果，含纖維質多，可增加飽足感及減緩血糖上升，是極佳的控制血糖烹調法。

缺點

- 拌食的成品不適合久放，必須一餐食用完畢。
- 拌食容易使用過多的調味醬料，覆蓋食材的原味。

微波烹煮

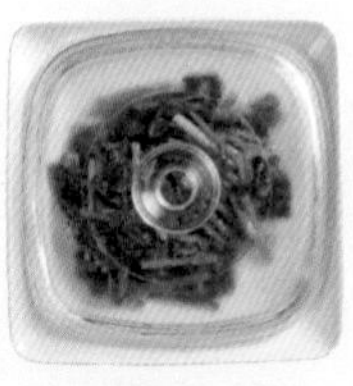

操作方法

- 利用微波高速率及高穿透性的特性，加熱食物，以1～2分鐘的短時間為佳。
- 須使用微波適用工具，且需加蓋，較安全，盡量不用塑膠膜加蓋，以防有毒物質溶出。

○

- 適用蔬菜類快速加熱，熟食食物再加熱。

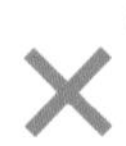

✕

- 不適用蛋、饅頭、根莖類等水分或脂肪較少的食材。

優點

- 加熱速度快，節省能源及時間
- 可保留較多營養素，尤其是綠葉蔬菜不會變黃。

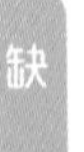

缺點

- 高溫太久，食物表面會乾硬。
- 不適合長時間烹調。生鮮、魚肉等須長時間加熱，不適用微波烹調。

應避免的烹調方式

有些烹調方式（如：燒烤、油炸、煙燻、醃漬方式），要盡量少使用。高溫的烹調方式會產生有害身體的毒性性質，如：蛋白質食物經燒烤溫度（250℃）油炸（175℃），容易產生 PAH（多環芳香碳氫化合物）致癌物；澱粉類食物經高溫烹調（190℃以上），也是容易產生丙烯醯胺的致癌物，有害人體健康。

油炸方式

常見油炸食材含油量高（包括肉類、海鮮、澱粉類，如炸豬排、雞排、炸蝦、地瓜等），氧化物多，對健康相當不利，應減少使用，且油脂攝取過多，易造成肥胖，引發胰島素阻抗作用，影響血糖的控制。

除上述常見的油炸食物外，餅乾、薯條等零食或烘焙食品使用的油炸油脂穩定性高又可重複使用，但因其富含反式脂肪，且油炸溫度高（一般都會高達 160 ～ 180℃），加上油脂的特殊結構，容易造成氧化性酸敗，產生脂質過氧化物，進入人體內會造成氧化壓力，影響健康。

油炸時間愈久，有毒氧化物產生愈多。建議油炸溫度一開始以低溫小火，再轉開大火，以免溫度突然升高，容易分解有毒物質，油炸溫度以不超過 190℃為宜，並選用耐高溫、飽和度高、發煙點高的油脂，且減少重複使用（不超過兩次以上）。

燒烤方式

碳烤方式常用於「戶外」烹調，或特殊節慶中使用，有碳烤及乾烤二種方式。碳烤過程中，肉類中的油脂會促使碳燃燒，產生油煙，生成多環芳香碳氫化合物（PAH）的致癌物質且造成環境污染，食材也受污染，不宜食用。建議燒烤時，應避免食材與碳火直接接觸，且選擇含油脂較少的食材，並且燒烤烹調的溫度不要太高。

乾烤（電熱烤）

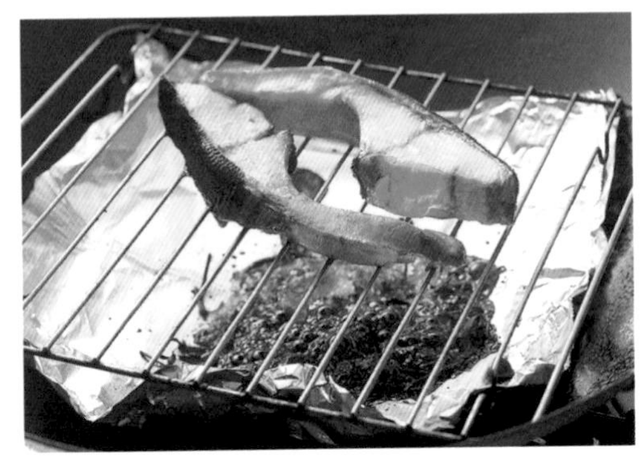

乾烤需要的烹調時間較長，營養素也會流失較多，烤出的食物色香味俱全，容易刺激食慾，這種方式常用於各式麵粉製品、根莖類、肉類，如麵包、蛋糕、肉乾、肉鬆、薯片、餅乾等加工食品使用。

含碳燃料（如木碳、煙草等）不完全燃燒會產生會致癌的多環性芳香烴化合物（PAH），這種致癌物也存在於烤焦的肉類中，長期接觸，不僅會傷害 DNA，還會造成口腔、胃、肝、胰、大腸等癌症的發病率，並藉由遺傳影響下一代的健康。

高溫烤肉易產生的健康問題

食物中的成分	產生有毒物質	可能的健康傷害
油脂類	多環芳香族、碳氧化合物、多環芳香烴化合物（PAH）	致癌
蛋白質類	異環有機胺	致癌
澱粉類	丙烯醯胺	致癌及突變
醣類	醣氧化先驅物	產生自由基、加速老化及多種疾病

利用刀工及烹調法聰明改變 GI 值

蔬菜、薯類等食材若切得太細碎、太小塊，會破壞食物中的纖維素，加快吸收速度，影響血糖上升較快，因此應視食材的質地，選擇適合的刀工。此外，食物的生熟、軟硬、稀稠、顆粒大小也會影響 GI 值，如加工時間愈久、溫度愈高、水分多則糊化程度愈高，會讓食物的 GI 值變高，升糖速度變快。

這麼切，GI 值比較低

蔬菜類

×錯誤刀工
切細、切碎

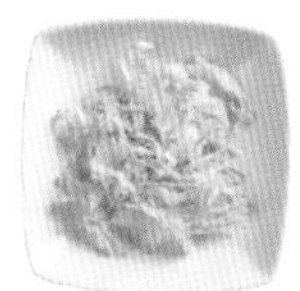

○正確刀工
不切、用手折斷

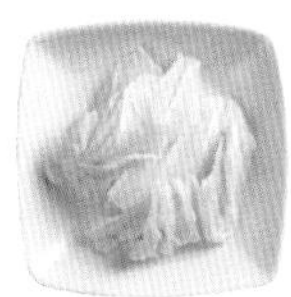

薯類、根莖類

×錯誤刀工
切細、切小塊

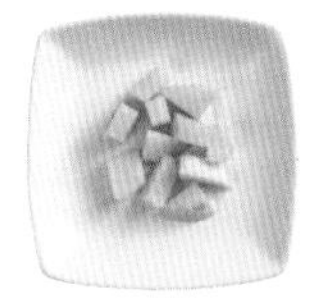

○正確刀工
切大塊

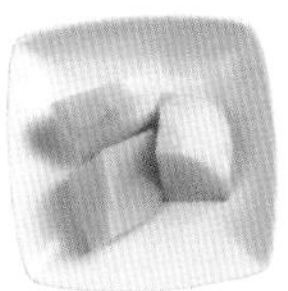

豆類

×錯誤刀工
粉碎、磨泥

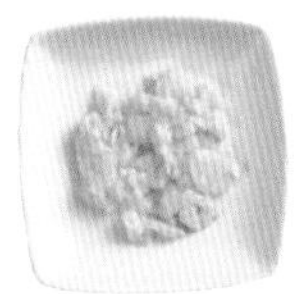

○正確刀工
保持完整顆粒

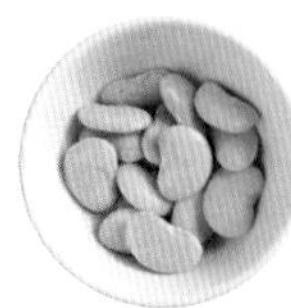

這麼煮，GI 值比較低

粥：降低米的升糖作用，以白米：粗糧 2：1 比例最佳。

╳錯誤煮法

熬煮至米粒爛熟

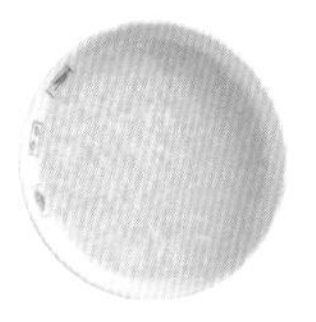

○正確煮法

加入蕎麥、燕麥、小米、糙米等粗糧

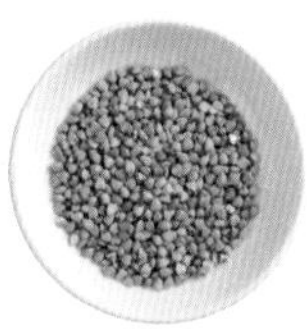

麵食：提高水的沸點，減少烹煮時間，防止糊化程度加重。

╳錯誤煮法

以中小火慢煮至麵條軟爛

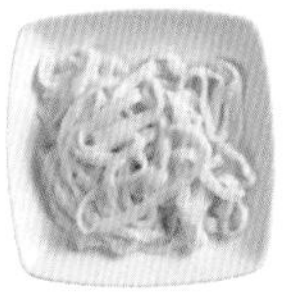

○正確煮法

急火煮，加少水，水中加少許鹽；撈起後加點油拌，減少黏性及軟化程度

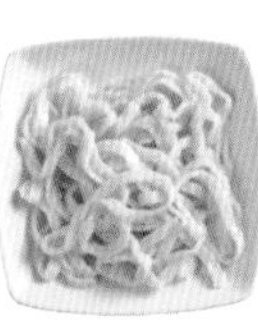

炒飯：增加蛋白質含量，可延緩消化時間。冷飯含抗性澱粉，熱量較低，不易消化，有利於血糖控制。

╳錯誤煮法

用熱飯炒，米粒糊化

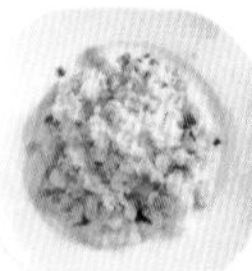

○正確煮法

用隔夜飯炒，再加入佐料（蔬菜、豆類等）

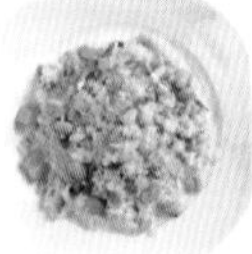

PART
3

低GI飲食，安心健康吃

主食、副食、蔬菜類、水果類

主食類

所謂「主食」就是被人們當作「主要食用的食物」，而五穀雜糧是上天贈予人類維持生命、促進健康的珍貴物質，是供給人體活動、維持生命機能、熱量及蛋白質的主要來源。

1. 全穀類、雜糧類

流傳千年的醫書《黃帝內經》中說道：「五穀為養」，就是以五穀為養生的基礎，也就是最適合作為主食的食物。**五穀雜糧中含有人體活動所需的營養素，如碳水化合物、澱粉、纖維質、醣分等營養成分，這些營養素若不足或不平衡，血糖無法下降，則影響身體健康，甚至會形成慢性疾病**，吃對五穀，才能達到耳聰目明、腦筋靈活、皮膚不老、青春永駐的目標。

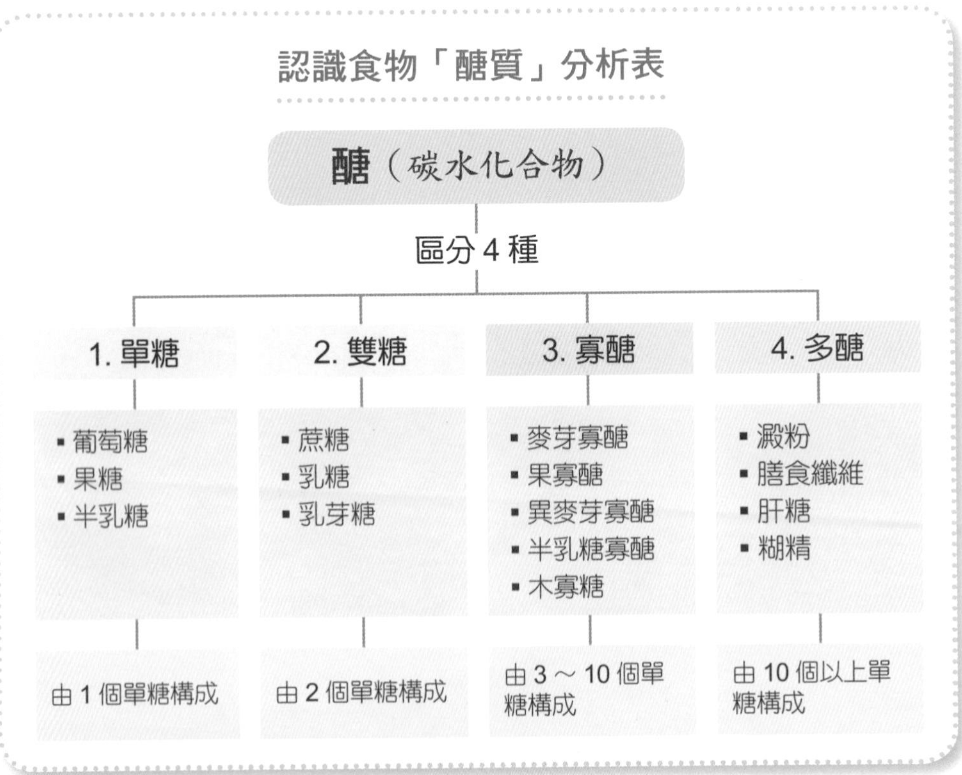

不論是一般人、體重控制者或糖尿病友，都必須重視碳水化合物的攝取，尤其是種類及份量的選擇與控制。由於碳水化合物會影響我們進食後，對於血糖值的控制（上升速度），因此如何慎選「慢醣」及「好醣」類的食物來控制血糖起伏，需要特別注意選擇合適的碳水化合物來幫助身體維持正常代謝，產生足夠熱量，進而維持健康，減少慢性病發生。

單糖含有較少的營養素、較高的熱量，會讓血糖上升速度較快，宜少選用；多醣是複合醣分，可提供熱量及其他營養素。有很多的人經常會把「碳水化合物」及「澱粉」混淆不清，說明如下：

「糖分」→是屬於簡單的碳水化合物，由碳、氫與氧三種元素組成的物質，如：葡萄糖、果糖、乳糖、蔗糖等，最容易被身體快速消化和吸收，是快速的能量來源。

「澱粉」→是一種多醣類物質，屬於複合式碳水化合物，必須要由唾液和腸胃裡的酵素緩慢消化與分解，提供細胞所需的能量，但是如果攝取過量身體會以脂肪形式儲存作為備用的能源。

從以上二者的分析立可得知，吃澱粉的飽足感比醣類維持較長。

纖維素是主食的基礎部分，而複合式澱粉（如糙米、蕎麥、薏仁、五穀米或十穀米等）經過複雜的消化代謝過程後，對血糖上升速度緩慢及延後，最是理想的選擇。

長久以來，我國的飲食文化發展講求「蔬食同源，食療養生」，推崇藉由自然飲食來調養體力、滋補身心。然而，近代科技進步、工商發達，人類生活水平提升，日常飲食中以肉類、奶蛋類為主，反而少食較無滋味的五穀雜糧，以前是「飯配菜」，現在是「菜配飯」，而形成五穀雜糧變成「副食化」、肉奶蛋「主食化」的結果，改變了飲食習慣，不僅增加身體負擔及文明病的發生率，也影響了生態平衡。

人類是雜食性的動物，必須攝取多種食物，才能維持健康。營養學家建議每日食用三十種以上的食物，營養才夠均衡，並要以五穀雜糧為主，搭配肉、奶、蛋、豆類；在日常主食中更要經常食用全穀雜糧類來補養身體，維護健康，也才能發揮食物的真價值。

三餐主食的分配

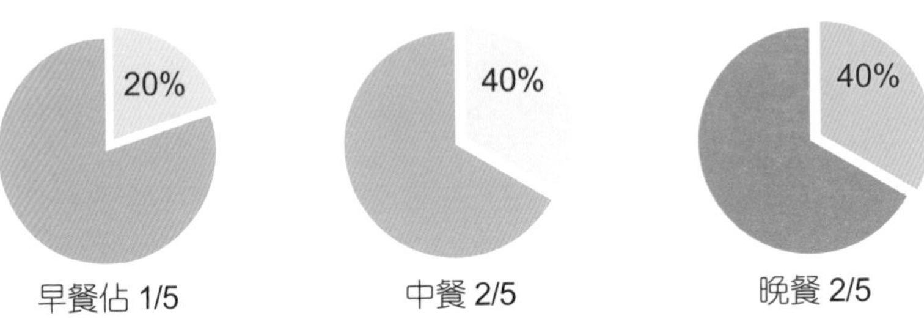

主食的比例

- 每天依總熱量提供 50 ～ 65%為主食。根據日常活動量多寡、體重、病情來計算主食的熱量。
- 主食以飯及麵食為主，富含碳水化合物，包含有澱粉、纖維質、醣分為主，提供每日熱量的主要來源。
- 須搭配其他食材及其他副食類，才能攝取到均衡的營養。
- 不論是一般人或體重控制者，及糖尿病友，都必須重視碳水化合物的攝取，尤其是種類及份量的選擇及控制，會影響我們進食後，血糖值的控制（上升速度）。

◎ 認識常食用的全穀雜糧

一般人熟知的**五穀**包含稻、麥、高梁、大豆、玉米，**雜糧**則是指米麥之外的穀物，如薏仁、豆類、蕎麥、燕麥、小米、藜麥等；廣義的五穀雜糧包括米、小麥、核果、豆類、薏仁、燕麥等糧食作物。《黃帝內經》指五穀為「粳米、小米、小麥、大豆、玉米」，李時珍《本草綱目》指五穀包含 33 種穀物、14 種豆類，總計 47 種。

白米、白麵、白饅頭，因為已經將食材最營養的成分去除，不能提供人體有利健康的營養素，當然也就無法維護健康。若能保存五穀雜糧的全穀粒或原穀粒狀態，不過度精製或碾白的米麥雜糧，才是最理想的主食選擇。

現代人為了健康，飲食講究反璞歸真，「粗茶淡飯」成為時尚潮流，五穀雜糧成為主食的優選（如五穀飯、糙米飯），且變化成各式料理，如海鮮菜飯、肉類菜飯，甚至烹調成湯品或點心類，透過料理的變化，徹底將天然食材的鮮甜滋味發揮出來，更吸引人品嚐享用。

常見雜糧穀物

白米	糙米	燕麥	紅薏仁	蕎麥
小米	紅豆	黑米	胚芽米	薏仁

穀物的營養素

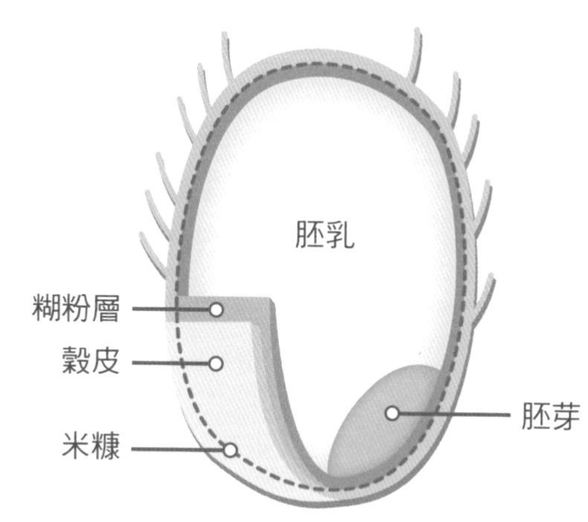

穀皮	膳食纖維、維生素 B 群、E、鈣、鐵、鋅、鎂、硒
糊粉層	在穀皮內層，含有多種維生素、礦物質、蛋白質
胚乳	只保留澱粉、蛋白質，失去多量的營養素
胚芽	含有多種維生素 B 群、E，及礦物質、蛋白質、醣分、不飽和脂肪酸
米糠	在碾米過程中，脫去的部分，包括穀皮、糊粉層、胚芽與少部分的胚乳。保留米糠部分者為全穀類，脫去米糠部分為精緻穀類

五穀雜糧營養及生理作用

營養成分	生理作用
蛋白質	●穀類蛋白質含量8～12%，多存於胚芽上，少部分在外皮上。 ●未經精製的穀類蛋白質含量較精製米豐富。 ●穀類所含胺基酸種類不相同，單一食用一種穀物無法提供完整需求，是屬於不完全蛋白質，但可以兩種以上不同穀物搭配或互補，形成完整蛋白質。 ※例如小米含色胺酸多，玉米含色胺酸少，兩者搭配食用，可達到互補的作用。
脂肪（多為不飽和脂肪酸）	●脂肪含量低，僅有2%，大米、小米、玉米含量較高，為4%，集中於澱粉層及胚芽中。 ●含豐富卵磷脂，可清除血中膽固醇，預防動脈硬化。
澱粉（碳水化合物）	●穀物中的澱粉含量達70%，非常豐富，為人體每日熱量的主要來源，可調節脂肪、蛋白質的代謝，增進活力，恢復疲勞等，並有利於大腦及神經傳導功能。 ●大米、小麥的碳水化合物含量高，達70%以上，常作為主食。
礦物質	●礦物質含量1.3%，存在於穀皮及米糠部分，以磷含量最多，其次是鈣、鎂、鋅、鐵。 ●鈣、磷可維持骨骼健康，而鐵是形成血紅素的主要成分。 ●礦物質與維生素在體內共同發揮作用，可以調整身體的新陳代謝。
維生素	●以維生素B群（維生素 B_1、B_2）、菸鹼酸最多。 ●維生素 B_1 對醣分、脂肪代謝，具有促進控制血糖的功能；另含有維生素E、胡蘿蔔素，存在於胚芽及穀皮上，可防癌、抗老化。
膳食纖維	●膳食纖維豐富，可增加飽足感、促進腸胃蠕動，在腸道內吸收水分、清除腸內毒素、延後血糖吸收，更能控制血糖，也有助於膽酸、膽固醇的排出，減少心血管疾病及提升免疫力。

◎ 五穀雜糧的食用特色

一般人經常食用的五穀雜糧，包含糙米、大米（精白米）、小米、糯米、黑米、薏仁。穀物之外觀大同小異，但依其外觀顏色區分，卻有五種不同顏色，如：青、紅、白、黃、黑等五種顏色。

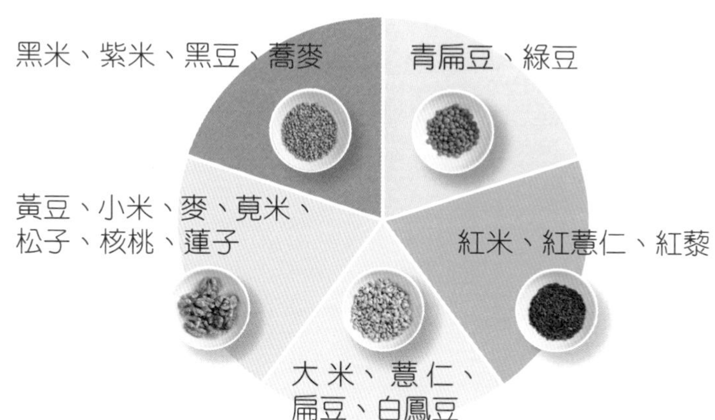

糙米

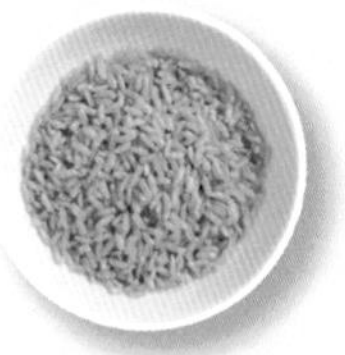

包含：
米糠、胚芽、
胚乳。

- 穀皮富含纖維質、維生素B群、E、礦物質（鈣、鐵、鎂、鋅、硒）。
- 胚芽含有豐富的維生素B群、E、醣分、蛋白質、不飽和脂肪酸。
- 糙米的膳食纖維、維生素B、E含量是白米的4倍，脂肪、鐵、磷含量是白米的2倍。
- 脫糠的糙米（即胚芽米），營養價值比白米高；發芽糙米會釋出較多GABA胺基酸（γ-胺基酪酸）。

健康效用

- 糙米中的碳水化合物被粗纖維包裹住，使消化吸收速度緩慢，能控制住血糖上升速度。
- 發芽糙米釋放出的GABA胺基酸能幫助安定神經、降血壓、助安眠。
- 有助於排毒，抑制脂質過氧化作用、降低膽固醇、保持血液通暢。
- 膳食纖維具有整腸作用，能改善便秘、預防腸癌。

注意事項

○可煮成米飯、粥，或打成糙米漿或發芽後煮成飯食用。
○不習慣吃糙米，可添加適量白米同煮，口感會較軟。

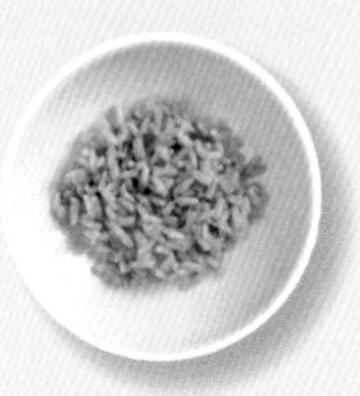

發芽糙米及糙米有何不同？

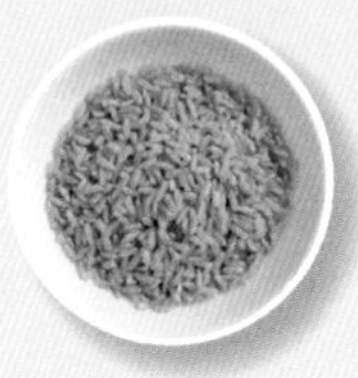

發芽糙米是將保有活性的糙米經過浸泡、催芽過程，讓「冬眠」的糙米酵素活化，使稻胚長出嫩芽。發芽過的糙米會釋放出許多有益人體的物質。

營養價值	發芽糙米 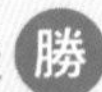 > 糙米 ● 發芽糙米的胺基酸成分比糙米多出 3 倍，還含有 γ- 胺基酪酸（GABA），能穩定神經、降低血壓、強化肝腎功能。 ● 發芽糙米含有磷酸六肌醇（Ip6），具抗氧化能力，可提升免疫力及抑制癌細胞。 ● 發芽糙米含有肌醇 Inositol，能與膽鹼結合，減少血中膽固醇。
膳食纖維	發芽糙米  > 糙米 ● 發芽糙米的膳食纖維含量比糙米多出 15%，可改善便秘、預防心血管疾病、降低血糖、預防糖尿病。
微量元素	發芽糙米 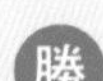 > 糙米 ● 發芽糙米的微量元素含量更豐富。糙米活化後，微量元素轉化為更易為人體吸收、能預防慢性疾病及癌症的物質，如硒。
烹調後口感	發芽糙米變柔軟 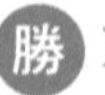 > 糙米 ● 發芽糙米煮飯時，與水比例為 1:1.6 的口感最佳，也可混合其他穀類、豆類一起食用。

精白米

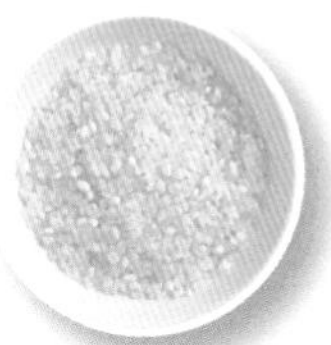

- 稻米去除胚芽、脫掉米糠後成為精白米，分為粳米（俗稱蓬萊米）及秈米（俗稱在來米）。
- 含豐富蛋白質及碳水化合物，提供熱量來源。
- 含有維生素 B_1，可促進碳水化合物代謝，產生能量，幫助恢復體力、消除疲勞。

健康效用

- 秈米黏性較低，可緩慢消化吸收，糖尿病友可適量食用。
- 具有補脾、和胃止瀉作用，能刺激胃液分泌，有助於消化。
- 能促進脂肪吸收，含水溶性膳食纖維有助於膽酸排出及血糖控制。
- 白米口感鬆軟，對於體虛者、久病初癒、婦女產後、嬰幼兒消化弱，宜煮成粥調養食用。

注意事項

○可煮成稀飯、炒飯、白米飯、燴飯、壽司、飯糰。可加入小米雜糧、豆類、肉類同煮，消化吸收較慢，可降低升糖指數。
○不習慣吃糙米，可添加適量白米同煮，口感會較軟。

白糯米

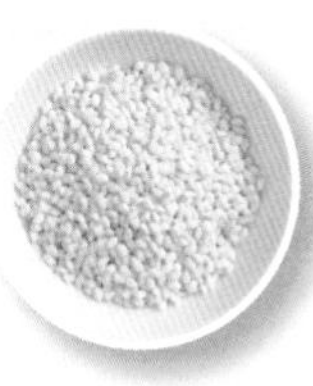

- 有分為圓糯米及長糯米兩種。
- 富含蛋白質及碳水化合物、維生素 E、菸鹼酸、鋅等。

健康效用

- 性甘溫，具有補中益氣、健脾胃、促進血循環的功效。天冷時適量食用，可溫腸暖胃。
- 含維生素 E，可延緩老化及促進血液循環、預防動脈硬化。

注意事項

○圓糯米黏性較強，適合煮粥或甜點，磨成粉，可製作湯圓及糕點，與紅棗、枸杞、桂圓搭配，具溫補作用。長糯米適合煮油飯、炒飯或包粽子。
✕黏性較大，且去除米糠，升糖速度較快，糖尿病病友少食用。
✕腸胃虛弱及大病初癒者，因消化能力差，不適用。

小米

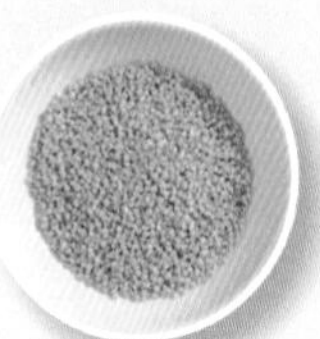

- 未經精製的小米含有豐富的蛋白質、脂肪、碳水化合物，營養比白米豐富且容易消化吸收，適合老年人及幼兒食用。
- 富含維生素B群、澱粉及鐵質、鋅、鎂、硒等礦物質，且色胺酸含量較高，膳食纖維也高。

健康效用

- 維生素B群、澱粉、礦物質等可促進胰島素分泌，延緩餐後血糖上升。
- 色胺酸可緩解糖尿病病友的緊張壓抑情緒。
- 維生素B群可促進蛋白質代謝，補充細胞生長所需養分，改善過敏性皮膚炎，預防高血糖引起的周圍神經病變。
- 小米加白米煮成粥，可補氣、安定神經，而睡前食用能改善失眠。

注意事項

O小米含色氨酸多，賴胺酸少，必須與賴胺酸多的肉類、豆類混合同食互補，才能提升營養價值。

O小米適合與豆類同煮，如綠豆小米粥，可消暑氣、助消化。

✕烹煮時，不要與涼性薄荷、杏仁同煮，會腹瀉。

黑米

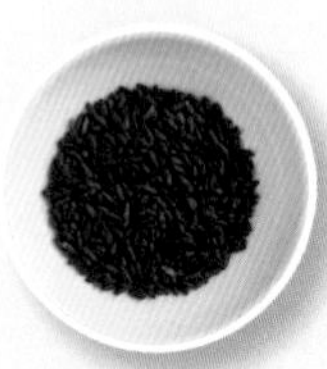

- 含蛋白質、菸鹼酸、鎂、磷、鋅、鐵元素，及大量的膳食纖維、花青素（在外層，具有抗氧化作用）。

健康效用

- 膳食纖維可有效降低葡萄糖的吸收速度，有助於控制血糖，適合糖尿病病友食用。
- 鎂有助於胰島素的分泌，可提高胰島素敏感性，降低血糖。
- 鋅亦可促進胰島素的分泌，加強葡萄糖利用，穩定血糖；若缺乏鋅，會造成胰島素分泌失常，引發糖尿病。

注意事項

O外皮堅硬、不易煮爛，可先浸泡3～4小時後再煮。適合與豆類、花生同煮。

✕浸泡黑米的水不要倒掉，因為營養素溶於水中，建議直接煮食較佳。

✕ 洗米時不要用力揉搓，以免損壞表皮營養素（含有花青素）。

玉米

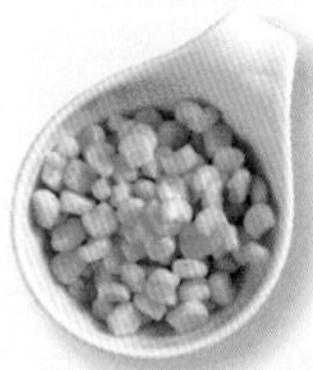

- 富含膳食纖維、蛋白質、維生素 A、B_6、鎂、鉻、卵磷脂及玉米黃素、穀胱甘肽。

健康效用

- 膳食纖維，可促進醣分代謝，加強胰島素功能，降低血糖、血脂。
- 維生素 A、玉米黃素有助於防止視網膜及黃斑性病變。
- 穀胱甘肽能清除自由基、穩定血糖。
- 鎂可擴張血管、維持心肌功能、防止高血壓、冠心病。
- 鉻可增加胰島素的效能，加強作用。

注意事項

○玉米缺乏色胺酸，不建議單吃，應配合豆類食品，以達到互補作用。
○不要烤或生吃，建議用蒸煮，可獲得更多抗氧化劑活性（維生素 A、E）。
○玉米胚芽是玉米精華所在，食用時要吃到胚芽。
✕玉米內含油脂，水份容易流失，發霉後會產生致癌物，絕對不能食用。
✕玉米營養豐富，但不易消化，胃虛弱者要避免食用過多。

薏仁

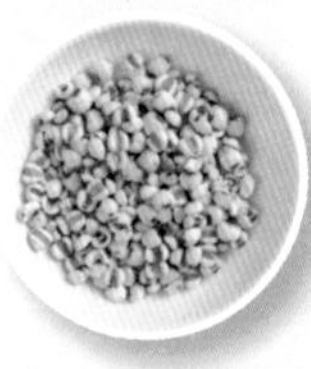

- 富含蛋白質、碳水化合物、維生素 B_1、鎂、鐵、鋅、薏苡仁多醣體、膳食纖維（水溶性）。

健康效用

- 含多醣體，具降血糖作用，可改善糖耐量，加強糖原的儲存，以調節血糖值，適合糖尿病病友食療使用。
- 含水溶性膳食纖維，可降低腸道吸收脂肪，及降血脂。
- 鎂、鋅有助於血壓及血糖的控制。
- 有利水消腫、去濕健脾、美白皮膚、增加免疫力、抗腫瘤、抗癌等作用。

注意事項

○清洗時不要用力揉搓，以免營養素流失。
○薏仁＋山藥搭配，可抑制餐後血糖急速上升，調節血糖。
○常喝薏仁水，可去濕及控制血糖。

◎ 吃出完整的優質蛋白（全穀蛋白質不足）

每種食材都具有其特性，而植物性食材中多含有不同的胺基酸，必須利用「互補作用」，混合食用兩種以上、不同性質的蛋白質（胺基酸），改善比例，符合身體所需，提高胺基酸品質。

若長期食用同一種缺乏胺基酸的食材，亦會產生蛋白質缺乏（如麵筋、米粉經加工後缺少離胺酸），若再搭配也是缺少離胺酸的穀物類（如稀飯、饅頭）長期食用。造成蛋白質不均衡，不僅無法發揮蛋白質功能，且會引發營養不良的症狀。

由於植物性食材的色胺酸、離胺酸、甲硫胺酸含量較少，因此在一日飲食當中，主食類及副食類的搭配需要多種蛋白質混合搭配，才能讓人體獲取完整的優質蛋白質。

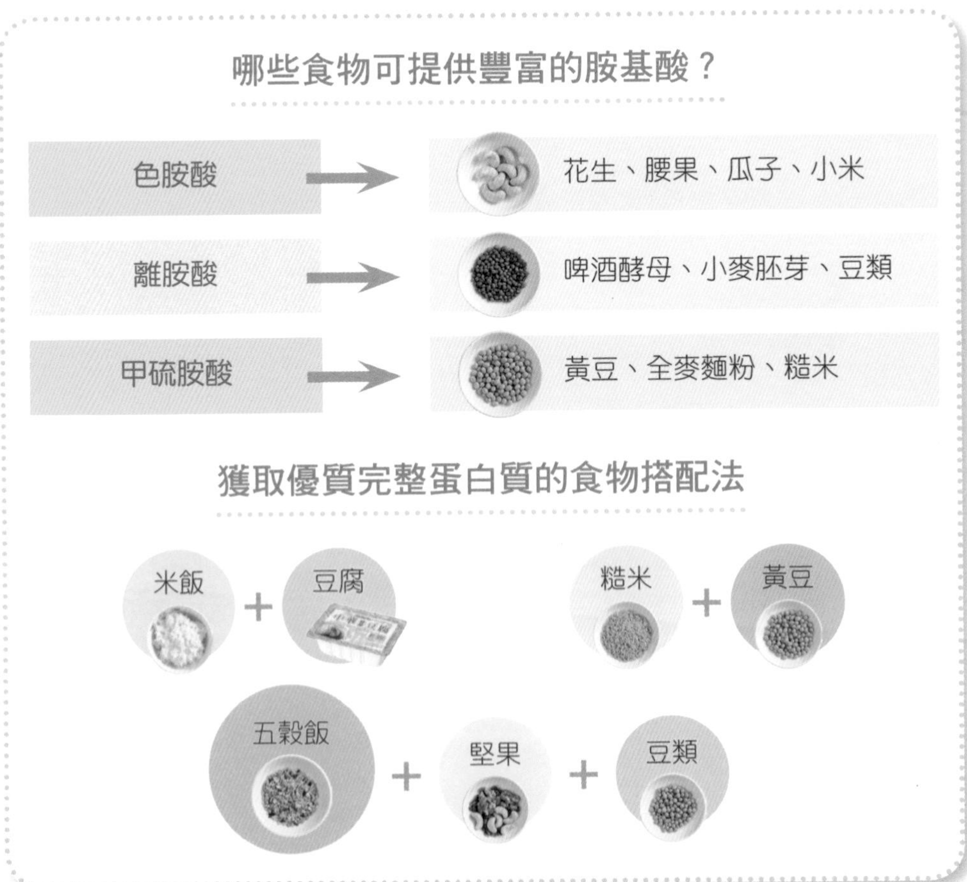

粗食和精製穀物的比較表

穀類種類	粗食（全穀類）	精製穀物
種類	糙米、小米、五穀米	精白米、糯米
成分	未經精製，保留穀皮、糊粉層、胚乳、胚芽，保留豐富的營養素	經過碾磨、粉碎、精煉、擠壓、熱處理等加工程序，只剩下胚乳部分，缺少營養成分，能提供飽足感，但無法維護健康
營養素	富含膳食纖維、維生素 B 群、E 及鈣、鐵、鎂、磷、鋅、硒等礦物質，與蛋白質、澱粉、不飽和脂肪酸	含大量澱粉、蛋白質，能提供身體熱量，維生素、礦物質含量少，被稱為「死亡食物」
功能	● 提供熱量來源 ● 可促進新陳代謝 ● 幫助減輕疲勞、恢復體力 ● 防止便秘、助排毒 ● 控制體重、防止肥胖 ● 增強免疫力 ● 預防心血管疾病 ● 預防罹患癌症（結腸癌）	● 缺少膳食纖維，易引發便秘、肥胖、高血脂及高血糖疾病 ● 維生素 B 群不足，易造成新陳代謝下降、消化不良、活力降低、易疲倦 ● 缺少鈣、鎂等礦物質，易引發情緒不穩、焦慮不安 ● 缺少維生素 E、硒，抗氧化力降低，易造成老化 ● 只能提供熱量及飽足感
口感	較具嚼勁，須細嚼慢嚥，可減低食量，減緩血糖上升速度	口感較鬆軟，易吞嚥易消化，血糖易上升

◎ 循序漸進適應粗食生活

食用粗食（如：多穀米、糙米）必須漸進式調整米的比例，如：先以白米加入少許多穀米搭配，再逐漸增加多穀米的比例，如 3：1 漸進為 2：1 再改為 1：1，讓腸胃逐漸適應，減少腸胃脹氣不適，且能漸進習慣粗糙的口感。

如果要開始改變吃粗食，也可以選擇一天的一餐先試吃，例如從午餐開始進行，等腸胃適應之後，再將粗食加入早餐，改為一天吃二餐，覺得胃口適應之後，再將粗食加入晚餐，完全讓腸胃適應，如此就能循序漸進適應粗食生活。粗食設計是要避免某些腸胃虛弱的人，若是一開始從晚餐吃粗食，會在夜晚睡覺時產生腸胃不適而影響睡眠品質，所以建議吃粗食從一天的午餐開始進行。

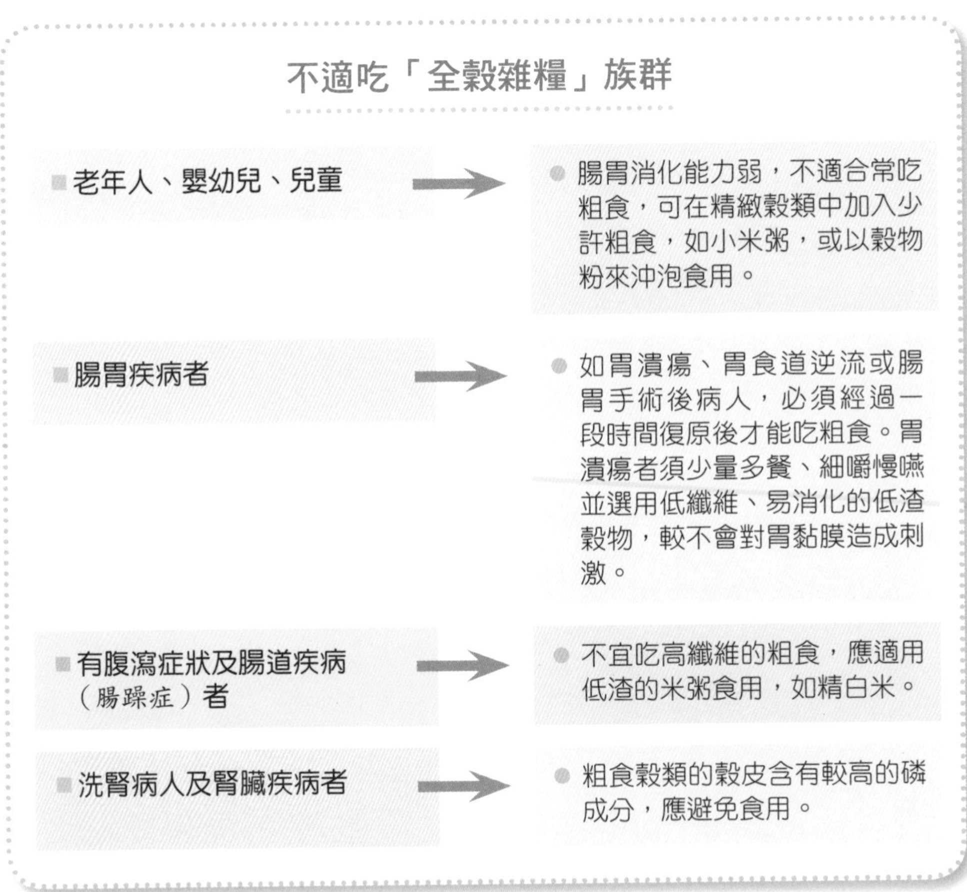

不適吃「全穀雜糧」族群

族群	說明
老年人、嬰幼兒、兒童	腸胃消化能力弱，不適合常吃粗食，可在精緻穀類中加入少許粗食，如小米粥，或以穀物粉來沖泡食用。
腸胃疾病者	如胃潰瘍、胃食道逆流或腸胃手術後病人，必須經過一段時間復原後才能吃粗食。胃潰瘍者須少量多餐、細嚼慢嚥並選用低纖維、易消化的低渣穀物，較不會對胃黏膜造成刺激。
有腹瀉症狀及腸道疾病（腸躁症）者	不宜吃高纖維的粗食，應適用低渣的米粥食用，如精白米。
洗腎病人及腎臟疾病者	粗食穀類的穀皮含有較高的磷成分，應避免食用。

◎ 選購優質好穀物雜糧的通則

- **挑選顆粒大小均勻、完美、飽滿的穀物：**經過烹煮，口感彈性Q彈、結實、吸收慢，血糖上升的速度也較緩慢。
- **挑選色澤呈現半透明狀的米粒：**顏色過白者，表示還未成熟，米心煮後太硬；米粒外表有白色粉末者則表示存放時間較久，不宜購買。
- **避免選購有破裂、受損、斑痕的穀物：**破損的穀粒經炊煮後，口感變黏，不僅影響風味，且黏性強、軟化、易消化，升糖速度也較快。

- **選購有 CAS 標示的優質米：**食品已經過安全認證較有保障，可以安心食用。
- **選擇有真空包裝，標示生產履歷及有效期限者：**生產日期愈接近品質愈好，表示剛出廠，比較新鮮。

儲存好米的 4 大重點

台灣地區屬高溫濕熱氣候，若儲存不當，易使米粒變味、失去光澤、品質改變，煮出的飯口感不佳，用正確方法儲存，可保持米粒新鮮、風味佳。購買時，請先核實家庭的用米量，最好是採買小包裝為宜，並仔細閱讀製造日期，以及保存期限，不要因為促銷活動而多量採購。

未開封 → 儲存於乾燥、低溫、陰涼處

- 米不能放在廚房，因為溫度高、濕度大，且米不宜與水分高的食材同時儲存，以免米吸水後，導致發霉等。
- 若是購買散裝米，可用密封袋或保鮮盒盛裝，放置於乾燥陰涼處，可放入紅辣椒（防蟲害）或乾海帶（抑制黴菌）。冬天的氣候較冷比較不容易滋長米蟲，但夏天還是建議採取小量購買。

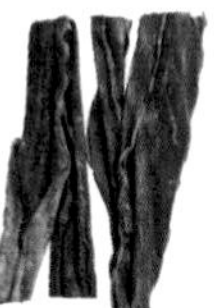

開封後 → 放到冰箱冷藏保存

- 若不能在短期間內食用完畢，須放置於冰箱蔬果保鮮區冷藏，以防止蟲害，確保米粒的新鮮度。

保存方法：開封後請務必儲存於冰箱中冷藏，
保存期限：6個月(以真空包裝無破損為準)
生產年期、碾製日期及有效日期：標示於正面

開封後 → 注意保存期限

- 常溫保存，夏季以 1 個月為限，冬季以 2 個月為限。
- 依照產品說明的期限食用完畢。

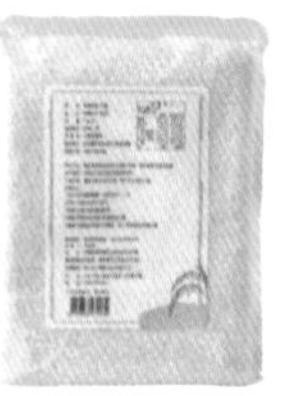

◎ 抗性澱粉讓你不用擔心血糖、血脂會升高

抗性澱粉為常見的碳水化合物，屬第三類纖維素，有異於另兩種水溶性、非水溶性纖維素，不易為人體消化、吸收，可進入大腸內為微生物利用、發酵，產生有益菌及幫助排毒，具有飽足感，產生的熱量低，是控制體重者及糖尿病病友的好朋友。

一般澱粉 1 公克會產生 4 大卡熱量，但是抗性澱粉 1 公克僅會產生 2.2 大卡的熱量。抗性澱粉不易消化、吸收，可讓體內脂肪取代燃燒，產生熱量及減少脂肪的儲存，有助於減輕體重及血糖的控制。若每天食用的澱粉類中包含 5 ～ 6%選用抗性澱粉，將有助於減重效果。

抗性澱粉的選擇

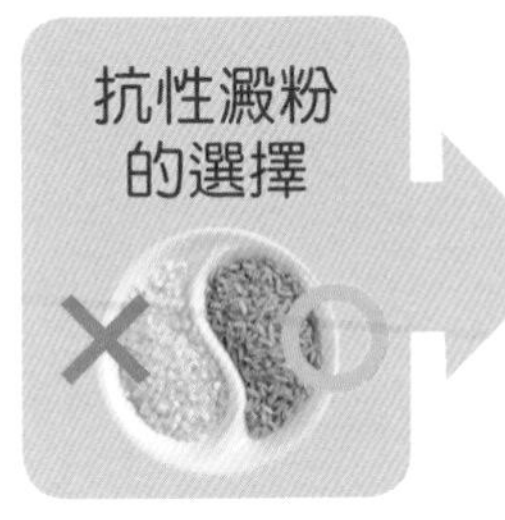

1. 多選擇糙米、全麥麵粉製品、豆類及根莖類蔬菜。
2. 生的比熟的好，硬的比軟的好。
3. 保持食物的完整性。

抗性澱粉食材排行榜

食材	單位	抗性澱粉含量
香蕉	中型 1 根	4.7 克
地瓜	5 公分大小	4 克
馬鈴薯	水煮量 1/2 杯	3.2 克
糙米	煮熟 1/2 杯	3 克
玉米	1/2 杯	2 克

高 GI 值的米食加工品，要慎食！

[糕、粿、粄等米食點心]

蘿蔔糕、紅豆糕、娘惹糕、黑糖糕、甜粿、九層粿、菜頭粿、芋仔粿、粄條、腸粉等。

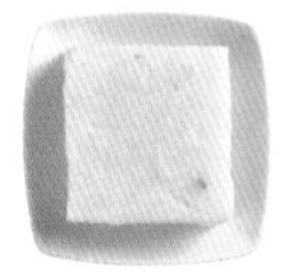
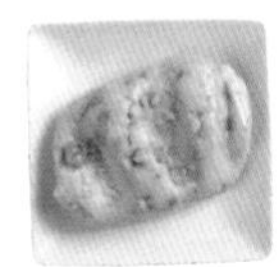

[祭祀糕點]

發糕、紅龜粿、菜包粿、艾草粿、鳳片糕、糯米粽、麵龜、月餅等。

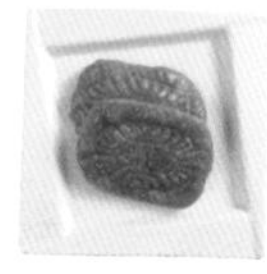
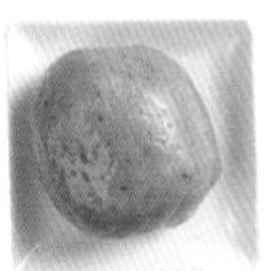

[傳統米食]

油飯、肉粽（GI 值 85）、八寶飯（GI 值 80）、飯糰、桂圓米糕、糯米腸、芋粿巧等。

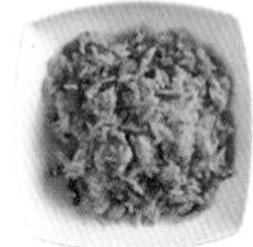
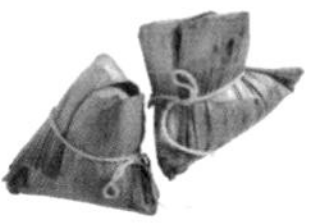
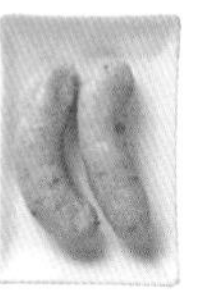

[粥品]

八寶甜粥、臘八粥、紅豆紫米粥、桂圓紅棗粥、海鮮粥等。

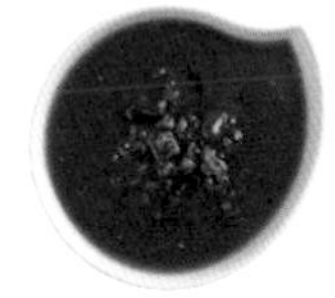
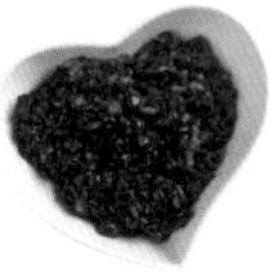

[漿粉型]

將米浸泡研成米漿、米糊做成製品

碗粿、湯圓（GI 值 95）、麻糬（GI 值 70）、肉圓、黑糖糕、芋頭糕、米粉（GI 值 70）、米苔目、米漿等。

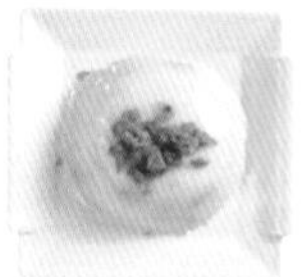
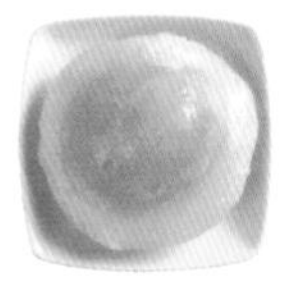

[膨發製品]

用高溫乾熱式瞬間壓過，使米粒膨大、脹大

鍋粑、爆米花（GI 值 72）、仙貝（GI 值 91）、米花糖。

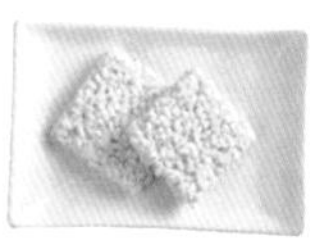
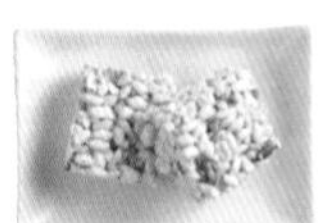

2. 小麥麵食類

◎ 小麥是世界上總產量第二的糧食，僅次於玉米

小麥類的主要價值是研磨成麵粉，製作成麵包、麵條等主食。在歐美地區，小麥麵粉是每日必需的食物，而近年來，由於台灣飲食逐漸西化的緣故，麵食也在國人飲食中占有極重要的角色，甚至超過米食的份量，西式麵包、義大利麵條、日式拉麵等都非常盛行。

小麥基因改造引發諸多過敏症

近五十年來，由於植物基因改造、品系雜交，小麥產量大增，口感更佳，但穀物內部含有的麩質也比幾十年前多四十倍以上，引發許多麩質過敏症狀，助長體內發炎反應，造成許多疾病發生。

常見的麩質不耐症（又稱乳糜瀉），即是對小麥內所含之蛋白質（麥穀蛋白、麥膠蛋白）過敏，引起發炎反應及腸胃不適。建議選購小麥及其他含麩質穀物時，可依個人體質及含麩量來挑選，避免發生過敏現象。

含麩質穀物	不含麩質穀物
大麥、小麥、全麥麵粉、裸麥、杜蘭麥粉、黑小麥、麥芽、燕麥麩	莧米、蕎麥、玉米、小米、藜麥、糙米、紅藜、高粱、黃豆

◎ 小麥及麵食族群禁忌

- **對麩質蛋白過敏者：**須避免或減少食用。
- **腎臟病患：**小麥含鉀量高，不宜過量食用。
- **腸胃病、食道逆流者及胃潰瘍者：**不宜多食麵食，因小麥麵食容易增加胃酸分泌。
- **肥胖者、代謝不良、糖尿病病友：**均不宜多食，因為麵食較多種為高 GI 食物，以免血糖上升過快及脂肪囤積更多。

烹調及時間影響 GI 值

糊化時間改變 GI 值

白吐司

成品經烘焙烤製，含水分較多，口感偏軟，但未加入其他食材，澱粉糊化程度較快，消化吸收快，GI 值較高。

披薩

成品較有 Q 度，結實度高，水分少，且添加蔬菜、水果、肉類等食材，纖維質高，消化吸收慢，GI 值較低。

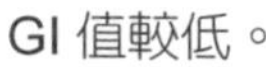

饅頭

由水、麵粉相和、揉製，再用水蒸，溫度達 100℃，澱粉糊化程度快、軟，消化吸收快，血糖上升快，GI 值較高。

全麥貝果

由水、蛋液、麵粉一同打發、再經高溫烘烤，水分較少，糊化程度慢，消化吸收慢，GI 值較低。

烹調法改變 GI 值

水餃

經水煮，成品含水量多，澱粉容易糊化。煮的時間愈久，外皮愈軟，則消化吸收速度愈快，GI 值愈高。

煎餃

低溫油煎至熟，加少許水，成品外皮硬，澱粉糊化程度較慢，又含油脂，消化吸收的速度較慢，GI 值較低。

水煮麵(拌麵)

用水燙煮，含水分多，糊化程度高，且少添加其他食材，只加醬料，消化吸收快，GI 值高。

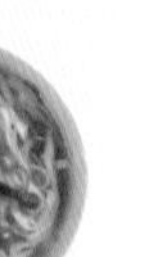

炒麵

加油同炒，快火煮熟，加少許水，且添加蔬菜、肉類等食材，麵條糊化程度較低，消化吸收慢，血糖上升速度亦慢。

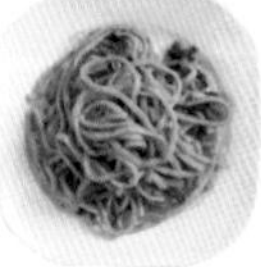

◎ 小麥麵食種類及其特點介紹

小麥

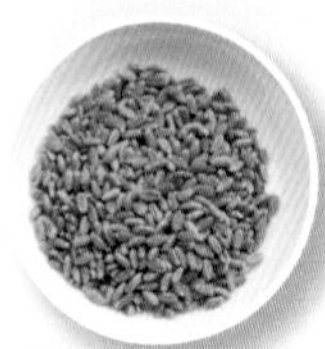

- 富含澱粉、蛋白質，含有人體所需的胺基酸。
- 富含維生素 B 群與鈣、鎂、磷、鐵、鋅等礦物質
- 小麥所含的蛋白質、維生素 B 群較白米高。

健康效用

- 搭配高纖維蔬菜，可促進消化、防止便秘。
- 保留完整麩皮（全麥），可緩解血糖上升、穩定血糖值。
- 小麥麩皮含豐富維生素 B 群，可安定神經、減輕壓力、幫助集中精神。
- 維生素 B_1、B_2 及膳食纖維、鎂、鋅等，能強化胰島素功能，有助醣類代謝及血糖的穩定。

注意事項

- 小麥是製作麵粉的主要原料，因成分調配不同，其 GI 值亦有差異：
- 如麵包類：●吐司（GI 值 80）、饅頭（GI 值 80）●全穀類麵包（GI 值 33）、全麥吐司（低 GI）
- 如麵條類：●油麵（高 GI）、陽春麵（高 GI）●全麥麵條（GI 值 50）、義大利麵條（低 GI）

✕屬於涼性食材，含有麩質，體虛及麩質過敏體質者宜減少食用或避免食用。
✕胃疾或胃酸過多者亦要減少食用。

大麥

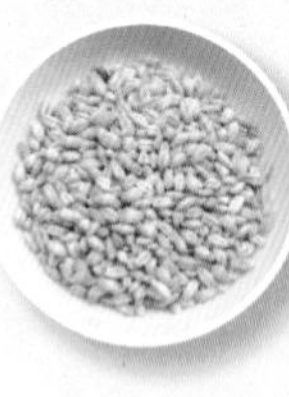

- 富含蛋白質、碳水化合物、膳食纖維，及維生素 B 群、E 與鈣、鎂、磷、鋅、硒等礦物質。
- 含 β- 葡聚醣，是極佳低升糖指數的好食材。

健康效用

- 可降低血糖、膽固醇，預防心血管疾病。
- 膳食纖維、維生素 B 群有助於血糖的代謝及控制。
- 鋅、鈣有助於胰臟 β- 細胞的作用，促進胰島素分泌及控制血糖。

注意事項

○適合胃氣虛弱、消化不良者食用。
✕含少量麩質蛋白，麩質過敏者避免食用。

燕麥

- 富含水溶性纖維、單元不飽和脂肪酸、醣分。
- 含有人體所需的八種胺基酸、維生素 E、B_1、B_2 及葉酸。
- 富含鉀、鎂、鋅、硒、錳等礦物質。

健康效用

- 富含水溶性纖維，可降膽固醇，有助於減緩腸道吸收醣分（澱粉）、防止血糖上升過快。
- 鎂、錳有助於強化胰島素功能。
- β-葡聚醣（纖維）可強化消化功能、促進腸蠕動、降低膽固醇及三酸甘油脂，對心血管有益。

注意事項

○搭配豆類，可抑制餐後血糖值上升。豆類可補充蛋白質不足的部分，並能有效降低膽固醇及抑制血糖上升。

✕燕麥加工製成麥片，可與其他穀類一起沖泡食用，但升糖指數會較顆粒燕麥高，糖尿病病友不宜多食。

✕含穀胺酸，對其過敏者應避免食用。

蕎麥

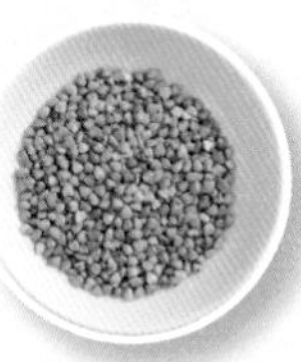

- 含大量蛋白質（以賴氨酸較多）。
- 膳食纖維的含量是白米的 10 倍。
- 鐵、錳、鋅等礦物質含量比一般穀物豐富。
- 含維生素 B_1、B_2、E 及黃酮類（芸香素）。
- 所含碳水化合物（澱粉）顆粒細小，易煮熟或加工。

健康效用

- 芸香素能強化微血管、改善周邊血管疾病、抗氧化、降血糖、降血脂，常吃蕎麥可降低餐後血糖與膽固醇。
- 可溶性膳食纖維可延緩腸道對糖分之吸收、降低餐後血糖上升，且能增加飽足感、控制飲食量及減重。
- 蛋白質為水溶性，烹煮蕎麥的湯汁不要浪費，喝掉可保留較多營養素。

注意事項

○蕎麥所含的蛋白質缺少精氨酸、酪胺酸，但牛奶富含這兩者，搭配牛奶食用可互補營養之不足。

✕蕎麥性涼、不易消化，消化不良及腹瀉者不宜多吃。虛弱、過敏體質及癌症患者須小心食用。胃潰瘍、十二指腸潰瘍者也不宜多吃。

黑麥

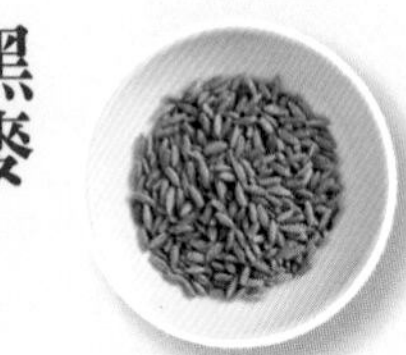

- 富含澱粉（抗性澱粉）、脂肪、蛋白質及維生素A、B、D、E。
- 富含膳食纖維及磷、鉀、鎂、硒等礦物質。
- 含有木酚素、植物甾醇。

健康效用

- 每100公克黑麥麵粉含4.5克抗性澱粉，可防止血糖上升，是糖尿病病友最佳的麵包選擇。
- 膳食纖維及維生素B群有助於血糖的代謝及控制。
- 硒有助於胰島素的功能，促進葡萄糖吸收，降低血中糖濃度。
- 木酚素、植物甾醇具抗氧化作用，可抑制癌細胞生長，尤其是乳癌。

注意事項

○可發酵釀酒，天然發酵的黑麥汁有助於腸道消化，適於體虛者及產婦發奶食品。

✕含較高量的鉀、鎂，腎功能不佳者少量食用。

紅藜

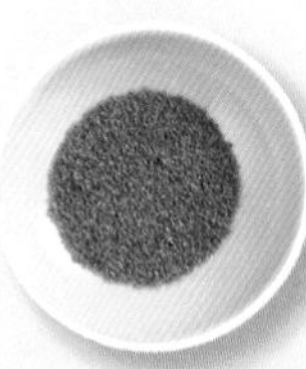

- 含有優質蛋白質及八種人體必需胺基酸。
- 膳食纖維含量多是地瓜的7倍，燕麥的3倍。
- 含鈣、磷、鐵、硒、鋅等。鈣質是鮮奶的25倍、白米的50倍，鐵是牛肉的1.9倍。
- 含維生素E及γ-胺基丁酸（GABA）、Omega-3脂肪酸。

健康效用

- 所含優質蛋白質比牛肉高，且易於吸收，是素食者最佳蛋白質來源。
- 膳食纖維豐富，有助於血糖控制、降低膽固醇、預防心血管疾病且可增加飽足感，有助於控制食量。
- 芸香素可幫助胰島素分泌，維持血糖平穩。
- γ-胺基丁酸有助於安定腦神經，幫助睡眠，及防止憂鬱、憤怒的情緒出現。

注意事項

○一杯米加1/10杯紅藜，或可再添加其他穀物一起煮食。

✕含植酸、草酸較高，所含蛋白質與黃豆相當，腎臟不良及痛風者不宜多食。

藜麥

- 含優質蛋白質、澱粉及維生素 A、B_1、K。
- 含人蔘皂苷及鈣、鎂、鐵、鉀、鋅等礦物質，尤其鐵質含量特高。
- 富含纖維質及 GABA（γ- 胺基丁酸）。

健康效用

- 所含的蛋白質中有 37%為必需胺基酸，好消化、吸收。
- 纖維質有利於血糖控制及降低血脂。
- 鎂、鋅皆有益於胰島素分泌及控制血糖值。
- 含 GABA，能保持情緒鬆弛，令人快樂。

注意事項

○白米 3：藜麥 1 的比例一起煮成藜麥飯。
○幾乎不含麩質（量少），對麩質過敏者可適當食用。
○低脂、低糖，糖尿病友可適量選用。
○藜麥粉可作為老人及兒童的替代奶粉。
✕含有苦味人蔘皂苷，2 歲以內的幼兒不宜食用。

莧米

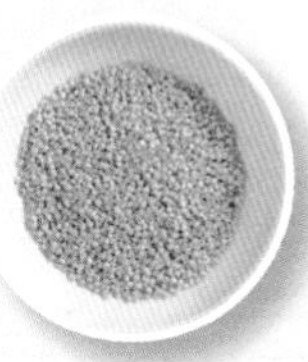

- 含豐富礦物質、維生素 A、B_3、B_2、C、K 及鈣、鎂、鉀、鋅、銅、錳等，及蛋白質。
- 莧米是穀類中鹼性最強的食材，富含纖維質及 GABA（γ- 胺基丁酸）。
- 含有 20 種胺基酸，所含的蛋白質不包含麥麩，適合麩質過敏者取代為主食。

健康效用

- 豐富蛋白質可以促進生長發育及修補組織、好消化及吸收。
- 含豐富維生素、礦物質含 B_2、C 皆有利於醣份代謝及血糖的控制。
- 鎂、鋅、錳皆有利胰島分泌及控制血糖值。

注意事項

○以白米 4：莧米 1 的比例一起煮成莧米飯。
○取莧米以 2 倍水煮熟之後，可加入蔬菜、味噌湯或優格混合食用。
○低脂、低糖，糖尿病病友可適量選用。
○可作為老人、幼兒及病後療養之營養滋補使用。

副食類

我們每天三餐的內容除了主食外，還有副食，包含主菜、配菜及湯品。**主食類**是指米飯麵食，主要提供身體碳水化合物，是每日活動的能量來源。**副食類**包含主菜及配菜，**主菜**是以豆類及豆製品、肉類、海鮮類、蛋奶等食材為主的料理，主要營養素為蛋白質，可幫助身體組織細胞的再生原料、血球生成及抗體形成；**配菜**是以蔬菜、藻類、菇類、水果等食材為主的料理，主要營養素為礦物質、維生素，可調節各項生理功能。

副食類食材含醣分少，是最佳低 GI 食物，其所含的膳食纖維，可延緩食物吸收，有利於血糖的控制。主食與副食的搭配非常重要，搭配得宜才能獲得均衡營養，須依每人、每日的活動量設計，才能攝取足夠的份量，例如：主菜類每日需要 2～3 份（如：蛋 1 顆，肉、魚 1 兩、煮熟的豆子 1/2 杯），以及蔬果、菇藻類每日 5 份（新鮮生蔬果 1 碗、煮熟的蔬菜 1/2 碗）等。

1. 豆類

豆類含有植化素、抗氧化物及礦物質、維生素，是每日飲食中不可缺少的食物，富含纖維質，能降低罹患心臟病、糖尿病、肥胖症、癌症的風險，所含之蛋白質消化吸收慢，能提供人體持久的熱量，有助於穩定血糖值，是避免血糖起伏不穩的理想食物，尤其有糖尿病、代謝症候群及肥胖者更應多選擇豆類食用。本單元所介紹的豆類，屬於雜糧類，不包含蔬菜類。經常食用的種類有黃豆、黃豆製品、扁豆、黑豆、紅豆、綠豆、鷹嘴豆（埃及豆）等。

常見的雜糧穀物

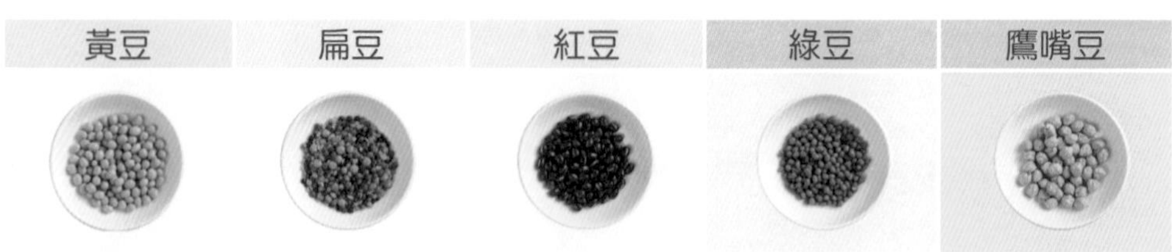

豆類的營養成分及生理作用

營養成分	生理作用
高膳食纖維	● 一般煮熟的豆子，可以提供 11 ～ 17 公克的纖維素。 ● 豆類中的膳食纖維有助於降低膽固醇。 ● 可調節血糖：可溶性纖維可改變葡萄糖的吸收速率，許多研究證實，高纖維食物屬於低 GI 飲食，可改善血糖過高症，對於糖尿病病友、減重者及代謝症候群者均有幫助，一般人也可依此原則來選擇食物。 ● 低升糖指數食物所含纖維質可改善「升糖控制力」，對血糖及胰島素具有調節功能。 ● 可增加飽足感、延緩消化時間及促進腸蠕動，有助於排毒。
優質均衡蛋白質	● 植物性蛋白質含量多，與動物性蛋白質不同，不含膽固醇、抗生素、荷爾蒙。 ● 蛋白質的胺基酸為人體所必需，易為人體吸收，可減緩脂肪吸收，降低膽固醇、改善胰島素的敏感性。 ● 富含穀類中所缺乏的離胺酸，所以必須與穀類一起食用，才能達到互補的作用。 ● 含胰蛋白酶抑制素，會抑制蛋白質的分解，必須加熱煮熟，破壞此成分，才易為人體吸收。 ● 例如黃豆經加工製作的豆腐、豆漿，蛋白質的吸收率會大增。
不飽和脂肪酸	● 含多量不飽和脂肪酸、卵磷脂，可防止動脈硬化及高血壓，促進腦細胞新陳代謝，防止衰老。
低澱粉質	● 宜搭配其他食物，以減少脹氣。 ● 所含碳水化合物為多醣類膳食纖維，不易消化，在腸道內易發酵為氣體，引發腹脹、消化不良，可搭配蔬菜、穀類食用，以促進腸蠕動及排氣。
抗癌成分	● 具有抗癌成分薯蕷皂苷（diosgenin），能抑制癌細胞增殖。 ● 含有植化素（皂苷、植酸、蛋白酶抑制劑）能保護細胞免受傷害而致癌。
抗氧化物 維生素 葉酸及礦物質	● 含有大量抗氧化物、葉酸與維生素 B、C、E，以及鎂、鐵、鋅、鉀等礦物質。 ● 含維生素 B_1 較多，能促進醣分代謝，降低血糖上升。 ● 發芽的豆類含有較多維生素 C，能促進胰島素功能及緩解葡萄糖的利用、吸收。
鈣質	● 黃豆加工的豆腐含鈣量高，可刺激胰島素 β - 細胞分泌胰島素，有利於血糖的控制。

◎ 豆類的烹調食用

- **豆類：**可與主食搭配食用，亦可與蔬菜一起熬成湯汁。煮熟的豆子可作為沙拉涼拌，可與肉類、根莖蔬菜類一起燉煮，或與中藥材一同燉煮。
- **豆漿：**有助減重及提高蛋白質攝取。豆漿未經過「磨漿過濾」，保留大豆中原有的各種營養成分，如大豆異黃酮、卵磷脂、葡聚醣、維生素E、鈣、鎂等。大豆蛋白可降低膽固醇，有利於全身血液循環、提高基礎代謝，及改善高血糖；鈣、鎂則有助於胰島素分泌及將醣分代謝為熱量，能幫助控制血糖。

豆類可搭配蔬菜或水果一起食用，所含的礦物質、維生素可促進體內蛋白質、脂肪代謝、幫助減肥及控制血糖值，極適合減重者及糖尿病病友。

◎ 豆類的食用禁忌

有些人必須小心食用豆類，如痛風者宜少吃（豆類含普林高）；腸胃消化不良、易脹氣者，或腹瀉者要減少食用；豆類必須煮熟食用（蛋白質才能消化），有些豆類，如綠豆性涼，空腹時不宜吃，因為會引發腹瀉。

◎ 安心選購豆類加工食品

近來市面上的豆類加工食品經常出現黑心添加物，以利於販賣、保存、品質控制，讓消費者難以安心，所以選擇豆類加工品時，應注意以下的原則：

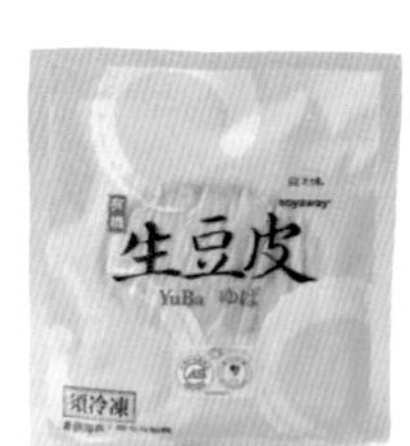

- **不買價格過於便宜的食材：**一分錢一分貨，價格便宜的食材有安全上的疑慮。

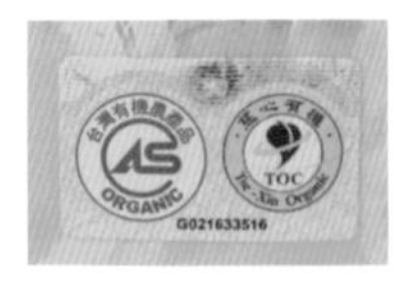

- **選擇有信譽的商家購買：**可至大型超市、有機店購買；若在傳統市場購買，要特別注意新鮮度及商家的保存方式。

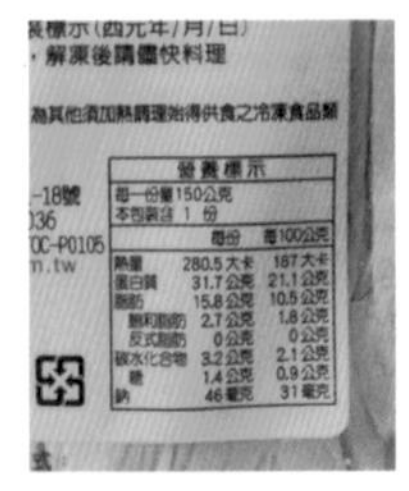

- **注意店家保存方式：**選擇有冷藏儲存設備的商家，較無添加防腐劑的疑慮；室溫下保存的加工品，不僅易變質且有添加防腐劑之疑慮，建議減少購買。
- **以真空包裝為購買的優先考量：**宜購買真空包裝良好的產品，並注意有效日期，拆封後盡速食用。

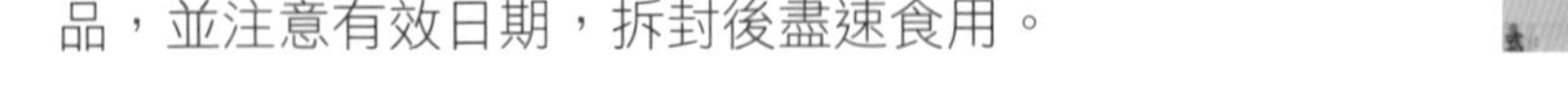

- **閱讀包裝的標示：**如成分、製造工廠、製造日期、使用期限、食品添加物等。

正確購買散裝豆類 3 步驟

1. 鼻子細聞

是否有異味、酸味？

若有異味代表產品變質

2. 眼睛查看

外觀顏色是否太深、太白？

太白表示可能使用漂白劑

3. 用手觸摸

表面是否黏滑？

黏滑即表示食材已變質

聰明挑食黃豆加工製品

黃豆加工製品的原料皆是黃豆（大豆），主要營養成分包含蛋白質、脂肪、膳食纖維、鈣、異黃酮，並保留大豆蛋白的特點，不過加工方法不同，不同的加工製品各有其特點，例如豆漿含大豆蛋白較多，而豆腐、豆乾含鈣質較多。依發酵與否，分為兩類：

非發酵大豆製品
→ 含大豆蛋白較多

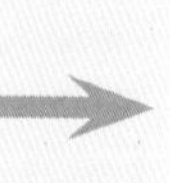

豆漿、豆花、豆腐、豆乾、腐竹

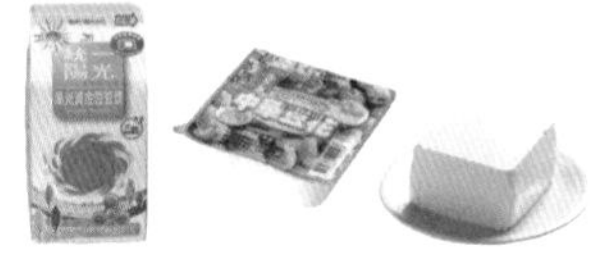

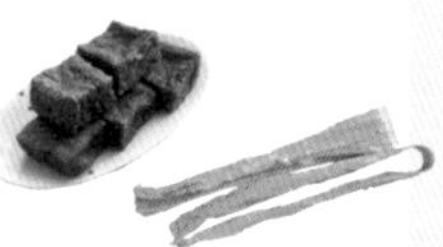

發酵大豆製品
→ 含鈣質較多

豆豉、豆腐乳、臭豆腐、豆醬

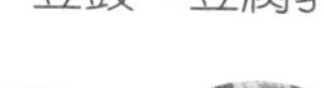

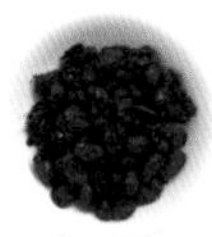

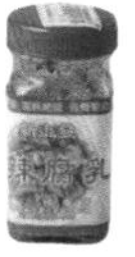

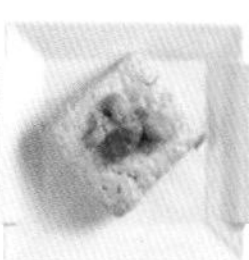

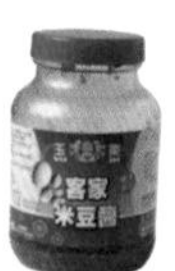

◎ 常見豆類及特色

黃豆

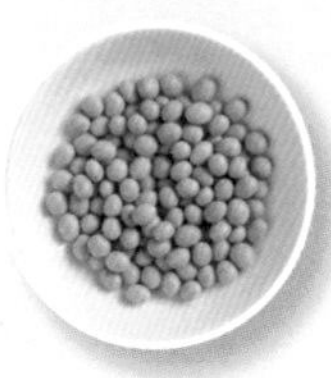

- 含豐富蛋白質，為瘦肉的 1.5 倍、雞蛋的 2 倍。
- 蛋白質含量與瘦肉、雞蛋相似，又稱作「植物奶」。
- 含大豆異黃酮、卵磷脂與維生素 A、D、E，以及鈣、磷、鐵等礦物質。
- 富含膳食纖維及蛋白酶抑制劑。

健康效用

- 膳食纖維是寡糖類，有助於調整血糖。
- 蛋白質有助於降低壞膽固醇、提升好膽固醇，及保護心血管。
- 蛋白酶抑制劑可阻止胰島素氧化，有利於胰島素吸收，可阻止血糖升高。
- 卵磷脂可防止脂肪堆積於肝臟，並有利於肝糖原分解，預防糖尿病。
- 大豆異黃酮可以降低壞的膽固醇。

注意事項

O豆漿、豆乾、味噌等加工品，含普林量較低，可食用。
✕含普林較高，有痛風問題及高尿酸血症者不宜食用。
✕腎功能不佳者少食用。
✕腸胃功能不佳、易脹氣者不宜食用。
✕黃豆含草酸性，不宜食用過量，易產生草酸性結石。

黑豆

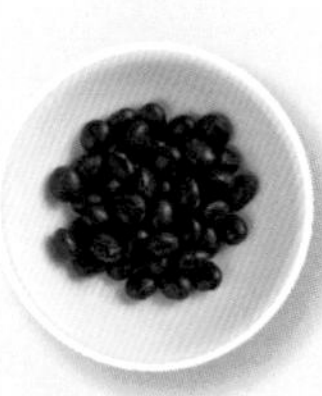

- 含高品質植物蛋白，含量為肉類的 2 倍、牛奶的 12 倍。
- 含有更多維生素 A、E，有「綠色牛奶」之稱。
- 富含花青素、植物固醇、不飽和脂肪酸、卵磷脂。
- 鋅、銅、鎂、硒含量高，可降低血液黏度及延緩老化。
- 纖維質含量高於糙米 7 倍多，可排毒，防止皮膚長痘。

健康效用

- 植物固醇能抑制人體吸收膽固醇、軟化血管，降低血壓。
- 花青素、異黃酮、維生素 E，具強大抗氧化作用，可抑制胰島素被氧化還原，促進胰島素的吸收，有利血糖的控制。
- 含有胰蛋白酶，能增強胰腺功能，促進胰島素分泌

注意事項

O黑豆的升糖指數低，只有大米的 1/5，非常適合糖尿病友食用。
O黑豆含有植酸會妨礙鋅、鐵吸收，若搭配維生素 C，則有助於吸收鋅、鐵。
✕黑豆難消化，消化不良者不宜多食，易引起腹瀉。炒黑豆屬熱性食物，腸胃消化不良者不宜吃。

紅豆

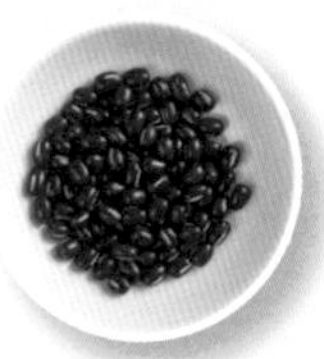

- 離胺酸、維生素 B 群最高。
- 富含鐵質，有助於紅血球形成。
- 富含膳食纖維、礦物質、鋅、鉀、鎂、鈣、磷、皂素。

健康效用

- 鎂有助於胰島素代謝血糖。
- 鐵有助於促進血循環、補血及增強體力。
- 膳食纖維可助潤腸通便、調整血糖。
- 皂素有利水、消腫的作用。

注意事項

○紅豆＋薏仁，可達到胺基酸互補的作用。
○紅豆煮水喝，可消水腫（但紅豆皮不可煮破，因為外皮富含皂苷）。
✕紅豆易產氣、脹氣，腸胃不佳者不宜多食。
✕普林含量高，痛風、尿酸高者及肝腎功能不佳者禁食。
✕屬熱性及具利尿作用，身體躁熱、頻尿者少食用。

綠豆

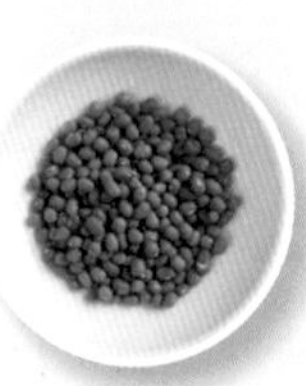

- 蛋白質含量大於雞肉，熱量大於雞肉 1.5 倍。
- 含澱粉與維生素 B_1、B_2、E，以及鈣、磷、鉀、鎂、鋅。維生素 B_1 含量為雞肉的 10 倍。
- 富含膳食纖維，含有植物甾醇、鞣酸特殊成分及含澱粉酶抑制劑。

健康效用

- 澱粉酶抑制劑可抑制腸道內澱粉分解成糖分，改善高血糖。
- 植物甾醇可降低膽固醇、清除毒素，有抑菌、殺菌的作用。
- 鞣酸能與金屬毒物結合排出體外，具排毒作用。
- 維生素含量高，有助於醣分代謝，控制血糖。
- 膳食纖維可延緩腸道葡萄糖的吸收，緩解血糖上升。

注意事項

○綠豆湯具有解毒功能，綠豆皮不能破裂，煮的時間不宜長，以免營養素流失。
✕綠豆為涼性食物，體質虛弱、血壓低者不宜多食。
✕綠豆是涼性食物，不宜與中藥同食。
✕空腹時不宜喝，會引起腸胃不適。

扁豆

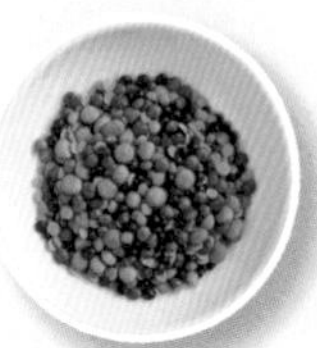

- 多種顏色，常見的有紅、黑、白扁豆。
- 含豐富的蛋白質、膳食纖維與維生素 A、B 群、C，以及鈣、鐵、錳等礦物質，脂肪含量少，是素食最佳營養來源。
- 含有豆甾醇、菸鹼酸，可強化造血功能。

健康效用

- 扁豆不含硫成分，吃後不會脹氣、排氣。
- 含大量可溶性纖維，可延長胃排空時間，使糖分吸收慢，控制血糖上升。
- 錳含量高，會影響糖分、胰島素、膽固醇的正常代謝。
- 紅扁豆含豐富鋅、鐵，可預防貧血、促進胰島素分泌，及加強對葡萄糖的代謝。

注意事項

○扁豆不須浸泡，約 20 ～ 30 分鐘可煮熟，與白米同煮更易熟。
○紅扁豆可燉肉、煮湯，如加入濃湯內；或磨成粉，作為糕餅材料。
○扁豆煮熟後，可加入五穀雜糧，一起打成精力湯。
✕扁豆不可生食。生扁豆含皂素、凝血素，須高溫破壞，否則會破壞紅血球的生成，所以必須煮熟後，才能食用。

鷹嘴豆

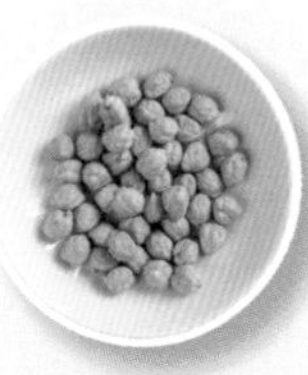

- 富含植物蛋白質及人體必需八種胺基酸，含量比燕麥高 2 倍。
- 膳食纖維（為水溶性纖維及果寡糖）含量高，僅次於扁豆。
- 富含維生素 A、B 群，及鈣、磷、鋅、鐵、硒等礦物質。

健康效用

- 豐富的膳食纖維可降低膽固醇，有利於糖分的代謝及血糖控制，且能增加飽足感、控制體重。
- 豐富的鈣、鎂，可促使胰島素分泌及提高胰島素敏感性，防止血糖過高，降低血糖。
- 硒可防止胰島細胞被破壞，促進糖分的代謝。

注意事項

○含大量皂苷，生食有苦味，須煮熟後吃，食用前必需要先用水浸泡，才易煮熟。
○熱量較高，減肥、瘦身者宜適量食用。
○直接水煮後壓成泥狀，是最適合幼童、老年人的營養食品。

2. 蛋類

雞蛋是營養素含量最多的食物，包括蛋白質、脂肪及鈣、鐵、磷等礦物質與維生素，除了維生素 C 以外的所有重要營養素皆含有，所以被稱為「完全食品」。

雞蛋是蛋白質的重要來源，大家經常食用的雞蛋、鴨蛋所含營養素豐富，價格又便宜且烹調方式多變化，是許多家庭餐桌上必備的食材。

一顆雞蛋（50 ～ 60 公克）含膽固醇約 250 ～ 300 毫克，而人體每日膽固醇攝取量以 300 毫克為宜，一日以一顆蛋為限，但必須食用蛋黃，因為所有營養素都存在於蛋黃內，不吃可惜，尤其是老年人，常發生營養不足的狀況，蛋白質經常不足，不妨以每日一顆蛋來補充，且其蛋白質吸收率又高。

高膽固醇者必須控制蛋的食用量，以一週 3 ～ 4 粒為宜，尤其是心血管疾病及糖尿病人更應注意攝取量，因為蛋黃中含有較多的飽和脂肪酸及膽固醇，攝取過多時，對於心腦血管系統是有害的。

雞蛋營養成分及生理作用

營養成分	生理作用
膽鹼	● 蛋黃中富含膽鹼，可維護心血管及腦部功能正常、促進細胞膜健康，預防肝臟累積膽固醇及脂肪。 ● 一顆較大的雞蛋可提供 300mg 膽鹼，對於糖尿病病友合併心血管疾病者，可預防血管硬化，並避免其情況惡化。
葉黃素、玉米黃素	● 能促進眼部健康，預防視網膜及黃斑部的病變，尤其是糖尿病合併視網膜出血。
維生素 B 群、A	● 蛋黃含有維生素 A、B 群，能促進醣分代謝，提升皮膚的代謝及免疫力。 ● 蛋白的蛋白質具有殺菌力及抗氧化作用，能防止自由基作用。
鋅、硒微量元素	● 有利於胰島素的分泌及血糖控制。

◎ 選購優質蛋的要訣

以挑選蛋殼粗糙、不易打破，蛋殼乾淨無異物或雞屎，且拿起重量較沉甸、有份量者為佳。購買時要注意來源、標示、生產農場、有效日期及外殼的完整性。

蛋粒大小

- 並不影響其營養價值，大顆的蛋是由老母雞所生產的（年齡大、產道寬、蛋較大），但老母雞較有健康上的問題或較易感染疾病，因此還是以小型蛋為優先選擇。

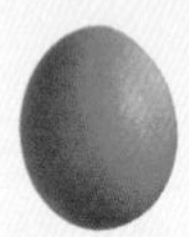
大顆蛋

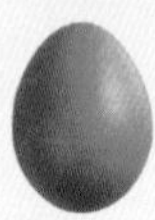
小顆蛋

蛋殼顏色

- 因雞的品種（羽毛顏色）而不同，白色羽毛雞產白蛋、紅褐色羽毛雞產紅蛋，所以才會有紅色、白色及土雞蛋（真黃色）等區分，但營養價值都是一樣的。

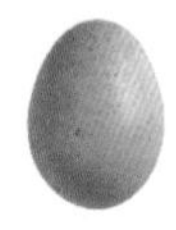
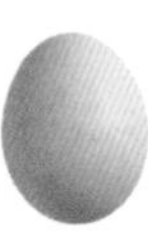
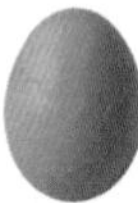

蛋液辨識

- 健康的雞蛋敲開殼後分成三層——蛋黃、結實的蛋白、液狀的蛋白。
- 新鮮的雞蛋，蛋黃的外層是一層透明薄膜，用牙籤戳，不會破損。

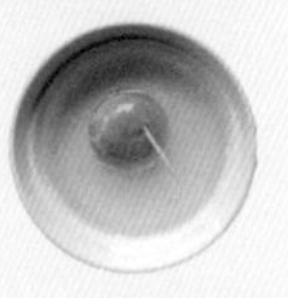

蛋黃顏色

- 與餵養雞隻的飼料有關，各種顏色的蛋黃的營養成分都是相同的。
- **淡黃色蛋黃**：是一般蛋黃顏色，由餵養玉米飼料的雞生產的。

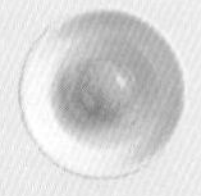

- **偏紅蛋黃**：是餵養含胡蘿蔔素飼料的雞生產的。

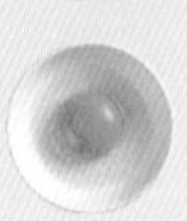

- **過度深紅蛋黃**：懷疑是否添加色素「蘇丹紅」。

挑選優質雞蛋 4 要訣

1. 蛋殼粗糙 不易打破
2. 蛋殼乾淨
3. 重量沉甸、有份量
4. 小型蛋

◎ 雞蛋保存方式

通常在超市買的盒裝蛋或是市場的散裝蛋，一般買回家的雞蛋是不須要經過清水沖洗，但會建議用乾布略擦拭過，因為蛋經過水洗，外層的保護膜會被破壞掉，容易有細菌乘虛而入，品質可能會變壞，同時鮮度也會變差。

蛋放置於冰箱時，應將尖端朝下，鈍端朝上（**因為鈍端有氣室能維持小氣孔呼吸通暢**），可延長雞蛋存放的保鮮期，但是要切記雞蛋放入冰箱冷藏，周遭不能存放味道重的食材，如大蒜、洋蔥等，因為蛋容易吸收異味，可能導致變味，造成口感不佳。雞蛋冷藏約可保存 3 ～ 4 星期，但建議最好是依每週食用量採購，不要一次購買太多。

◎ 雞蛋烹調方式

不同的烹調方式也會影響蛋的 GI 值，蛋會因加熱、加油、加入食材之不同而影響其吸收率及飽足感，如荷包蛋、水煮蛋、蛋包料等作法的 GI 值都不一樣，對血糖值的影響也有些微差異！

烹調方式	作法	影響
荷包蛋 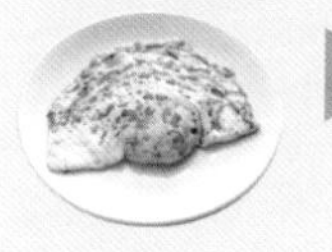	利用油溫加熱，使蛋白、蛋黃凝固，熟度較高，口感較硬。	口感較硬，又含油脂，消化吸收慢。
水煮蛋 	溫度低，以蛋清已凝固、蛋黃尚未凝固狀態為佳。	無添加油脂，最易消化吸收。
蛋包料 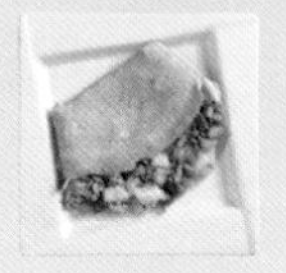	添加肉類、洋蔥、蔥、乳酪等食材，一起煎煮成蛋包料。	消化吸收時間較緩慢，可延緩血糖上升，且較有飽足感，可減少主食的攝取量（**減少醣份量**）。

3. 奶類

奶類的營養價值極高，所含的優質蛋白質、鈣質、維生素皆是身體需要的營養素，且升糖指數低（30），有利於控制餐後血糖值，建議每日食用 200 ～ 300cc。不吃奶類的素食者，可以大豆製品（豆漿）來代替奶類，補充蛋白質。

低脂奶及脫脂奶，已先除去奶中的脂肪含量，更適於食用。脫脂奶的脂肪含量少於 0.5%、低脂奶的脂肪含量少於 1.5%，膽固醇含量比全脂奶少 90%。

奶類的營養成分及生理作用

營養成分	生理作用
優質蛋白質	●消化率高，胺基酸比例符合人體需要。
維生素 A、B_2	●保護細胞組織黏膜、幫助脂肪的代謝。
酪蛋白及乳清蛋白	●乳清蛋白有助於降低減重者之體重及餐後血糖值控制。
維生素 D、鈣	●有助於醣分之代謝，降低血糖。
鋅、硒微量元素	●有利於胰島素的分泌及血糖控制。

◎ 奶類 GI 值低，不代表所有奶製品也都是低 GI 食物

奶類所含的是乳糖（其分子結構→1分子葡萄糖＋1分子半乳糖形式），進入腸胃道後，乳糖會分解為葡萄糖及半乳糖，吸收進入血液，只有葡萄糖會轉為血糖，其餘一半「半乳糖」不會增加為血糖，其升糖指數低，適合糖尿病病友選用。天然的全脂奶、脫脂奶、無加糖奶酪及低脂優格的乳糖甜度低，無明顯甜味，但還是會對血糖有影響，不宜過量。

市售部分優酪乳會在加工過程中會加入精製糖，但其 GI 值還是低（48），屬於低 GI 食物，不適合糖尿病病友經常食用，但可作為加餐食物，或與其他食物搭配，作為點心。

此外，也有許多乳製品在加工過程中會添加精製糖，不僅營養價值偏低，且含有多量糖分，容易使血糖升高，須限量食用，如煉乳（84）、果汁調味乳、冰淇淋（60）等皆有添加糖，蛋白質含量較低，升糖指數也會提升，血糖控制者（糖尿病病友）應避免食用。

品項	GI	品項	GI
全脂鮮奶	（GI=27）	乳酪片	（GI=33）
低脂鮮奶	（GI=30）	煉乳	（GI=84）
巧克力牛乳	（GI= 40）	冰淇淋	（GI=60）
原味優格	（GI=25）	布丁	（GI=52）
脫脂優酪乳	（GI=45）	鮮奶油蛋糕	（GI=82）

◎ 不同奶類的 GI 值是否不同？

羊奶及牛奶所含的醣分差異不大，GI 值亦相差不大，但營養成分卻有所不同。羊奶中的脂肪、蛋白質比牛奶更易為人體消化吸收，所以最適合嬰兒、體虛者及病後療養者食用。羊奶所含的維生素 A 及鈣、鎂、鉀的含量皆高於牛奶，對牛奶過敏者可選擇改喝羊奶，補充蛋白質。

◎ 奶類過敏者可改用優酪乳？

喝牛奶容易過敏，引起腹瀉（乳糖不耐者）主要是因為體內缺少乳糖酶，所以無法消化牛奶中的乳糖，而未被消化的乳糖會促進腸內細菌過度發酵，引發腹瀉。

乳糖不耐者的症狀輕重與乳糖攝入量多寡有關。以少量多次地喝奶，可逐漸改善乳糖不耐的症狀，如每次只飲用 50cc，1 天分 2 ～ 3 次，可使腸胃道逐漸適應，待身體逐漸適應後，再逐漸增量至每天 1 次 250cc 即可適應。

優酪乳能促進腸道益菌生長、抑制壞菌生長、改變腸道菌叢及改善便秘、提高免疫力，且經過發酵，已將乳糖轉化為帶有酸味的乳酸菌（酸性），可減輕乳糖不耐症的症狀（所含的雙岐乳酸桿菌、嗜酸乳桿菌皆為有益菌）。

優酪乳營養價值較一般牛奶高、營養素含量更豐富，且 GI 值不高，不僅適合乳糖不耐者食用，也極適合需要控制血糖者食用，如糖尿病病友、減重者、代謝症候群。不過，早晨不要空腹喝牛奶，因為會增加腸胃道的乳糖濃度，可先食用澱粉類食物後，再喝牛奶，如此可稀釋乳糖濃度，減少身體出現不適的反應。

4. 肉類

肉類中含有高生理價蛋白質，為人體無法自行製造而必須從飲食中獲取的必需胺基酸，以及維生素、礦物質等，營養價值高，能提供身體熱量及新陳代謝所需的營養素，並且含有維生素 B 群及鋅、鐵、銅等微量元素，有助於醣分代謝、維持血糖穩定。

肉類種類包含家禽類（雞、鴨、鵝、火雞）及家畜類（牛、羊、豬），每日攝取足夠的需要量（1～2 份），更能有效維持健康，但過度食用肉類，以及肉類加工品，則會帶來各種文明病，尤其是肉類中的飽和脂肪酸，攝取過量會造成肥胖、高血壓、心血管疾病、代謝症候群及癌症等疾病。

◎ 選擇低脂肪部位食用，可減少熱量及膽固醇攝取

對於各種肉類，要依所含脂肪酸成分來選擇，選擇優質的肉品，並使用正確的烹調方式，適量攝取，控制 GI 值，才能充分獲得肉類的營養價值，維持好血糖，吃出真正的健康。

例如羊肉就是很好的肉類。羊是草食性動物，肉質屬於低熱量、低脂肪、高蛋白，富含鈣、磷、鎂、硒、鋅、維生素 B_{12} 等，脂肪多為單元飽和脂肪酸，皆有利於維持血糖穩定，是家畜中的優先選擇，不僅優於豬肉，也優於牛肉。

肉類的營養成分及生理作用

營養成分	生理作用
優質蛋白質	●蛋白質含量高，能修補組織、製造抗體、提升免疫力，尤其病後身體復原，更需要補充優質蛋白質。 ●所含的胺基酸包含類氨酸、蛋氨酸，這二種是穀類、豆類所缺少的，可與肉類搭配，發揮互補作用，提升營養價值。
豐富的脂溶性維生素（A、D、F）及 B 群（B_1、B_2、B_6、B_{12}）	●幾乎含括所有人體需要的維生素。 ●維生素 B_1、B_2 可維持醣分代謝、防止微血管病變。 ●維生素 B_6、B_{12} 可維持神經傳導，防止神經病變（糖尿病併發症）。
鐵、鋅、銅、硒等微量元素	●鐵質多為血紅素鐵，易為人體吸收，吸收率 10 ～ 25%，改善貧血。 ●鋅能提高血中胰島素量，加強葡萄糖利用，穩定血糖。 ●硒可防止胰島細胞氧化，促進醣分代謝，降低血糖。
脂肪	●所含脂肪多為飽和脂肪酸，占 40 ～ 60%。 ※攝取過多肉類，會影響血中脂肪酸含量，如高膽固醇是造成動脈硬化的重要因素，必須慎選脂肪較少部位的肉類。
Omega-3	●吃草長大的牛、羊，肉中所含的脂肪酸 Omega-3 較多。 ※Omega-3 脂肪酸會增強細胞膜活性，形成細胞上胰島素受體數量較多，增加對胰島素的敏感性，有助於血糖轉化及儲存糖原，使血糖維持平衡，減少糖尿病發生。 ●可預防高血糖所引發的腎細胞代謝不良，及防止微血管病變及腎病。 ●可減緩體內發炎症狀及預防心血管合併症。
CLA（共軛亞麻油酸）油脂	●吃草的牛肉含有 CLA（共軛亞麻油酸）油脂，能減少腹部脂肪堆積，及動脈粥狀硬化。

肉類中的脂肪含量取決於肥肉、瘦肉的比例。肥肉含脂肪 89%，瘦精肉只有 6%脂肪，用肉眼即可判斷脂肪含量，白色部分愈多，脂肪含量高，紅色（瘦肉）部分愈多，脂肪含量愈低；脂肪含量多，相對地，膽固醇含量也比較高。至於禽肉，脂肪多在表皮，所以只要將外皮去除即可減少脂肪攝取。

雞牛豬各部位熱量分析表

（100 公克的重量）

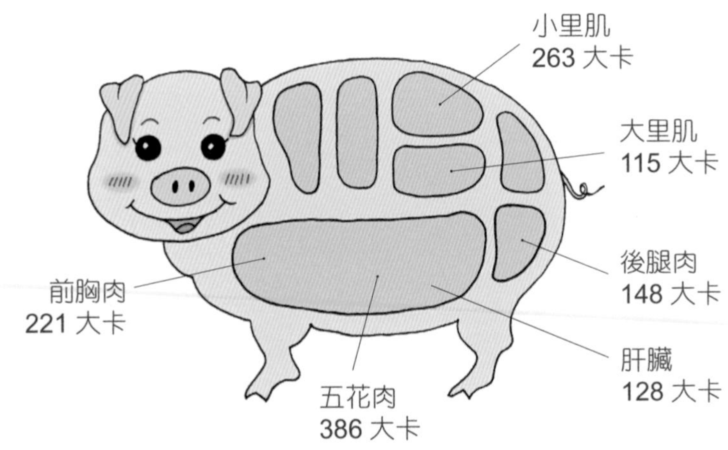

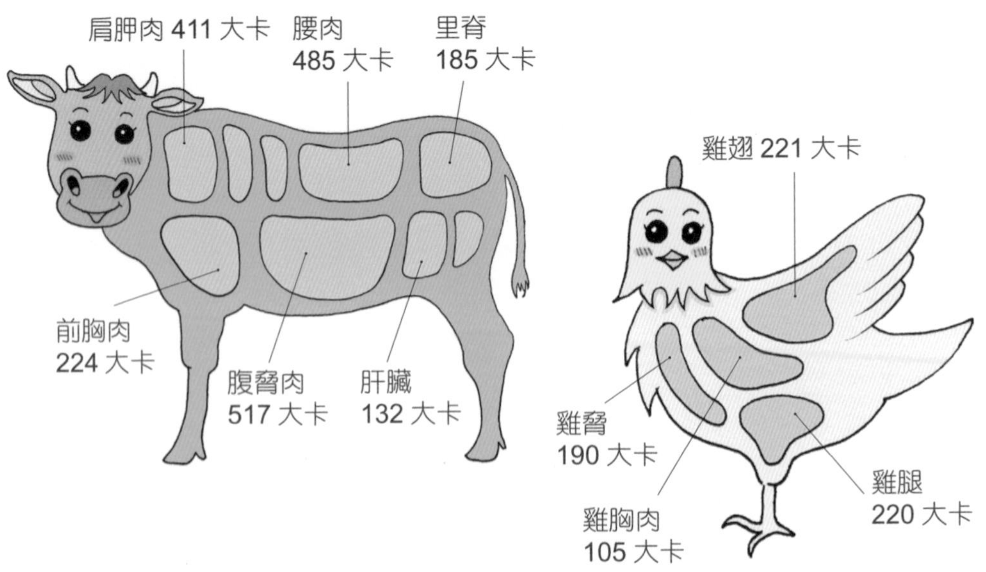

◎ 每日 2 份肉類提供身體所需

肉類容易有飽足感，不易飢餓，對於血糖的控制是有利的，但肉類所含脂肪較高，尤其是飽和脂肪酸、膽固醇含量均高，若食用過量，對控制血糖、血脂及體重都有不利的影響，適量食用較理想。建議每日攝取量以2份（2兩）為主，每日不宜過多攝取，高血糖、糖尿病病友、代謝症候群者均不宜過量。

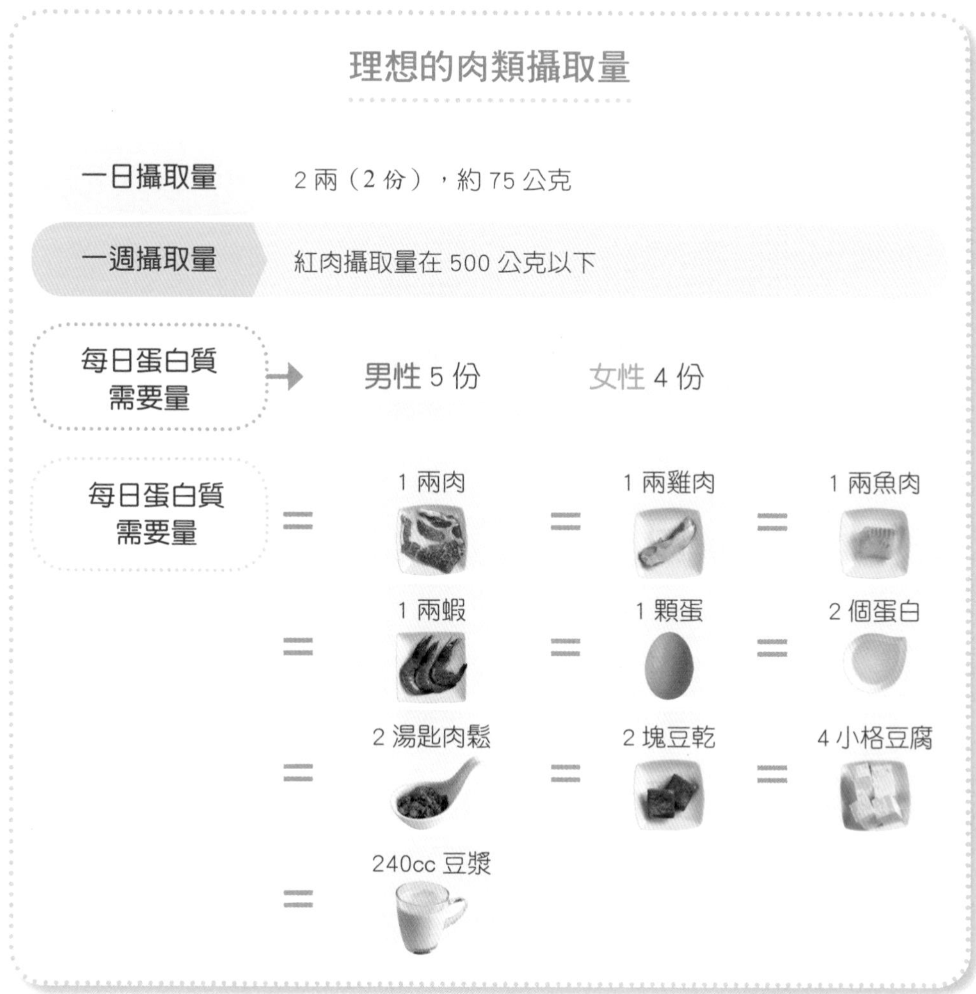

◎ 選購優質肉品的通則

- **挑選含脂肪量少的部位：**如雞胸肉、里脊肉等。選擇食用不同的部位，所含的脂肪含量會有所差異，同時也會影響熱量的攝取量。

- **多選用放牧吃草的肉品**：如牛肉、羊肉。牛肉含血鐵紅素最多，肉色最紅；鋅含量豐富，可維持血糖平衡；含 CLA（共軛亞麻油酸），可減少腹部脂肪堆積及動脈粥狀硬化。羊肉則是低熱量、低脂、高蛋白，也是相當優質的肉品。
- **多吃白肉，少吃紅肉**：依肉質含有的肌紅蛋白可分為白肉（雞、鴨、鵝）、紅肉（牛、羊、豬、鴕肉）。白肉與紅肉所含的蛋白質、維生素、礦物質差異不大，各有特點，主要差別在脂肪。家禽類白肉的蛋白質含量高，但脂肪較紅肉低，且飽和脂肪酸及膽固醇含量也較低，建議多選用白肉，可有效控制醣分及熱量。
- **少吃動物肉臟**：內臟含有高膽固醇，如 100 公克的豬肝，膽固醇為 288mg（毫克），是瘦肉（80 毫克）的 3.5 倍。此外，動物體內的污染物（重金屬）、抗生素、荷爾蒙、飼料劑、瘦肉精都累積於肝臟內，食品安全上有疑慮，最好是少吃或不吃。
- **少吃肉類加工製品**：肉類加工製品包含培根、香腸、火腿、臘肉、肉乾、肉醬罐頭、肉鬆等，營養價值不高，且含鈉、糖成分高，不利於血糖控制，如火腿類常添加澱粉（糊精）成分達 6 ～ 10%，糖分及熱量增加，對健康不利，而新鮮肉品不含有澱粉，較健康。

此外，許多肉類加工品還有添加食品添加物，香精色素保鮮劑、增味劑等，皆不利於健康，甚至有致癌風險（如亞硝酸鹽），如大腸癌、乳癌，建議儘量不食用肉類加工製品。

▲ 豬肝 100 公克→膽固醇含量為 288 毫克，是瘦肉的 3.5 倍。

肉品色澤愈鮮紅，表示新鮮度愈高嗎？

肉類的色澤受到色素存量及其化學狀態所影響。肉中色素包含血紅素及肌紅蛋白，新鮮的肉在適當的保存條件下，會呈現帶有光澤的鮮紅色，若色呈褐色，就表示放比較久，新鮮度降低。

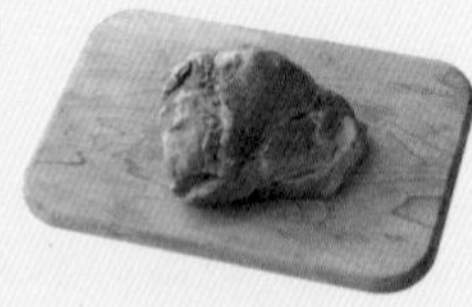

◎ 烹調方式不同，會影響肉品的 GI 值及消化

肉品最不宜使用燒烤的方式來烹調，高熱會破壞肉品中的營養物質，如維生素，並且吸收多量脂肪、熱量更高，相當不利於血糖控制，還會產生致癌物質異環胺。高溫炸油反覆加熱，產生氧化物，如「丙二醛」之有害毒物。

紅肉在 150℃高溫下烤 2 分鐘，其中的胺基酸會轉變為致癌物「多環芳香」與「異環胺」，可引發多種癌症（肝癌、胃癌、大腸癌），且含油量多，GI 值較高。油炸肉品對營養素的破壞也很嚴重，尤其是外層裹粉的日式炸豬排或炸雞等，因為含有地瓜粉、油炸粉等多量澱粉，熱量及糖分都增加，GI 值更高，更不易消化。

建議紅肉調理以水煮、清蒸為主（100℃以下），利用水炒代替油炒，對肉品營養素的破壞會較少，也不會產生有害物質，且含油量少，較易消化。

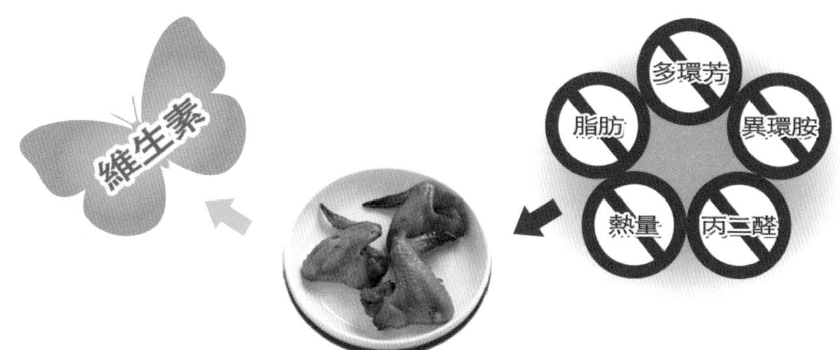

▲ 經過高溫油炸，產生有害物質。

如何減少有毒物質攝取？

方法 1 吃燒烤或油炸肉品時，可搭配蔬果類食用，尤其是維生素C含量高的青椒、奇異果、蘆筍、檸檬，可中和有毒的致癌物；或搭配綠茶、現打無糖的果汁等含多酚、維生素 C 的飲料，亦可減少致癌的機率。

方法 2 去除油炸肉品外裹的酥粉，可減少油脂熱量的攝取。

方法 3 燒烤肉品若有燒焦，要將燒焦部分切除丟掉，或把經火焰直接燒烤的外皮去除，也可減少致癌的機會。

5. 海鮮類

海鮮的種類多樣，包含貝類（蛤蜊、牡蠣）、甲殼類（蝦、蟹）、軟體類（透抽、軟絲、烏賊）、魚肉類（青背魚、白肉魚）等，屬於白肉類，所含蛋白質、胺基酸種類多，為優質的蛋白質，易為人體所吸收，且脂肪含量低，多為不飽和脂肪酸，熱量低，含有豐富的維生素（脂溶性 ADE 及 B 群）與礦物質，以及微量元素鐵、鋅、銅、硒，但不含澱粉、糖分，對餐後血糖值的影響較小。不過，因為含有脂肪，所以對熱量的增加仍然是有影響的，有代謝不良及高血糖問題者及糖尿病病友仍須限量食用，**每日攝取量以 1 ～ 2 份為限**（1 ～ 2 兩）。

海鮮所含蛋白質易為人體吸收，是老年人、兒童及病後療養需要營養補充者最佳的食物選擇，以細軟的魚肉為優先選擇，如鱸魚、鮭魚、鯖魚等，皆是極佳又容易消化的魚肉，可作為身體修補組織的最佳來源。

近年來，由於環境污染，海鮮生態遭到破壞，所捕獲的魚類，尤其是大型魚所含有的重金屬污染多，也促成了養殖漁業的興起，有許多自然生態養殖的魚，以不投藥（抗生素）的方式養殖海產，減少污染。

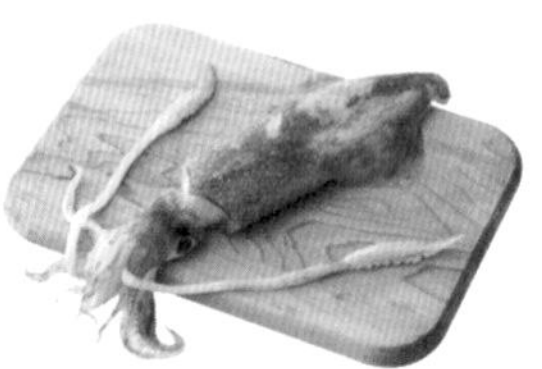

海鮮的營養成分及生理作用

營養成分	生理作用
多元不飽和脂肪酸	● 脂肪多為多元不飽和脂肪酸，尤其是 EpA、DHA 含量較多，均屬於 Omega-3 脂肪酸。 ● EpA 可鬆弛血管、降血壓，預防血管阻塞，能防止動脈硬化、神經系統傳導障礙及穩定血壓，可保護心血管，有助於控制血糖。 ● DHA 可增強胰島素分泌，增加血糖值穩定度，糖尿病病友及代謝症候群（三高者）患者常食魚蝦類，可幫助血糖控制。
鐵、鋅、銅、鎂、硒、鋅等微量元素	● 微量元素含量豐富，可促進胰島素分泌，幫助血糖穩定。 ● 鎂能發揮胰島素功能，有助於葡萄糖的吸收及控制血糖。

優質蛋白質	●蛋白質含量可達 10～20%，其胺基酸組成為人體所必需的胺基酸，可修補組織及製造抗體、提升免疫力。 ●蛋白質攝取量足夠，可有飽足感，並能減少醣的攝取，有利於血糖的控制。如攝取不足易引發感染，尤其是糖尿病人。
牛磺酸	●能減少血中膽固醇及三酸甘油脂含量。 ●促進胰島素的分泌與作用。 ●可降低血糖，如牡蠣的牛磺酸含量高且屬於低脂肪，富含礦物質，被稱為「海中牛奶」。
維生素	●維生素含量豐富。 ●維生素 A 可防止自由基破壞胰腺分泌胰島素，可強化葡萄糖耐受性。 ●維生素 B_2 有助於醣分分解，可控制血糖。 ●維生素 E 可強化心血管、防止血管硬化、預防心血管合併症。

買海鮮 3 撇步

看

在傳統市場購買魚類時，可利用三個撇步來辨別魚海鮮的新鮮度。

❶ 外觀呈現鮮紅色表示新鮮。海鮮一旦開始腐敗，會偏暗紅色。蝦蟹過度「活跳跳」，注意是否添加藥品。

❷ 新鮮的魚，魚眼會微凸，呈透明狀，且黑白清晰；不新鮮的魚，眼睛呈現出血混濁。

❸ 新鮮的魚，魚鰓為鮮紅色；魚鰓呈淡紅色或暗紅色，即鮮度差；若是使用染色劑，水沖會掉色。

摸

手指輕壓，魚肉下陷、無彈性或回復速度緩慢，即表示不新鮮，若下壓有彈性則表示新鮮。

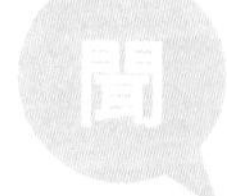

❶ 新鮮的魚帶有海藻味；不新鮮的魚，鰓及腹部的腥味較重。

❷ 泡過福馬林的魚無氨臭味、不會招惹蒼蠅，近鼻聞有藥水味，煎魚及蒸魚時亦會聞到藥味。

◎ 海鮮 GI 值低，是否可不限量？

海鮮類不含澱粉及糖分，對餐後血糖值影響不大，但因含有不飽和脂肪，若過量食用，還是會增加熱量。

因此對於需要控制熱量的三高者及糖尿病友，必須限量食用，以免血糖過高。不妨可多選擇富含 Omega-3 脂肪酸的青背魚及的白肉魚（Omega-3 脂肪酸的含量較青背魚少），及含牛磺酸、蝦紅素多的海鮮。尤其鮭魚、蝦類（龍蝦、海蝦）等含蝦紅素豐富的海鮮，其抗氧化及抗凝血功能大於 EpA 數倍，能防止心血管疾病及控制血糖的作用。

◎ 烹調方式不同會影響海鮮的 GI 值

海鮮裹粉（澱粉類）油炸不僅會增加熱量，且含有更多脂肪及澱粉，會讓血糖更加速上升，因此不宜食用，尤其是需要控制血糖者。

燒烤魚類、透抽時，若塗上醬料（如糖、醬油），也會增加油脂及糖分，難免會影響血糖值，這類燒烤海鮮也不宜多食。

哪些海鮮有利於血糖控制？

富含 Omega-3 脂肪酸的魚

青背魚、秋刀魚、竹筴魚、鯖魚、沙丁魚

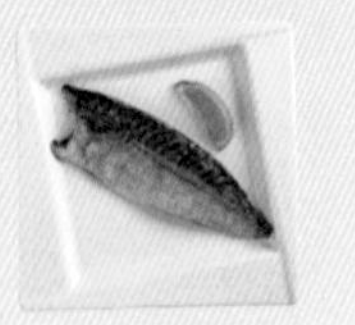

富含 Omega-3 的白肉魚

鱈魚、鮪魚、比目魚、赤鯮魚

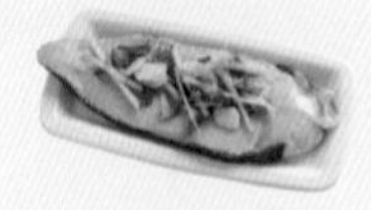

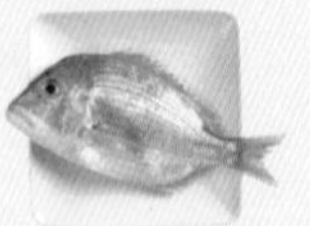

富含牛磺酸的魚

鋅、硒豐富的海鮮，如牡蠣、干貝、蛤蜊、花枝、章魚

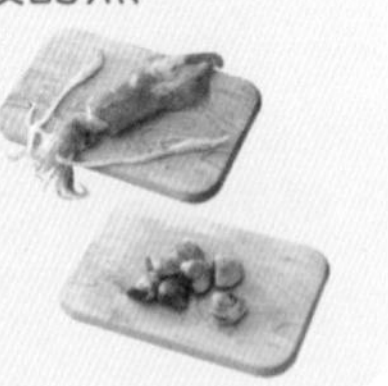

富含蝦紅素多的海鮮

鮭魚、蝦類（龍蝦、海蝦）

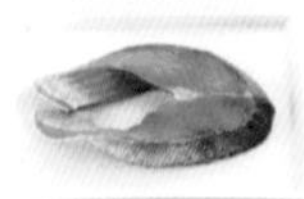

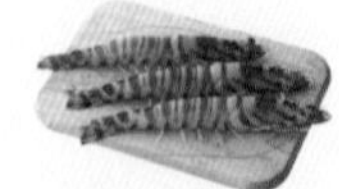

這些魚含重金屬及污染多，要少食用

黑鮪魚

含汞量高，對身體有害。

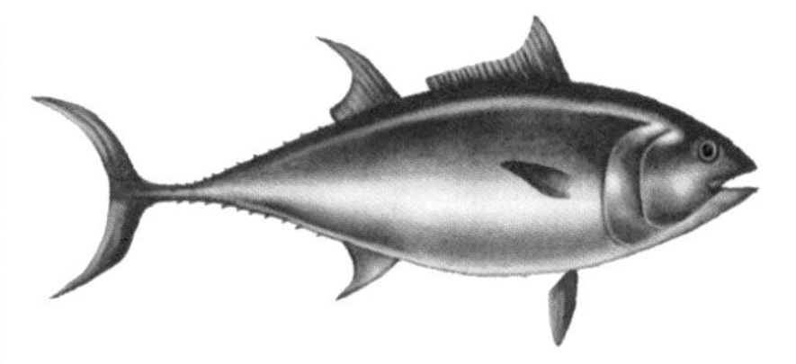

旗魚

含汞量，孕婦禁止食用。

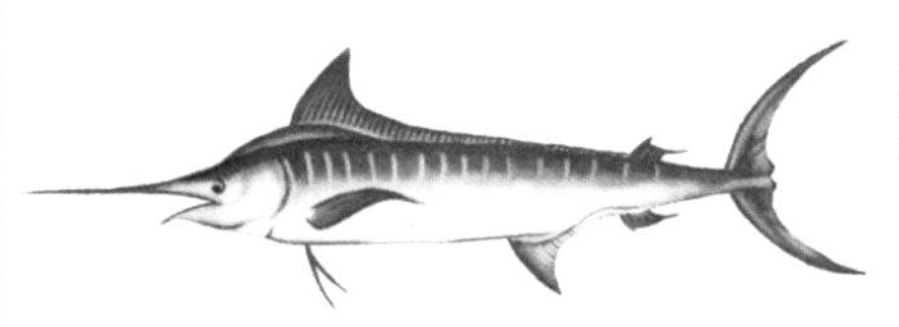

石斑魚

養殖魚會投藥（孔雀綠）有毒性

汞會傷害腦部、腎臟，影響血管，發生血栓。

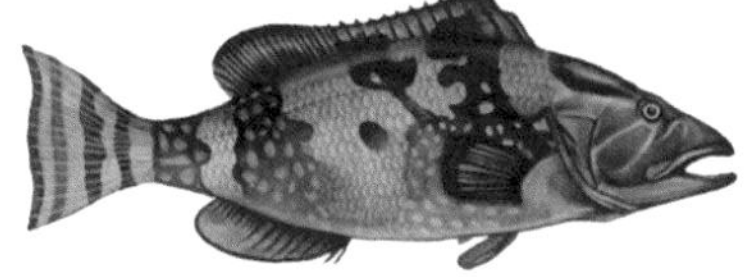

鯊魚

魚肉含汞量高比一般魚肉多 10 倍，鯊魚軟骨、魚翅含高量汞。

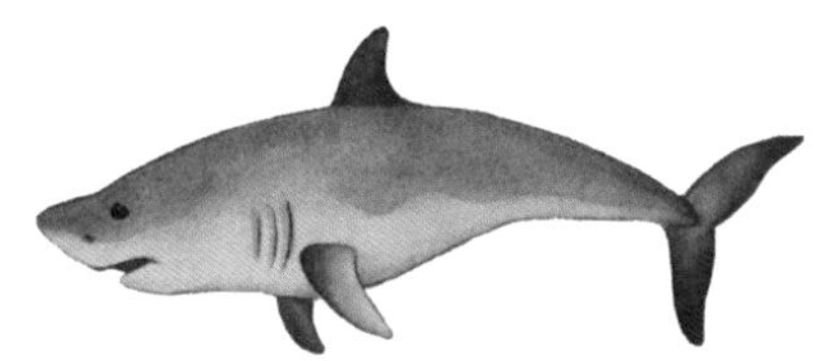

海鮮還是以清蒸、水煮或快炒的烹調方式最理想，既可保持海鮮原味，且少油、少糖、少鹽，是健康的烹調方式，對血糖值較無影響，若再添加蔥、蒜、香菇、九層塔、芹菜等高纖食材當作配料，還可以延緩食物的吸收，對血糖上升亦有減緩作用。

海鮮＋高纖維食材

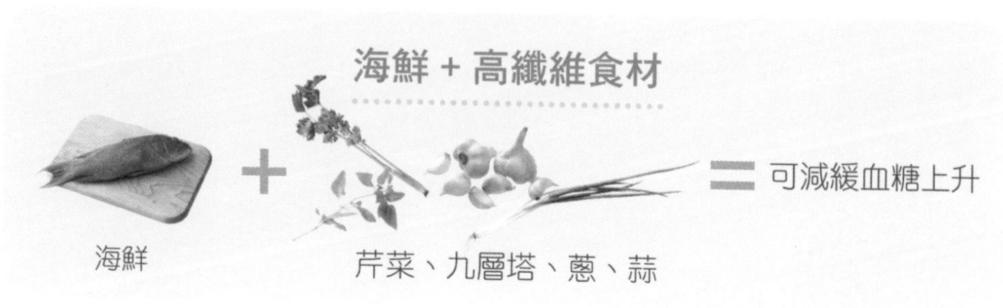

◎ 海鮮加工品的飲食建議

海鮮加工食品可分為乾貨類（魚乾、蝦乾、干貝、淡菜），或添加澱粉加工成魚漿類製品，或是製作肉鬆、魚鬆、魚罐頭、魚丸，以及加工製成真空包裝的各種海鮮食品。

乾貨類

- 如魚乾、蝦乾、鹹魚、淡菜、干貝、牡蠣乾、魷魚乾等，大多添加鹽分及保鮮劑來延長存放時間。鉀含量高，不宜多食。

魚漿類製品

- 如魚丸、花枝丸、天婦羅、黑輪、蒸餃、蝦餃、火鍋料等，大多添加食品加工料，以增加黏度、Q 度及保鮮度，多食對健康不利，且含有澱粉類會增加熱量及影響血糖值。

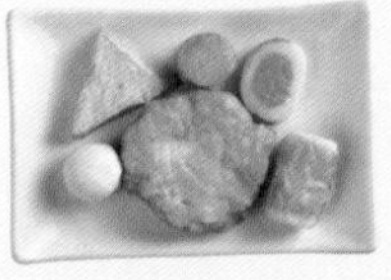

真空包裝加工品

- 如急速冷凍的魚片，有的會添加鹽分及防腐劑來保鮮，購買時，要注意包裝是否有破損、有血水或水份，有即表示有破洞污染，不能食用。

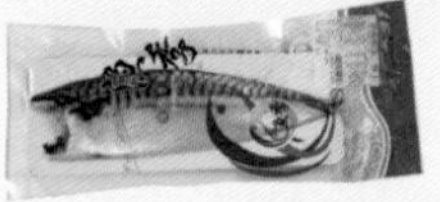

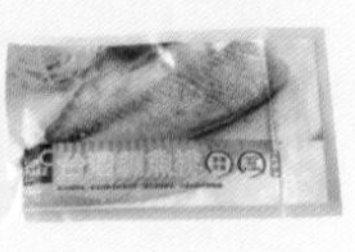

魚鬆類及罐頭類

- 製作魚鬆必須添加油脂和糖，熱量、糖化焦度都高；魚罐頭加工會添加茄汁、醬汁、糖，都會影響血糖上升，不宜多食。

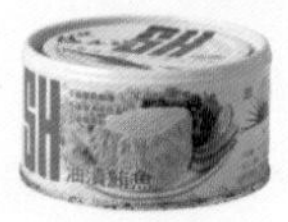

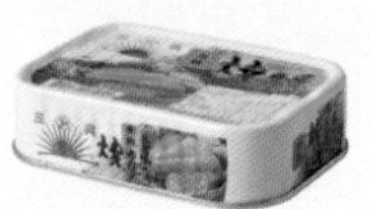

蔬菜類

蔬菜是除了主食五穀雜糧之外的可食用、烹調的植物性食材，可提供人體需要的多種維生素、礦物質，及植化素、膳食纖維、酵素等營養素，是日常飲食中不可缺少的食物，但也是現代人飲食中最欠缺的食物，許多研究都指出，每天食用足量的蔬菜是預防各種疾病的健康飲食方式。

菌菇類、藻類與動物及植物食材所含的營養素皆不同，擁有豐富的蛋白質，具有高蛋白、低脂肪的特點，並含有其他特殊成分，如：菌藻類含有的多醣體，可提升抵抗力，皆是屬於蔬菜類。

蔬菜的營養成分及生理作用

營養成分	生理作用
維生素 B_1、B_2、C	● 維生素 B_1、B_2 與醣分脂肪代謝有關，能控制血糖值及維持神經機能正常。
鉀、鈣、鎂、鋅、硒等微量元素	● 鈣、鎂、鋅皆與胰島素轉化分泌及反應有相關作用，能促進葡萄糖的代謝，維持血糖值的穩定。
膳食纖維	● 延緩胃排空，停留時間長，減少小腸停留時間，形成凝膠干擾葡萄糖吸收，使糖吸收緩慢，降低餐後血糖。 ● 吸水性大會佔據胃腸空間，易有飽足感，可控制食量及減輕飢餓感。 ● 可降低膽固醇，預防高血脂、高血壓等心血管疾病。 ● 可促進腸蠕動，有助於排毒及防止便秘。 ● 膳食纖維的含量愈高 GI 值愈低。
多醣體（葡甘露聚醣）	● 菌藻類含有的多醣體（葡甘露聚醣），無法為人體所消化分解，可調節免疫系統，提升抵抗力。 ● 具有抗腫瘤，降血脂作用，每天至少吃一種菌藻類食材。
植化素	● 植化素含量多，有益於血糖控制及預防慢性病。 ● 具抗氧化作用，調節免疫力、抑制腫瘤抗癌、延緩老化。 ● 天然的抗毒素，有助於抵抗毒菌侵入及排毒。

認識植化素

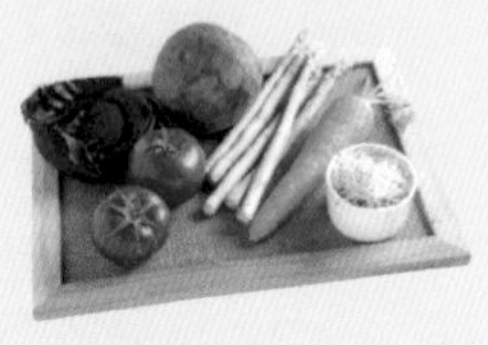

植化素是植物的精華，存在於果肉及果皮、果核中，可決定植物的顏色及香氣，具有多種顏色，包括紅、綠、黃、紫、黑、白、褐七色，可保護植物，防止病蟲、細菌的傷害。

植化素須由蔬果攝取，人體無法自行合成。植化素目前已被歸為第七類營養素，已經發現約 2000 種以上。存在於果肉果核中，不會加熱流失。

植化素常見種類

多酚類：如類黃酮、酚酸類

有機硫化物：蘿蔔硫素、吲哚及蒜素

植物固醇

類胡蘿蔔素

植酸

萜類化合物

皂素

植物多醣

會影響醣份代謝的植化素

植化素種類	營養素	常見蔬菜	作用
有機硫化物	吲哚、蒜素蘿蔔硫素	洋蔥、大蒜、白蘿蔔、花椰菜	降血糖、防止動脈硬化、抗氧化
類黃酮	槲皮素	洋蔥、花椰菜	抗氧化、抗癌、降血糖
	楊梅素	地瓜葉、芹菜、菠菜	降血糖、抗氧化、清除膽固醇
酚酸類	如綠原酸	牛蒡、地瓜、茄子	降血糖、助脂肪代謝
多胜肽類	V- 胰島素	苦瓜	降血糖
其他	薯芋皂	山藥	降膽固醇、防止心血管疾病
	苦瓜苷	苦瓜	降血糖

◎ 蔬菜擁有三低的營養特色

蔬菜類含醣分、蛋白質、脂肪量都少，熱量也低，且由於體積大、纖維質含量高，因此食用後，容易有飽足感，能緩解血糖上升的速度，屬於低GI食物，是減重者、三高者、糖尿病病友的最佳食物選擇，既能滿足口慾及降低血壓、緩解血糖上升，更能預防心血管疾病、高血脂、高血壓。

現代人生活忙碌，若要每天攝取到符合彩虹蔬菜的原則（攝取的蔬菜要包含紅、黃、綠、白、黑、紫、褐等七種色系）的份量及種類真的不容易，建議只要儘量在2～3天內食用到彩虹蔬菜，以攝取到各種不同的植化素及營養素就可以了。

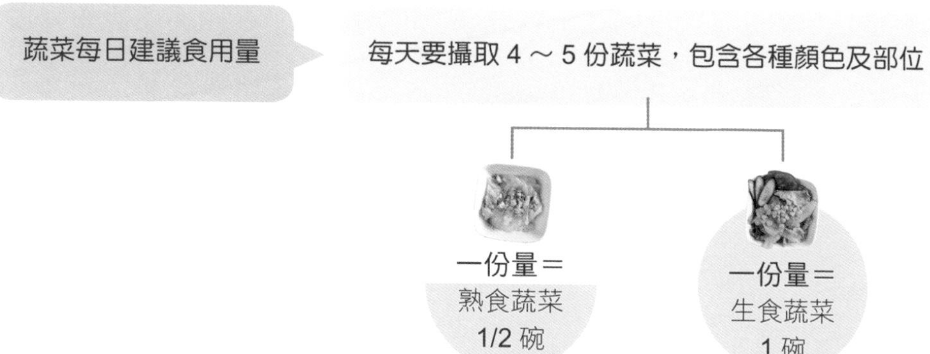

常見食用蔬菜的分類&營養成分

蔬菜大類	小類	常見蔬菜	營養成分
葉菜類	熟食類	高麗菜、白菜、菠菜、芥菜	● 含維生素B、C與胡蘿蔔素、鈣、鐵、鎂 ● 香辛類蔬菜含獨特硫化物，具保健作用
	鮮食類	萵苣、高麗菜	
	香辛類	芹菜、茴香、芫荽、巴西利、荷蘭芹、羅勒、香椿	
花菜類	熟食類	花椰菜、金針花、韮菜花、油菜花	● 含維生素B、C、葉黃素與多量的膳食纖維
莖菜類	地上莖	蘆筍、茭白筍、竹筍、洋蔥、大蒜、紅蔥頭	● 含維生素B、C及葉酸、纖維質
	地下莖	芋頭、生薑、蓮藕、蕪菁、馬鈴薯、百合	

根菜類	直根類	蘿蔔、牛蒡、大頭菜、胡蘿蔔、甜菜根	含較多澱粉量及維生素B、胡蘿蔔素、鉀、膳食纖維
	塊根類	地瓜、山藥、豆薯	
果菜類	莢果類	豌豆、菜豆、皇帝豆、毛豆	含碳水化合物、維生素C、胡蘿蔔素、鉀
	嫩顆果粒	甜玉米	
	瓜果類	苦瓜、胡瓜(匏瓜)、南瓜、冬瓜、絲瓜、佛手瓜	
	茄果類	番茄、茄子、甜椒、枸杞	
芽菜類		黃豆芽、綠豆芽、苜蓿芽、花椰菜芽	含蛋白質、維生素C、礦物質
菌菇類		香菇、洋菇、草菇、秀珍菇、竹笙、木耳、金針菇	含蛋白質、多醣體、微量元素
水產蔬菜		海帶、海菜、石花菜、紫菜、裙帶菜	含碘、鈣、鉀、蛋白質、褐藻多醣

◎ 健康烹調，蔬菜營養不流失

蔬菜的種類繁多，若以GI值評估，根莖類(馬鈴薯、芋頭)及莢果類(豌豆莢、菜豆)含有較多的澱粉、碳水化合物，其GI值比其他類蔬菜較高，食用時要注意攝取量，以免熱量增加及影響血糖值；其他類的蔬菜則較無食用份量的限制，但仍建議適量食用。

吃生菜，配合天然醬汁GI值不爆表

生菜可以保留較多的植化素，是一種相當健康的飲食方式，建議在調製生菜沙拉時，不妨以帶酸味的食材做醬汁搭配(如檸檬、柳橙、鳳梨原汁加入少許醋、代糖，即成為檸檬醋汁或鳳梨醬汁、柳橙醬汁)，少加糖、蜂蜜、油脂、高熱量的食材，即可以減少熱量攝取，有效控制血糖。

也可以用原味的醬汁來取代含糖(如梅子醬汁、紅酒醋、油醋汁、蘋果醋、蒜蓉醬油、味噌原汁、和風醬汁等)，而含油的醬料少用(如番茄醬汁、糖醋醬汁、蜜汁醬汁、沙拉醬汁)，以免增加糖分吸收。

由於根菜類蔬菜的澱粉量較高，可代替五穀類主食的份量，餐點中若有薯類食材就必須減少主食的攝取量，因為薯類的 GI 值較一般葉菜、莖菜、花菜類都高，不能當作蔬菜而毫無顧忌地大量食用，須控制食用量。

烹調蔬菜宜以蒸煮、烤的方式，並要少用油炸，可減少油脂大量攝取。對於需要控制血糖的病人（代謝症候群、糖尿病病友），必須慎選健康的烹調方式。

汆燙、水煮
蒸煮、燜燒
等快速烹調

- 避免食材過軟、過爛
- 減少油脂攝取
- 降低血糖值
- 較健康的烹調法

油炸（裹粉）
多油快炒、勾芡
糖醋烹調

- 不健康的烹調法
- 會增加澱粉、糖分攝取量
- 影響血糖值上升
- 應減少這類烹調方式

◎ 降低血糖值的優質食材

蔬菜富含有水溶性，非水溶性膳食纖維，以及含有特殊成分可降低血糖，且利用高營養素、高體積食物來填飽肚子，不必限制用量。

可降低血糖值的優質食材包含：生菜、煮熟的綠色蔬菜、番茄、椒類、茄子、蘑菇、洋蔥、白花椰菜，所含有的熱量低，纖維素高且有飽足感，不需嚴格限制份量，且攝取到許多微量營養素及植化素，更能保護身體健康，遠離糖尿病上身，在日常飲食中可多多食用。

	GI 值	營養成分	作用
韭菜	52	硫化物、鈣、磷、鎂、鋅	● 低糖，不會引起血糖波動，可促進血液循環、降血糖。
菠菜	15	膳食纖維、皂苷	● 可刺激胰腺分泌胰島素，調節糖分代謝，有助於血糖值穩定。
洋蔥	30	槲皮素、硫化物、硒	● 刺激胰島素分泌，維持糖分代謝。 ● 硒可消除自由基，增強細胞活力，抗衰老。
白蘿蔔	26	膳食纖維、澱粉酵素、鋅、維生素 C	● 提供飽足感、延緩糖分吸收、穩定餐後血糖、促進腸蠕動、減少腸道吸收醣分、防止血糖上升，並可提高免疫力及抗病力。
苦瓜	24	生物鹼多胜肽（V- 胰島素）、苦瓜苷、維生素 C	● 抑制腸道吸收葡萄糖，加強肌肉組織對葡萄糖的利用。 ● 有助於醣分代謝，促進胰島素分泌，穩定血糖。 ● 維生素 C 可維持血管彈性，防止牙周病，口腔潰瘍，提高免疫力。 ● 含苦瓜苷能刺激胰臟 β - 細胞分泌胰島素，有助於控制血糖。 ● 含三萜類化合物，能改善胰島素阻抗，促進葡萄糖吸收效果。
冬瓜	24	可溶性纖維、高鉀、低鈉、丙醇二酸、胡蘆巴鹼	● 降低醣分在腸道的吸收。 ● 減少脂肪吸收，促進腸蠕動，加速代謝物排出。 ● 可穩定血糖及控制體重，是低熱量、含低糖的最佳減肥食物。
黃瓜	23	高含水量，丙醇二酸多	● 提供飽足感，能減少主食攝取量，減緩餐後血糖上升。 ● 丙醇二酸可抑制醣分轉為脂肪，能夠降低血脂、血壓、控制體重。
青花椰菜	25	高膳食纖維、維生素 C、硒、鉻、類黃酮	● 鉻離子有助於胰島素敏感性，減少胰島素需求量。 ● 膳食纖維可降低血糖吸收，穩定血糖。 ● 維生素 C 及硒可抗氧化，抑制癌變及降低低密度脂蛋白的產生，減少血栓形成。
碗豆苗	25	鉻、氮胺酸及鈣、鎂、鉀、膳食纖維	● 可減緩醣分及脂肪的吸收，降低餐後血糖上升，能穩定血糖及控制體重。

空心菜（蕹菜）	25	膳食纖維、胡蘿蔔素、鈣、鎂、鉀、硒、類胰島素	● 減緩血糖吸收，減少脂肪吸收，降低血糖上升速度、穩定血糖。 ● 類胰島素成分可降血糖。
高麗菜	26	胡蘿蔔素、膳食纖維、花青素、鈣、磷、鐵、丙醇二酸、鉻離子	● 丙醇二酸可抑制糖分轉化為脂肪。 ● 鉻可提高胰島素活性，調節血糖及血脂。 ● 花青素可抑制血糖上升。 ● 維生素 B、C 可減輕視網膜病變及腎病變。
絲瓜	25	膳食纖維、高鉀、低鈉、低熱量、皂苷	● 延緩糖分吸收、降低血糖上升速度、控制血糖。 ● 含水分多，可改善口渴症狀。 ● 皂苷可改善免疫力。 ● 高鉀、低鈉，可防止高血脂、冠心症。
蘆筍	25	含香豆素、芸香苷、膳食纖維、鉻	● 降血糖、保護胰島素 β-細胞、免受自由基傷害。 ● 膳食纖維調整血糖，提高免疫細胞活性，增強免疫力。
茄子	25	維生素 P、C 及皂苷	● 維生素 P+C 可維持微血管彈性，防治眼病（視網膜）、減少高血糖對血管的傷害（腎病變）。 ● 皂苷可降低膽固醇，有利於心血管疾病防治。 ● 有抗炎、抗病毒作用，調節免疫力，防止感染。
蒟蒻	24	葡甘露聚醣、鐵、鈣、水溶性膳食纖維	● 提高食物的黏度、延緩腸道吸收速度、穩定血糖、降低膽固醇、防止血脂異常、動脈硬化、改善糖耐量。
大蒜	30	蒜素、辛辣素、鈣、鋅及維生素 B_1、B_2、C、E	● 提高葡萄糖耐量作用，促進胰島素分泌及葡萄糖的利用、降低血糖。 ● 可降低膽固醇、抑制血栓形成、抗氧化、提高肝解毒能力。
金針菇	29	鋅、胺基酸、膳食纖維、多醣體	● 鋅能調節血糖，含離胺酸高、有健腦益智功能，提高免疫力。 ● 熱量低，可降低膽固醇功效，適合肥胖、膽固醇過高者食用。
黑木耳	26	蛋白質、鈣、磷、鐵、多醣體、卵磷脂及維生素 B_1、B_2	● 高鉀有利於血壓控制。 ● 含豐富鈣、鎂，可防止血栓形成。 ● 多醣體及卵磷脂可清除血脂，防止動脈硬化。

蔬菜的飲食禁忌族群

糖尿病病友

○須攝取纖維質高的葉莖類、花菜類（如小白菜、莧菜、金針花）。

×減少攝取根塊類及薯芋類等含澱粉多的蔬菜，以免影響血糖值（如：馬鈴薯）。

腎病者及洗腎者

×須限制攝取含鉀高及水分多的蔬菜（如菠菜、胡蘿蔔、芹菜），以免增加腎臟代謝負擔，尤其是有水腫症狀者，更應注意酌量攝取。

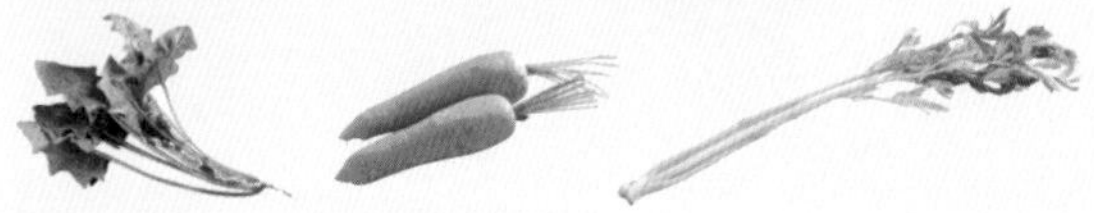

肝病患者（若為慢性肝病或體有水腫、腹水者）

×應注意避免食用含鈉量高（醃製加工蔬菜，如雪裡紅），及會產氣的蔬菜（如馬鈴薯、韭菜）。

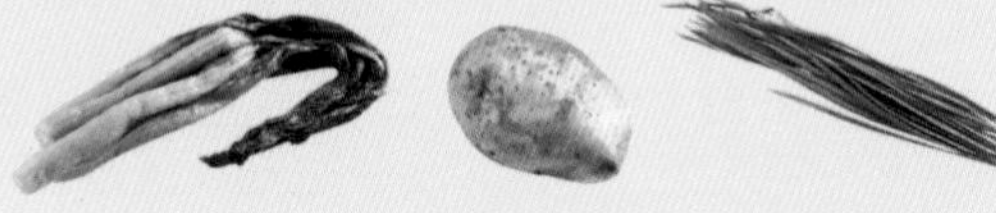

腹瀉或腸胃道消化不良者

×不宜食用粗纖維蔬菜（如芹菜、黃豆芽、蘆筍）。

○可選用軟質、易消化的瓜果類、花菜類（如大黃瓜、冬瓜、花椰菜），以免加重病情。

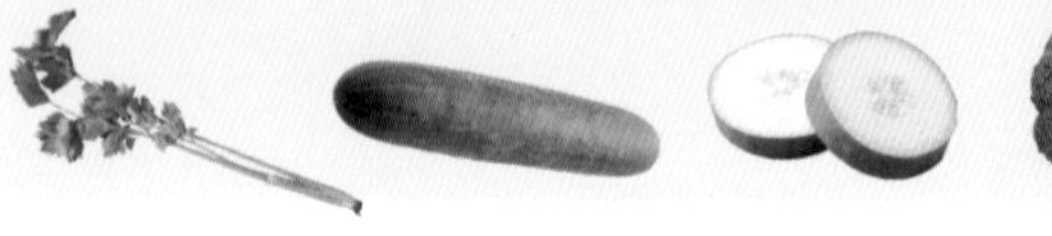

痛風患者

○須攝取菠菜、瓜果、根莖類等低普林蔬菜。

×減少食用中普林、高普林蔬菜（如金針、筍乾、菇類、海藻類、豆芽、蘆筍）。

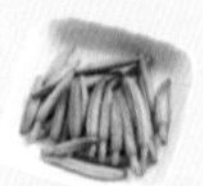 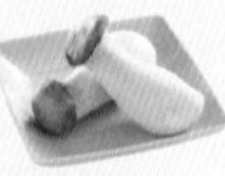 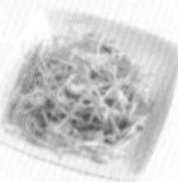 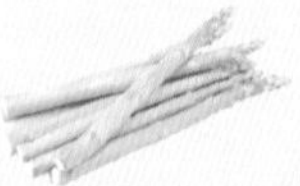

水果類

水果是指多汁且有甜味的植物果實，包含仁果、核果、漿果、柑果、瓜果類，含有豐富的維生素、礦物質、膳食纖維及植化素，是每日飲食中不可缺少的營養素來源。

依據衛福部建議，每日飲食都要符合「蔬果579」的原則，其定義是每日小孩須食用5份蔬果（2份水果、3份蔬菜）、女性7份蔬果（3份水果、4份蔬菜）、男性9份蔬果（4份水果、5份蔬菜），可見水果所占比例是非常重要的。

水果中的糖分是果實開始成長或是果實成熟後，由澱粉轉化而來。糖能提供甜味，但甜味不僅取決於含糖量，也與糖的種類有關，最主要的糖成分為蔗糖、葡萄糖、果糖。

雖然水果含糖分高，但需要控制血糖的人不必要完全禁食水果，可選擇低GI值的種類，且在兩餐中間食用水果代替點心，如此，糖分對血糖的影響會較低，並且可補充熱量的不足。

剛摘下來的水果從青澀味轉為完全成熟後的甜味，成熟度會改變水果的含糖量，相對地GI值也會升高，如木瓜、奇異果或柑桔類；因此若想要選用GI值低的水果，可考慮較未成熟的青澀水果，如黃綠皮的香蕉，其糖分低，且含抗性澱粉高、GI值低，是控制血糖者及降低熱量攝取的好水果。

選用當令、當地生產的水果，能吃到生長良好、較少蟲害、無需使用農藥，讓人能吃得安全又放心。各種季節所產生的水果亦不相同，可參考「農糧署／

含糖量增加→ GI值升高的水果	含糖量少→ GI值低的水果
青綠色木瓜→轉為成熟的黃木瓜	黃綠皮的香蕉
奇異果由硬果→轉為軟果	青綠色的酪梨
柑桔類水果由綠皮→轉為紅橙皮	青綠色的芭樂

水果的營養成分及生理作用

營養成分	生理作用
膳食纖維	●包含木質素、果膠、纖維素等，能改善腸道環境，排除有害毒素及延緩糖分在腸道吸收，防止血糖急遽上升，調節血中膽固醇及增強飽足感。 ●含量較多的水果有柳橙、百香果、棗類、蘋果、芭樂、酪梨等。
維生素含量高	●尤其是維生素C，有助於膠原蛋白生成，維持細胞的功能，可防止老化及抗氧化作用，增強免疫力，促進傷口癒合，舒緩壓力。 ●維生素含量多的水果有奇異果、芭樂、柚子、草莓、柑桔類。
鈣、鉀、鎂、鐵等礦物質	●可維持體內熱量代謝，調節生理機能，預防心血管疾病，改善糖尿病、高血糖症狀。 ●礦物質含量多的水果有香蕉、柑桔、櫻桃、奇異果、桃、李子。
植化素含量多	●β-胡蘿蔔素、茄紅素、多酚類、類黃酮、花青素、槲皮素。 ●**β-胡蘿素：**可轉化為維生素A，保護上皮組織與黏膜，增強免疫功能、抗氧化作用，防止眼睛病變。 ※如木瓜、芒果、柑桔、紅番茄含量豐富。 ●**茄紅素：**具有抗氧化作用，能消除自由基、延緩老化、預防心血管疾病。 ※如紅番茄、紅西瓜含量豐富。 ●**多酚類：**具有抗氧化力，能對抗自由基、抑制壞膽固醇氧化，還可以防止高血壓、腦中風、延緩老化。 ※如葡萄、草莓、櫻桃、蘋果、番茄、藍莓等含量豐富。 ●**花青素：**抗氧化作用是維生素C的20倍、維生素E的50倍，能清除自由基、強化免疫功能、保持血管彈性、抑制血栓形成、防止心肌梗塞，預防紫外線傷害、維持良好視力。 ※如桑椹、葡萄、藍莓、覆盆子等含量豐富。

農業知識網」標示每個節令所生產的水果，作為選用水果的參考，吃水果還能防病治病，中國民間常言「夏天常吃瓜，藥物不用抓」、「一天吃三棗，終生不顯老」。

◎ 水果乾≠新鮮水果，GI 值差異大

乾燥的水果，其升糖指數值較低，如水果乾（櫻桃果乾），耐嚼且緊實的組織使消化酶不易進入，難以消化，血糖上升速度緩慢，升糖指數較低；而新鮮水果（櫻桃）的水分多，組織鬆軟，容易為消化酶分解成葡萄糖進入血液，使血糖值上升快速，其 GI 值較高。

一粒櫻桃果乾對血糖值的影響比新鮮櫻桃影響小，但是一份新鮮、去籽的杏桃醣分為 9 公克，而一份杏桃果乾（2 盎司）產生 30 公克的糖分，是新鮮櫻桃的 2 倍。果乾等水果製品也無法代替新鮮水果，尤其是經過加工的水果製品更不適宜糖尿病病友食用。

◎ 可以用新鮮水果代替蔬菜嗎？

如前文所述，水果與蔬菜是不能相互代替的。水果含較高糖分，吃太多會增加熱量，影響血糖值上升；蔬菜則含有較多膳食纖維，可幫助血糖緩慢上升。對於三高患者及糖尿病病友來說，水果的食用量更需要嚴格地控制。

水果與蔬菜的營養結構不同，所含的營養成分也不一樣，水果的營養成分低於蔬菜，大部分水果的維生素 C、礦物質及纖維質含量較蔬菜少，所以只吃水果，並無法補充足夠的營養。

再者，這兩者所含的醣分也不同。蔬菜中的醣分為澱粉類多醣，需要經過消化酶分解為單糖，才能被人體緩慢吸收，不會引起血糖大幅度波動；而水果

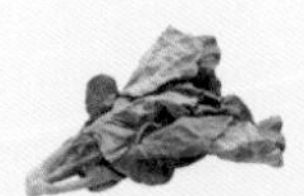

蔬菜 & 水果？清腸排便功能誰好？

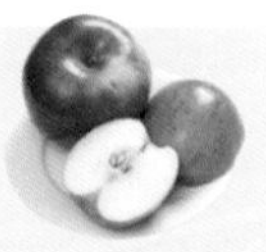

蔬菜的膳食纖維含量高於水果。膳食纖維可促進腸蠕動，清除體內毒素，預防大腸癌。水果雖然富含果膠（可以包裹食物讓消化速度慢），屬於可溶性纖維，並不易為人體吸收，且會使胃部排空的速度減慢。

中的醣類為單糖、雙糖，進入人體後即快速流入血液中，在短時間食用大量水果，會使血糖快速上升。如果吃太多水果，攝入太多果糖，不僅會產生飽腹感，影響食慾，還會導致營養失衡，因為水果中的單糖、雙糖進入肝臟後會轉變成脂肪，使人發胖。減重者千萬不能藉由吃水果來減肥，一定會適得其反！

水果、蔬菜都應該攝取、食用，蔬菜雖然有某些營養成分優於水果，但仍不能代替水果，且水果可直接食用，不需要經過烹調，營養流失少，可保留許多維生素。

此外，水果還含有蔬菜中所缺少的具生物活性的非營養物質，如檸檬酸、蘋果酸、酚類物及芳香物質，可刺激消化液分泌、開胃消食、抗菌消炎、清除自由基，對健康非常有益。

◎ 喝果汁？吃水果？怎麼吃最正確？

水果榨成果汁後，纖維質會被破壞成小分子，且一杯果汁常必須使用 3 ～ 4 粒的新鮮水果才能榨取足夠的份量，喝一杯果汁比直接吃一份新鮮水果所攝取的糖分更高。果汁糖分高，容易被人體消化吸收，一進入人體內就會導致血糖快速上升、GI 值升高；且果汁容易入口，常常不知不覺就喝過量，非常不利於血糖的控制。此外，在壓榨及搗碎水果的過程中，維生素 C 易氧化破壞，營養價值已經降低了。

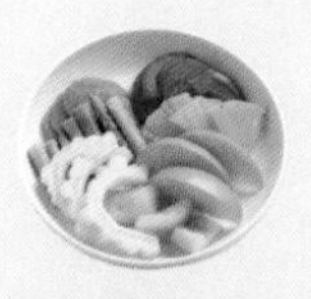

水果切盤

低糖→ GI 值低

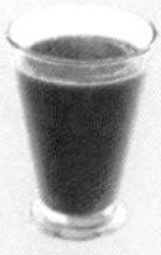

果汁

糖分多→ GI 值高

水果切盤	果汁
○ 直接吃攝取糖量較低	✕ 纖維質會被破壞成小分子
○ 滿足口腔咀嚼感、有飽足感	✕ 容易入口、喝過量
○ 保留完整營養素	✕ 維生素 C 易氧化破壞
○ 消化過程較緩慢	✕ 容易被人體消化吸收
○ 血糖上升也比較慢	✕ 血糖快速上升

常見水果影響血糖的作用

營養素	主要作用	常見水果	健康益處
高果膠	控制血糖	蘋果	● 減少腸道吸收醣分及膽固醇。 ● 含有鉻能提高胰島素的敏感性，有助於控制血糖值。
		奇異果	● 含果膠、維生素 C 豐富，能減少膽固醇吸收及葡萄糖的吸收率下降。 ● 可緩解餐後血糖，維持胰島素功能。
		火龍果	● 含果膠、花青素，具有強大抗氧化作用，尤其是紅肉火龍果效果更好。 ● 可幫助減肥、瘦身、降低血糖，有助於血糖值的穩定。
		香蕉	● 含果膠及維生素 B_1、B_2，皆有利於醣分代謝及利用。 ● 穩定血糖，尤其是青澀、未成熟的香蕉，抗性澱粉含量高，有利於血糖的控制。
		柚子	● 含豐富果膠，可降低壞膽固醇（低密度脂蛋白），減少對血管壁的傷害。 ● 鉻離子可增強胰島素活性，控制血糖。
維生素 ABCE 及礦物質	控制血糖	櫻桃	● 含胡蘿蔔素、維生素 B_2、C、E 及鐵、鈣、花青素。 ● 維生素 E 豐富，具氧化作用，可預防併發症腎病、心血管疾病。
		芭樂	● 含豐富維生素 A、B 群、C 及多醣體、鉻、鈣、鐵質。 ● 鉻離子可改善葡萄糖耐受性，增強胰島素敏感性。
		酪梨	● 糖分少，但不飽和脂肪酸量高，對於控制血糖及降低膽固醇、血脂肪有效；但脂肪含量高，須控制食用量。
		藍莓	● 高鋅、高鈣、高鐵、高鉀、高維生素的營養食物，可刺激胰島素分泌，穩定血糖，還有花青素，可預防視網膜病變。
花青素	抗氧化作用	葡萄、覆盆子	● 富含鐵質、維生素 C 及花青素。 ● 刺激胰島素分泌，降低血糖、預防視網膜病變。
高果糖	升高血糖值	芒果、鳳梨、西瓜、荔枝	● 食用過多時，會引發血糖過高，建議少量食用或避免食用。

新鮮水果的分子緊密，直接吃，透過口腔咀嚼、唾液腺分泌消化酶，與消化酶充分混和後，才會進入胃腸被消化吸收，其消化過程是較緩慢的，血糖上升也比較慢，且與果汁相較，直接吃水果攝取到的糖量也較低，對於血糖值影響較少，且能滿足口腔咀嚼感有飽足感，不易進食過多的份量。

純果汁的營養價值與新鮮水果之間，確實是有差距的，若是一定要飲用果汁建議加入含纖維較多的蔬菜搭配（如：蘋果＋紅蘿蔔＋芹菜），增加纖維質，減緩血糖上升的速度。

◎ 吃水果的最佳時間

有句話說：「上午吃水果，賽過吃金果」，可促進消化，晚上吃水果則會難以消化吸收，損害腸胃健康。一天當中最佳的**吃水果時間是在兩餐中間，上午 9 點～ 10 點、下午 3 點～ 4 點**。進餐時間不規律的人，建議將吃水果時間控制於飯後 2 小時與飯前 1 小時之間。

飯前吃水果，可攝取到維生素、植化素，凡屬於水溶性的維生素，空腹吃，較易消化吸收。若飯後馬上吃水果，會影響維生素的吸收，易為膳食纖維、澱粉、油脂阻擾或稀釋，所以飯後最少要間隔半小時再吃水果。

睡前吃水果不宜過量，會影響睡眠時腸胃的休息，且水果含水量多，會增加腎臟負擔，造成隔日水腫。

各種食物的消化時間

食物	果汁	水果	蔬菜	（五穀）米飯主食	（蛋白質類）肉類
消化時間	0.5~1 小時	1 小時	2 小時	2~3 小時	3~8 小時

PART

4

低GI飲食，安心健康吃

海藻類、飲品類、調味香料食材、調味醬料

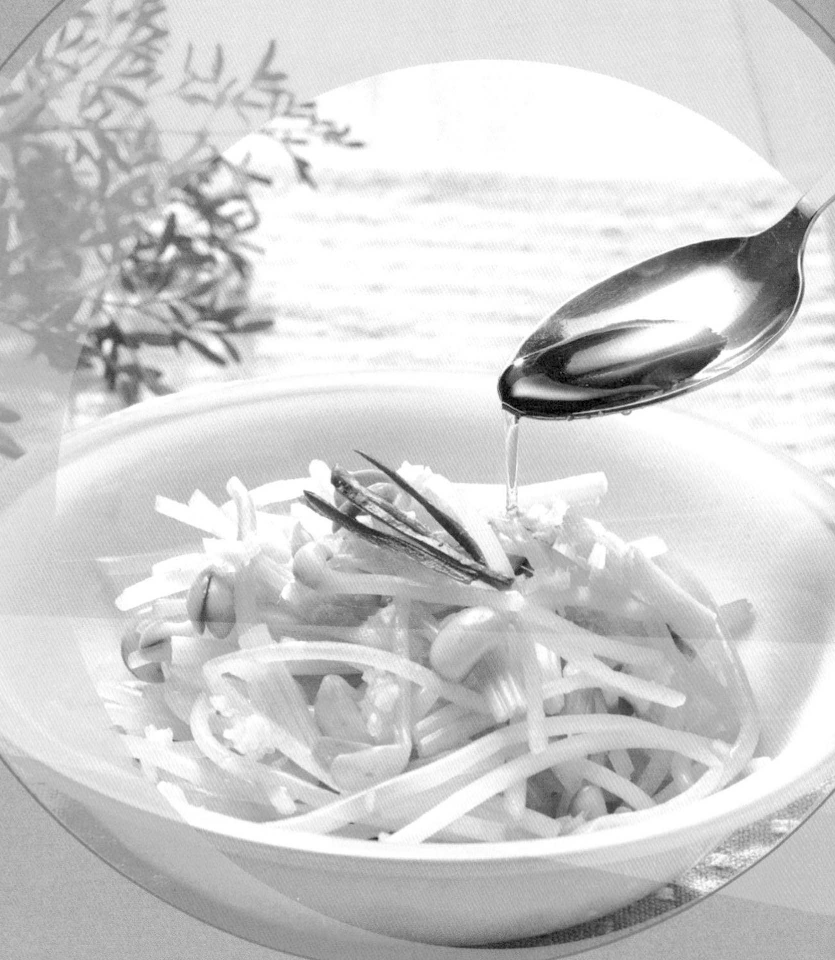

海藻類

海藻類是指在海洋中可食用的植物，如海藻、紫菜、海帶等，大部分的海菜都含有人體所需的胺基酸、類胡蘿蔔素、維生素、礦物質，屬於鹼性食物，有利於身體的新陳代謝，且能調節體質及控制血糖。

1. 海藻類的營養成分及生理作用

營養成分	生理作用
水溶性纖維	● 不僅能排除腸道內代謝後的有害物質，也能緩和葡萄糖的吸收速度，對於血糖的控制是極有幫助的。
β-胡蘿蔔素、褐藻黃素	● 能對抗自由基，保護胰島細胞不受破壞，也能降血糖穩定血糖值。
褐藻酸鈉（海帶）	● 能提高人體對胰島素的敏感性，降低空腹血糖值，改善葡萄糖耐受性。
碘元素（海帶）	● 能促進胰島素分泌及葡萄糖代謝。
鎂、鋅、錳、鈣、鉻（海藻）	● 鈣有助於分泌胰島素、平穩血糖；鎂能調節糖分代謝。 ● 鋅有助於胰島素的製造；鉻有助於血糖的穩定。 ● 錳是維持脂肪酸正常，穩定血糖的重要元素。
含 EpA（二十碳五烯酸）	● 可預防血栓的產生、協助清除附著於血管壁上的膽固醇與硬化斑塊、降低三酸甘油脂、減輕動脈硬化、維護神經系統及防止腎臟併發症。

◎ 常見海藻類及特色

海帶類

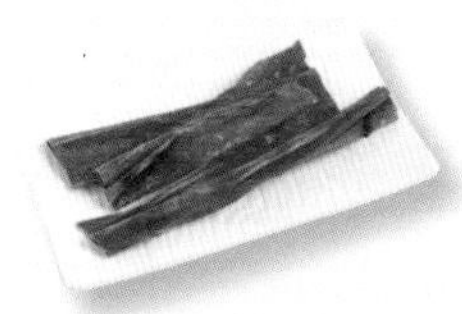

- 富含蛋白質、鉀、鋅、碘、鈣、膳食纖維、維生素 B_1、褐藻酸鈉、昆布素、多醣體。

健康效用

- 海帶是鹼性食物，可調節身體酸鹼度，有利健康。
- 昆布素可減少脂肪的吸收，預防冠心病、高血壓、高血脂。
- 海帶多醣體可改善葡萄糖耐量，降低血糖。
- 膳食纖維有助於醣份的代謝。

注意事項

○海帶上的白色粉末含有甘露醇，是可食用的，所以泡發海帶水可再利用煮湯或燉煮食物。
○海帶最好是選購乾品自行發泡較安心，因為市售急速泡發海帶疑有碳酸氫銨的隱憂。

紫菜

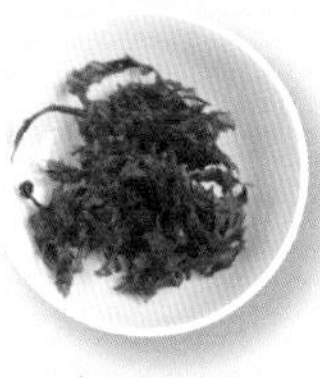

- 含有蛋白質、醣份、膳食纖維、β-胡蘿蔔素、碘、鈣、鎂、鉀、維生素 B_{12}。

健康效用

- 鉀含量豐富，可補充糖尿病多尿時所流失的鉀，防止血鉀下降。
- 胡蘿蔔素含量高，可抗氧化、降低空腹血糖、改善血糖。
- 含豐富的維生素 B_{12}，是素食者補充造血成分的最佳來源。
- 含硒元素，可促進細胞對醣份的吸收，調節醣份的代謝。

注意事項

○食用前須浸泡，徹底清除污垢、毒素。
✕海帶類不能當主食長期食用，攝取過多的碘，對身體有不利的影響。
✕紫菜性寒，不要一次食用過多，尤其是消化功能弱、有腹瀉者不宜多食。
✕烹調時若添加糖醋醬料，須少量食用，尤其是控制血糖、三高者宜注意。

油脂類（含堅果類）

油脂是提供身體熱量的主要來源，及提供許多重要的生理功能：是細胞膜磷脂質的成分，荷爾蒙製造的原料，有助於脂溶性維生素 A、D、E、K 的吸收，穩定神經細胞維持好情緒，減緩食物消化時間，增加飽足感及有利於血糖的吸收速率調整，而必需脂肪酸 Omega 6、Omega 3 脂肪酸必需由食物中攝取，身體無法製造，而身體缺少油脂，會引發許多生理症狀（如免疫系統失調、自律神經失調）。

油脂對身體健康的影響

在我們每日飲食當中，油脂是增加食物美味的最佳元素。年長者常言「食物有油才有滋味」，如炸雞排、塩酥雞、甜甜圈皆是高油脂食物。我們食用的油脂完全存在於各種料理及加工食品中，如蒜泥白肉、雞湯、烘焙糕餅及各種加工肉品（香腸、培根）。尤其是假油所含的劣質元素，對人體健康的危害極大，會造成許多疾病的形成，如心血管疾病、癌症（尤其劣油含有黃麴毒素，可能造成肝癌）。

油脂食用不當或攝取過量會影響脂肪的囤積，造成肥胖及引發代謝症候群、心臟病、糖尿病、癌症等疾病，還有油脂對人體造成傷害的最大因素，是在於是否用對油及用對烹調方式，可減少因高溫烹調所產生的毒素（自由基），而減少對人體健康的傷害。

不同油脂有不同的冒煙點，而烹調方式不同所產生的溫度也不同，必須選擇合適的油及用對烹調方法，才不會超過其發煙點，引發毒物產生，長期用油方法失當對身體弊多於利，用對的油、對的烹調方式，多採用水煮、燉滷方式，吃得好，才能對抗疾病，常保健康。

依據世界衛生組織建議，健康成人每日熱量來源的 30% 由脂肪提供，飽和脂肪酸、單元不飽和脂肪酸、多元不飽和脂肪酸三者比例為 1：1：1，此外 Omega-6：Omega-3 脂肪酸相比，最佳比值為 4：1，避免食用飽和脂肪酸多的油脂，如（豬油、奶油、牛油），以植物油代替動物油，多多攝取單元不飽和脂肪酸油脂（如橄欖油、苦茶油），有利於保護心血管，預防血管栓塞及降低膽固醇。

依衛福部建議每日熱量需求，油脂佔 20 ～ 30％以下，即每日攝取量為 2 ～ 3 湯匙（30 ～ 40CC），且包含堅果類約一小把（30 公克），堅果含有單元不飽和脂肪酸，有益於預防心血管疾病，更健康。

許多專家建議，用油新觀念，「少吃油，用好油，會用油」，脂肪對健康的危害，不僅在於攝取量，也更注意品質，吃得正確才能獲取健康。了解本章節中介紹的食用油種類及所含的脂肪酸種類、發煙點，才能真正選對油，食用油的發煙點關係到耐油度及穩定性，是料理食物時必須考慮的要素，作為煎、煮、炒、炸、拌、淋等烹調選油的重要指標，希望能增加大家對油脂的認識，吃得更安心更健康。

好油減重不減健康

◎ 肥胖增加胰島素的抗性

攝取過多的脂肪，尤其是劣質油品，會在脂肪組織中引發炎反應，過多的脂肪，身體無法代謝，脂肪由小腸吸收之後，釋放脂肪酸至血液中，再輸送至全身數十個脂肪組織存放，而無法代謝的脂肪酸，則轉化為脂肪囤積於體內形成肥胖，尤其是腹部肥胖（內臟型肥胖）更易引發胰島素阻抗作用。

人體的正常細胞每個含有 2 萬個胰島素受體，而肥胖者只有 5000 個受體，肥胖與胰島素阻抗是互為因果的，肥胖會增加胰島素阻抗，而胰島素阻

何謂內臟型肥胖？

脂肪囤積於腹部內側及腹部內膜周圍（如：脂肪肝）內臟型脂肪體積大，而脂肪變大，會影響及降低原有的功能：如促進胰島素功能及活化燃燒內臟脂肪的作用減少，而更促進肥胖的產生。

抗會增加肥胖。食用高熱量高油脂食物，使脂肪組織增加以釋放更多游離脂肪酸造成對胰島素敏感性降低，增加三酸甘油脂的合成及釋放。

脂肪組織會分泌脂肪激素，引起體內發炎

脂肪組織會持續分泌許多引起發炎的物質（脂肪激素 Adipokines）體內脂肪愈多，激素分泌愈多、發生狀態愈嚴重，逐步引發胰島素阻抗，而高血壓、心臟病、糖尿病、癌症就會逐漸發生。血液中脂肪激素的濃度，是糖尿病的一項指標，脂肪激素愈多，則糖尿病發展速度愈快。激素所引發的嚴重程度與肥胖是正比。

近來學者專家倡導，攝取過多油脂會導致許多疾病，必須減少油脂的攝取，由於人體只會代謝自然界的產物，經過氫化作用的反式脂肪，或化學溶劑萃取的精製問題油脂，是身體無法辨識的異物，是導致慢性病及罹癌率升高的主要原因，必須避免攝取到加工製成的壞油，如精製油、反式脂肪，才能保有健康。

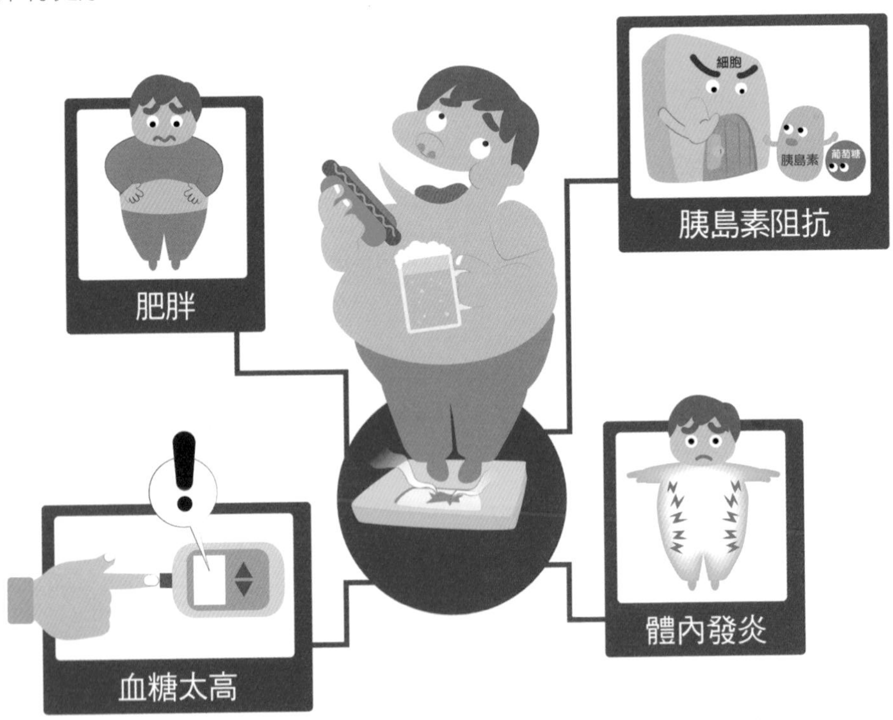

▲肥胖造成身體的健康危機。

反式脂肪與飽和脂肪會破壞細胞膜上的胰島素感受體，影響葡萄糖進入細胞。適量攝取優質的油脂，使腸胃道中留有脂肪，可延緩胃的排空，有飽足感，可減少食物的攝取量。油脂與澱粉、蛋白質同食用時，可減緩糖分消化速度及血糖上升速度。在減重時，飲食中若無搭配油脂，較易有飢餓感，優質油脂可提供身體正常代謝，不因減重而產生代謝異常，或復胖更快，較容易維持體重，好油減重不減健康。

油脂的來源及特質介紹

油脂的來源區分為三種：動物性、植物性油脂及其他食物。

	來源	特質	缺點
動物性油脂	豬油、雞油、牛油	● 固體狀：不易變質變味。 ● 含膽固醇、維生素 A、D、E。 ● 耐高溫烹調、不易氧化。	● 含飽和脂肪酸，尤其 AA（Arachidonic acid 花生四烯酸）最多。 ● 造成膽固醇過高、動脈硬化、高血壓。
植物性油脂	大豆油、橄欖油、花生油、苦茶油	● 含維生素 E、K 與人體血液內分泌有關係。 ● 含不飽和脂肪酸必需脂肪酸，比動物油高。 ● 不飽和脂肪酸愈多，愈易為人體吸收，可降低膽固醇，預防心血管疾病。	● 常溫下易氧化，產生過氧化物（自由基）引發癌症。 ● 人工氫化的反式脂肪比動物油更可怕。會引發過敏反應，免疫力下降、癌症。 ● 食物中所隱藏反式脂肪不易察覺（如標示為氫化植物油、氫化脂肪、酥油、人造奶油），常用於製造西點糕餅、油炸食物。
其他食物油脂	● 一般主食：包含米飯、麵食、粥、脂肪含量極少（1%）可不計算。 ● 加油食物：脂肪含量高，須限制糖分油脂的病人，須計算所含有之脂肪。如蔥油餅、油條、麵包、餅乾、蛋黃酥等。 ● 奶類：含 3% 脂肪，低脂奶脂肪含量 < 1.5%，脫脂奶更少。如 250cc 奶含脂肪 3%（250×3% = 7.5 克） ● 水果、蔬菜：脂肪含量極少（< 0.5%）可不計算。 ● 蛋類：脂肪含量為 10%，一個雞蛋含約 5 公克， ● 魚、蝦類：脂肪含量低 < 5%。 ● 肉類：脂肪含量高低與品種及肥瘦部位有關係。 ● 豆類：脂肪含量及加工品含量脂肪大約 16%，豆腐卷 11.6%。 ● 堅果類：脂肪含量高，如核桃 58%、杏仁 42%、腰果 39%、葵瓜子 52%。		

◎ 如何控制油脂的來源及攝取量

每日總熱量攝取，脂肪佔 20 ～ 30%。除了食用油為基本量 3 大匙，其他食物中的油脂也必須控制，包含煎炒煮炸所用的烹調油，還包括加工食品中添加的油脂，如餅乾、麵包、酥餅。依每日飲食營養攝取，如蛋、奶、肉之份量 2 ～ 3 份，主食 7 ～ 11 份，堅果 1 份，則可控制好油脂攝取量。

烹調油用量要控制，還有加工類食品所含的油脂也要特別注意不要過量攝取，尤其是加工食品大部分使用的油，以棕櫚油、氫化植物油、菜籽油等廉價油脂為主，營養價值偏低。

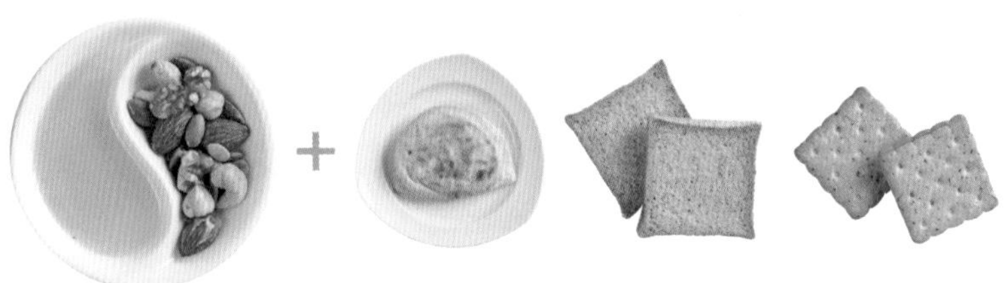

▲ 每日油脂來源除了食用油外，還有堅果含有油脂，此外加工食品所含油脂，不要過量攝取。

如何攝取不同的油脂成分的比例

1. 每日脂肪攝取佔總熱量 30%或小於 30%。
2. 飽和脂肪酸與反式脂肪酸，合計供給總量< 7%。
3. 多元不飽和脂肪酸，供能比 10%。
4. 單元不飽和脂肪酸，供能比 10 ～ 20%。
5. 膽固醇< 300 ／每日量（一顆蛋 230 ～ 260 毫克）

認識脂肪酸種類及其特點

脂肪酸是油脂最小單位，構成元素為磷、氫、氧。各種食用油由不同比例的脂肪酸所組成，而非單一一種脂肪酸存在，身體的生理運轉需要各種脂肪酸協同工作。

油脂的來源及特質介紹

<table>
<tr><th rowspan="3"></th><th rowspan="3">飽和脂肪酸
（不怕光、不怕熱、穩定性高）</th><th colspan="3">不飽和脂肪酸</th></tr>
<tr><th rowspan="2">單元不飽和脂肪酸</th><th colspan="2">多元不飽和脂肪酸</th></tr>
<tr><th>Omega-3 脂肪酸</th><th>Omega-6 脂肪酸</th></tr>
<tr><td>特點</td><td>易氧化，會促使動脈硬化，提高罹癌風險，儘量少食用。</td><td>● 怕光、怕氧、可低溫加熱（勿高溫）。
● 減少 LDL（低密度脂蛋白）膽固醇，亦是壞膽固醇。
● 增加 HDL（高密度脂蛋白）膽固醇，亦是好膽固醇。
● 使 LDL 膽固醇不易氧化，可加熱烹調但不適於高溫烹調，可適量攝取。</td><td>● 易氧化，需新鮮時食用，可降低 LDL 升高 HDL。
● 舒張血管、降血壓、防止動脈硬化、抑制癌症、預防失智症。</td><td>● 適度攝取，可降低膽固醇（包含 HDL、LDL）
● 攝取過量會危害身體（促進體內發炎及動脈硬化）。
● 不穩定性、怕光、怕氧、怕熱。建議適量攝取。</td></tr>
<tr><td>成分</td><td>硬脂酸、棕櫚酸、月桂酸等。</td><td>油酸。</td><td>● α 亞麻油酸、EPA（二十碳五烯酸）、DHA（二十二碳六烯酸）。</td><td>● 亞油酸、γ 亞油酸、花生油酸。</td></tr>
<tr><td>來源</td><td>包含有牛豬的脂肪、奶油、棕櫚油、椰子油。</td><td>橄欖油、核桃油、杏仁油、苦茶油、酪梨油。</td><td>紫蘇油、亞麻仁油、南瓜籽油、小麥胚芽油、魚油。</td><td>紅花油、葡萄籽油、葵花油、麻油、大豆油。</td></tr>
</table>

◎ 如何維持油脂內脂肪酸平衡

烹調油攝取多樣化，以維持脂肪酸平衡。如飽和、單元不飽和、多元不飽和脂肪酸攝入平衡為1：1：1比例，才能維持正常血脂、血壓、血糖、血管功能、免疫功能、體重的控制及癌症的預防皆具有影響力。若為糖尿病患、控制血脂、血糖，則飽和脂肪酸小於7%，單元不飽和脂肪酸增加為10～20%，多元不飽和脂肪酸仍為10%，減少飽和脂肪酸，增加單元不飽和脂肪酸。

一般食用油皆含有三種脂肪酸混合，並無單一脂肪酸的食用油，以維持身體的生理作用正常運轉，且必須多樣化攝取不同食用油，經常更換食用油以維持生理平衡。

Omega-3與Omega-6脂肪酸也必須維持一定的比例。在食物中及食用油中，Omega-6脂肪酸含量較多（如大豆油、花生油、玉米油），而Omega-3脂肪酸含量較少（如亞麻仁油、紫蘇油）。日常飲食中油脂攝取比例，大多是Omega-6：Omega-3為20：1，但建議最佳的比值為4：1，因為Omega-6脂肪酸攝取過高，會造成體內持續性發炎，因此必須借助Omega-3來消炎，維持平衡。

這兩者使用相同的酶素來轉化為其他脂肪酸，形成互相競爭、互相抑制的關係，如果其中一類攝取過多會削弱另一類的轉化作用。它們之間的平衡對身體健康非常重要（Omega-6與Omega-3的攝取比例應為5：1），可達到平衡來預防心血管疾病及自體免疫異常。

油脂好油、壞油分辨

依加工方法區分為精製油、低溫壓榨油。

- **低溫壓榨油**：以冷壓壓榨方式取油、低溫65℃榨油（如：橄欖油、苦茶油）。保有較多營養素、味較淡，是好油的選擇，品質高，但有雜質、油性不穩定、不適合高溫烹調、易氧化，需包裝於深色玻璃瓶，及遠離熱源。
- **精製油**：經過高溫（240～260℃）高壓除味、脫色、漂白、去雜質、添加防腐劑、色澤透明、性穩定不易變質，賣相佳，但營養素流失、好油變壞油，如市面上的調和油，易產生反式脂肪酸、致癌物質，且過多的自由基及反式脂肪對人體有害。

好油的選擇

- 冷壓初榨、未精製、未氧化的植物油。含 Omega-3 脂肪酸多的油脂（含 EPA、DHA、次亞麻油酸）。

壞油的種類

- 如發霉污染的油，受到環境污染如戴奧辛、DDT、汞，囤積於動物油脂內，食用後累積體內毒素，影響健康。或是榨油原料受到黴菌污染，產生黃麴毒素，引發肝病、肝癌。

氧化油

- 油開瓶使用太久與空氣接觸氧化變質。高溫加熱烹調、氧化產生自由基、產生致癌物質。回鍋油再使用，含自由基多，影響健康。

含人工添加物的油

- 油品為增加賣相，添加人工色素、香料、防腐劑成分。如餿水油回收再利用，皆會危害身體健康。

◎ 認識氫化油（反式脂肪）

植物油經過氫化作用，會產生反式脂肪，人體無法將它順利代謝至體外，是健康的頭號殺手。植物油中的不飽和脂肪酸，易氧化殘敗，不耐久放，經過氫化程序之後轉變為固體狀（可耐高溫、不易變質）。

氫化油會危害人體的健康，增加 LDL 膽固醇、降低 HDL 膽固醇、增加罹患心血管疾病、癌症風險增加、促進肥胖、干擾胰島素受體敏感性、降低免疫力、降低生育力、妨礙 Omega-3 脂肪酸之利用。

氫化油（反式脂肪）非人體需要的營養素、攝取量愈少愈好，目前政府規定每 100 公克固體（液體）所含反式脂肪不超過 0.3 公克的食品，可標示為「零」，若標示為「零」不表示不含「反式脂肪」，少吃加工食品多吃天然食物，可減少攝取到「反式脂肪」。**烹調時過度加熱或反覆煎炸也易產生反式脂肪**，要少吃油炸物、少用煎炸方式烹調。

氫化油→常用於食品加工，讓食物香脆、可口	
優點	可重覆油炸、節省成本、保存長久、賣相佳。
常見名稱標示	氫化植物油、乳瑪琳、酥油、人造奶油。
食物種類	零食、甜點、泡麵、速食、調味料、油炸物、糕餅等食物。

◎ 如何選用好的油品？

購買前，必須先仔細閱讀油瓶所貼的標示成分，認清油品的種類及比例（單一油品或混合油及其比例），其製造方式（如冷壓、精製、氫化），還有營養素成分（各種脂肪酸比例或維生素 E 含量），還有賞味期限（有效日期）愈長愈佳。聞味道、看色澤，如初榨、未精製油保留原始特殊風味（如椰子油香味、芝麻油香味、橄欖香味），保留原始營養素，其色澤獨特（如品質佳的苦茶油、花生油，色深帶混濁感）。

建議不要用一瓶油煮各式的料理，必須經常更換不同品牌油脂使用，建議家裡廚房至少備有冷壓油及耐高溫油脂，依不同烹調法備 2 ～ 3 種油來使用。不同品牌所含有之脂肪酸皆不相同，交替使用，可獲取不同的成分，達到脂肪酸的平衡，食用油必須多樣化的攝取。

何謂發煙點？當油脂入鍋逐漸加熱時，開始冒出煙，此時冒煙的溫度稱之發煙點，冒煙後食用油因高溫而開始變質（產生自由基及致癌物質）。同一種油品會因精製程度而改變其發煙點（如植物油冷壓榨取的發煙點較低，精製油發煙點愈高），目前市面上銷售的油品，90％是精製油。一般食物煮熟溫度約 140℃。炒或小量油炸，溫度為 140 ～ 180℃。大量油炸溫度為 180 ～ 200℃。**必須選擇發煙點高於烹飪溫度的食用油，減少冒煙的程度。**依照食物不同的烹調用途，使用適合燃點的食用油，請參考以下的烹調用油建議：

油溫	度數	烹調方法	油脂建議	油脂種類
低溫用油	107℃	涼拌、水炒	選用單元不飽和脂肪酸含量高的油	● 橄欖油 ● 苦茶油
中溫用油	150 ～ 170℃	小火或中火炒（煮煎魚、煎蛋）	選用含多元不飽和脂肪酸多的油脂	● 芝麻油 ● 大豆油 ● 葵花油 ● 葡萄籽油
高溫用油	178 ～ 271℃	如油炸、煎煮、快炒	可選用飽和度高，發煙點高的油脂	● 棕櫚油 ● 椰子油 ● 苦茶油

◎ 油品的保存及使用方式

食用油建議購買小包裝的油品，用完再採購，原則上愈新鮮的油脂，營養素保留最佳。植物油脂開封後易氧化酸敗，建議開封後置放在冰箱冷藏，尤其是未精製、冷壓油，除了必須存放冷箱冷藏之外，開封後必須在兩個月內使用完，並且養成良好的衛生習慣，每次倒油後必須把瓶口擦乾，再加蓋鎖緊，以避免油脂變質及細菌污染。

隔濕氣及避光

- 天然冷壓未精製油，必須隔絕空氣濕氣及光線。

避免高溫

- 油品勿置於流理台附近，避免高溫變質。

有氣泡或變濁

- 油品色混濁變黃、有氣泡，必須丟棄、勿用。

回鍋油

- 加溫高熱油炸的油，勿再回鍋使用，其油質已變化含有致癌物質。

如何在烹調上減少油脂的攝取量

首先從食材採買開始減油，選用天然低油脂的食材來烹調（如魚、豆腐、蔬菜根莖類），處理肉類時，把看得見的油脂都切除（如切除油脂取瘦肉、將雞皮去除），接著多選用蒸、煮、燉、滷方式及涼拌方式的烹調法（如利用電鍋、微波爐來烹調食物），還有料理好的湯汁上面的浮油也可以撈除。

若是外食時，盡量選用氽燙、蒸煮的青菜、根莖類，而肉、魚類避免選用油炸、糖醋，還有含油量高食物（如烤雞腿、炸魚、糖醋魚、排骨），可選用滷、清蒸類的魚、肉。原則上是少吃油炸、煎、烤方式烹調，如果要吃油炸食物也必須將外面裹粉去除再食用。

吃火鍋料理最好是用蔬菜、豆漿作湯底，少用骨頭、肉類湯汁，可改用昆布湯、豆漿，少食用加工肉品的貢丸（含七成油脂），魚丸、蝦丸、蛋餃（含六成油脂）皆含有大量油脂，火鍋湯底含油量多，須適量食用。火鍋沾料如沙茶醬、芝麻醬，含油脂高，必須將上層油脂去除適量使用，可改用醬醋汁，蔥蒜醬汁、水果醬汁。

減少油脂的攝取量，請您這樣做

✕ 勾芡

少用勾芡方式烹調，湯汁內會含吸收較多油脂。

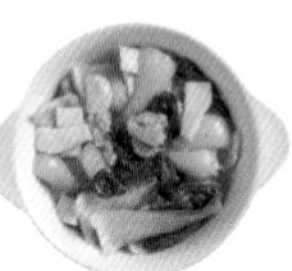

○ 去油

把看得見的油脂都切除（如切除油脂取瘦肉、將雞皮去除）。

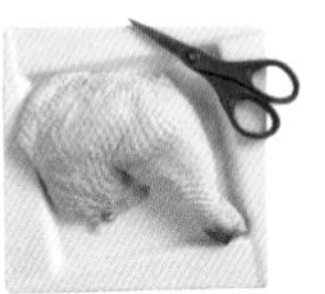

✕ 裹粉

避免裹粉食材，會增加油脂的吸收，食入更多的油脂。

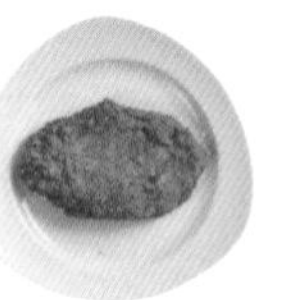

○ 撈油

料理好的湯汁上面的浮油也可以撈除。

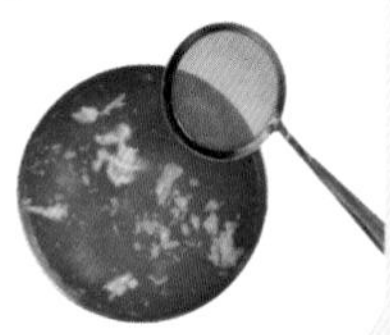

✕ 焗烤

尤其是添加奶油、乳酪，其油脂含量更多。

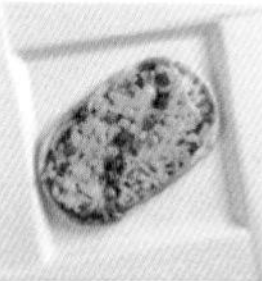

○ 健康煮

多選用蒸、煮、燉、滷方式及涼拌方式的烹調法（如利用電鍋、微波爐來烹調食物）。

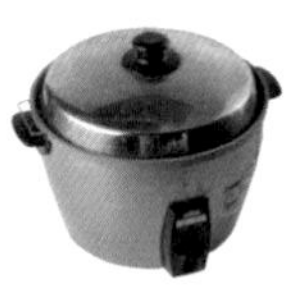

✕ 高油脂麵食

如蔥油餅、油條、甜甜圈、水煎包、鍋貼，必須用油煎，含油量高（甚至添加反式脂肪）。

○ 水油煮

多採用水油煮，以少許水入鍋，再添加少油，再放入食材炒煮，以減少油脂攝取。

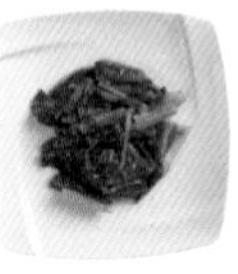

✕ 高油調味料

如美乃滋、千島醬、沙拉醬。

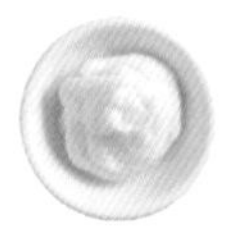

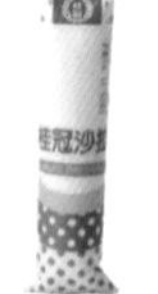

○ 涼拌菜用油→可用堅果油取代脂肪

可用天然蔬果調味，如油醋醬汁、檸檬醋汁、梅子醋汁、堅果種子醬料。

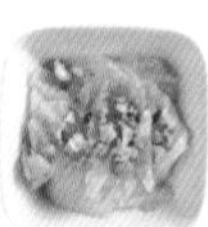

市售食用油所含脂肪酸比例及發煙點

油脂種類	油脂名稱	飽和脂肪酸%	單元不飽和脂肪酸%	多元不飽和脂肪酸	發煙點	膽固醇毫克／茶匙
單元不飽和脂肪酸（高）	1. 苦茶油	14%	79%	6%		0
	未精製				223℃	
	精製				252℃	0
	2. 橄欖油	15%	73%	10%		0
	未精製				160℃	
	精製				232℃	0
	3. 花生油	19%	47%	32%		0
	未精製				160℃	
	精製				232℃	0
	4. 芝麻油	16%	41%	43%		0
	未精製				177℃	
	精製				210℃	0
	5. 玄米油	19%	44%	35%		0
	未精製				215℃	
	精製				254℃	0
多元不飽和脂肪酸（高）	1. 葡萄籽油	10.7%	18.5%	70%		0
	未精製				216℃	
	2. 亞麻籽油	10%	20%	70%	107℃	0
	3. 葵花油	13%	25%	63%		0
	未精製				107℃	
	精製				232℃	0
	4. 玉米油	13%	25%	62%		0
	未精製				160℃	
	精製				232℃	0
	5. 大豆油	10%	23%	59%	160℃	0
	精製				232℃	
飽和脂肪酸（高）	1. 椰子油	91%	6%	3%	177℃	0
	精製				232℃	0
	2. 棕櫚油	45%	37%	13%	230℃	0
	3. 奶油	66%	30%	4%	177℃	33
反式脂肪	1. 人造奶油	17%	49%	34%	160℃	0
	2. 植物酥油	28%	44%	28%	182℃	0

認識常見食用油

依製油原料不同而分類，有豆科、果實、種子、堅果四大類。

原料種類	油品
1. 豆科	花生油、大豆油。
2. 果實	橄欖油、酪梨油。
3. 種子	亞麻仁油、南瓜籽油、葵花油、苦茶油、葡萄籽油、芝麻油。
4. 堅果	核桃油、榛果油。

◎ 依常使用程度的油品種類介紹

TOP 1

苦茶油

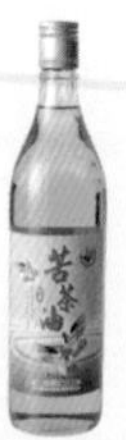

- **來源**：山茶花果實（喬木）、結籽時間長達 14 個月。
- **用途**：涼拌、熱炒（中、大火）。
- **營養成分**：含單元不飽和脂肪酸 79%，豐富維生素 A、D、E、K，油酸、亞油酸：茶多酚、葉綠素、角鯊烯（抗氧化物）。
- **特點**：耐高溫 223℃、呈金黃綠色、性溫和、苦中帶甘味。

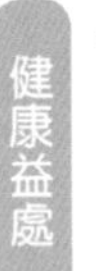

- 改善消化性潰瘍、胃寒、胃酸多。保護心血管、降低三酸甘油脂、降低壞膽固醇、抗氧化、抑制癌細胞、滋潤皮膚、防皺。

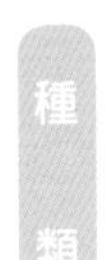

- 金花小果（種子少、油量少、價位高），耐高溫 210℃
- 紅花大果（種子多、產量多、價位較低）耐溫 223℃。

TOP 2

茶籽油

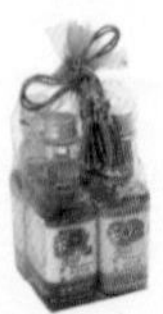

- **用途**：炒、煮、滋潤皮膚，可做化妝品使用。
- **營養成分**：單元不飽和脂肪酸 85%，含維生素 E。

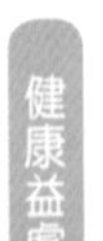

- 改善血脂、降低心血管疾病。
- 可滋潤皮膚，防止皺紋。

- 耐高溫、污染少、環保（茶樹種子再利用）。

TOP 3

橄欖油

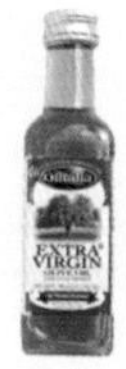

- **來源：** 橄欖果實。
- **用途：** 冷壓製，適合熟食拌油、涼拌。
- **營養成分：** 單元不飽和脂肪酸高 70%，多酚、維生素 A、D、E、K、葉綠素。
- **特點：** 不耐高溫，會產生自由基。

健康益處

- 降低壞膽固醇，提升好膽固醇，有益心血管健康，預防老年失智、延緩老化。
- 可增加胰島素敏感性、降低血糖。
- 含抗氧化物質，具防癌、防幅射功能。

種類

- 特級初榨橄欖油（Extra Virgin Olive oil）黃綠色，不耐高溫（160℃），適合涼拌、沾麵包用。
- 優級初榨橄欖油（Virgin Olive oil）深綠色，耐溫度 160℃→適合涼拌、沾麵包，不能炒菜、油炸。
- 純橄欖油（Pure olive oil）淡金黃色，經過精製過程→發煙點較高 210～240℃，可用於水炒、煎炒，不適用油炸。
- 橄欖渣油（Pomace oil）金黃色，經過有機溶劑提煉→營養成分低，品質不佳，不建議食用，耐高溫 238℃。

TOP 4

葡萄籽油

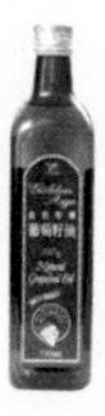

- **用途：** 中低溫烹調、涼拌、煎炒。
- **營養成分：** 含亞麻油酸（必需脂肪酸）、原花青素、維生素 A、B_1、B_2、E、多酚、沒食子酸。

健康益處

- 抗自由基、抗老化、防失智、保護心血管、保護肌膚、修護細胞、保護視力。

特點

- 耐高溫、易氧化產生、過氧化脂質。

TOP 5

亞麻仁油

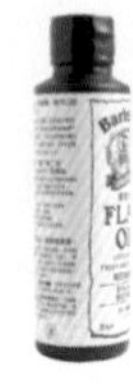

- **用途**：拌入生菜、湯粥、果汁，但不能熱煮。
- **營養成分**：含 Omega-3、Omega-6 脂肪酸、木酚素、維生素 E、礦物質。

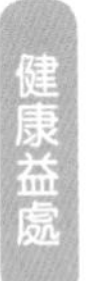

- 降低膽固醇、提高智能、預防老化、調節荷爾蒙、預防癌症、促進腸道蠕動、調節免疫系統。

- 常溫下易變質、不耐存放、發煙點低、適合低溫食用。

TOP 6

大豆油

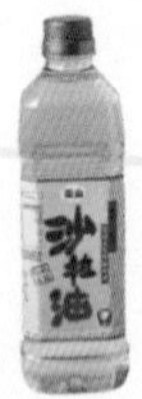

- **用途**：涼拌、快炒，不適合高溫烹調及久炸。
- **營養成分**：含三種不同脂肪酸：卵磷脂、異黃酮素、角鯊烯、維生素 C、E、植物固醇。

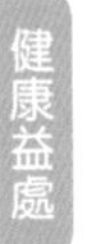

- 調節血脂、防心血管病變、增強免疫力、可增重（消瘦者）。

- 高溫易氧化變質，產生反式脂肪，開瓶要儘快用完。

TOP 7

花生油

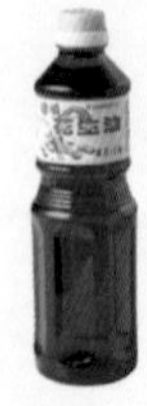

- **用途**：涼拌、熟食拌油。
- **營養成分**：卵磷脂、膽鹼、維生素 A、B_1、B_2、葉酸、多酚、鈣、鋅、鐵、甾醇。

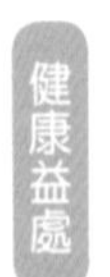

- 防心血管疾病、降低壞膽固醇、延緩肌膚老化、改善記憶力、防止老化。

特點

- 易消化吸收、易凝血、過敏反應、易感染黃麴毒素。

TOP 8

玉米油

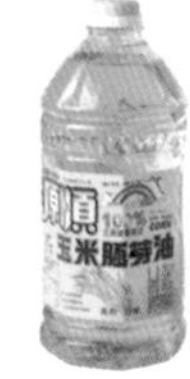

- **用途：**適用煎炒、涼拌烹調。
- **營養成分：**含油酸、亞油酸、維生素 E、硒、鎂、鐵。

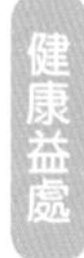

- 降血脂、延緩老化、增強抵抗力。

- 亞油酸高，易引發乳癌、降低 LDL 與 HDL、不耐高溫。

TOP 9

椰子油

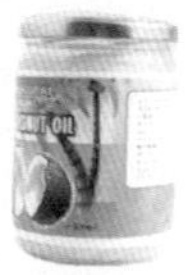

- **用途：**適用於煎炸、涼拌、拌醬。
- **營養成分：**飽和脂肪酸（月桂酸）含量多、鉀、鎂、鋅。

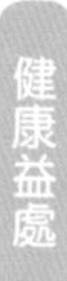

- 不易疲倦、恢復體力、促進新陳代謝。

- 飽和脂肪酸含量高，影響心血管健康。

TOP 10

調和油

- **內容物：**原料油佔多量，以大豆油、花生油、葵花油為主，搭配油佔少量，添加茶籽油、玉米油。
- **用途：**適用於煎炸、炒、煮、高溫油炸。
- **營養成分：**含不飽和脂肪酸、維生素 A、D、E、茶多酚。

（結合兩種以上的油，依比例「調和」而成，可提高油脂的發煙點，有利於高溫烹調）

- 看似「健康又好用」的油，但所含脂肪酸比例，因每種成分油脂皆不同，但混合油無法判斷確切的烹調溫度，而油脂混搭營養素成分增加，會造成身體的負擔，不建議選用。

- 耐高溫烹調、少油煙。油品比例標示不清楚，無法看出真正內容。

另類油脂（堅果類）的選擇

堅果富含有油脂，是營養豐富的健康油脂，也是健康飲食必具有的營養物質，含有豐富的單元不飽和脂肪酸，能降低膽固醇、預防心血管疾病，許多的醫學研究指出，適量的吃堅果，並不會發胖，每日 30 公克，熱量約 150 ～ 200 卡。

哈佛大學營養系以一項長達 11 年對婦女所作的追蹤調查顯示，適量食用堅果可降低第 2 型糖尿病的發生機率，是因堅果所含的不飽和脂肪酸及其他營養素，有助於穩定血糖及改善胰島素的功能，減少糖尿病的發生。

堅果的種類

- **高脂肪、高蛋白、低碳水化合物之堅果。**
  如：花生、瓜子、葵瓜子、腰果、松子、杏仁、核桃、開心果。

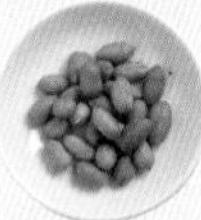
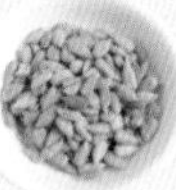
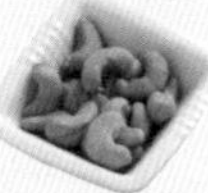
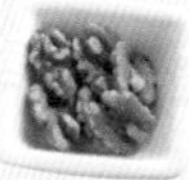

- **低脂肪、低蛋白、高碳水化合物之堅果。**
  如：栗子、蓮子、白果。

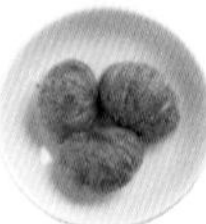
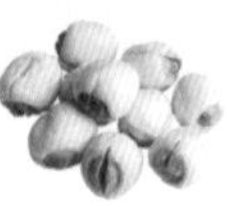
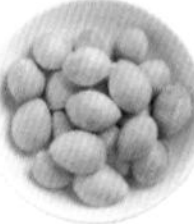

1. 脂肪酸

大多為單元不飽和脂肪酸及多元不飽和脂肪酸（Omega-3 脂肪酸）有益於心血管、可降低膽固醇、防止血栓及動脈硬化。

2. 蛋白質

為優質蛋白質，亦為素食者常食用。含有精胺酸，可保護血管內壁、鬆弛血管、防止動脈硬化。

3. 維生素 E、B 群多

以 B_1、B_2 有利於醣份之代謝，維持血糖穩定、維生素 E、有助於抗氧化、防止血管病變。

4. 礦物質

鉀、鎂、鋅、鐵、鉻，都有助於血糖的穩定及防止胰島素阻抗發生。

5. 膳食纖維

有助於調整血糖、及排除體內毒素。

6. 植化素

如鞣花酸、異黃酮、木酚素、固醇。木酚素可調節血糖，固醇可降低膽固醇。

堅果的變化吃法

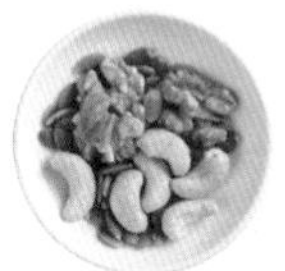

直接當點心

在餐前或餐後，可增加飽足感，尤其是糖尿病友適合。

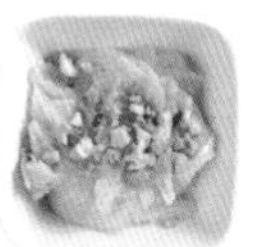

炒菜加料

可加入核桃、腰果。

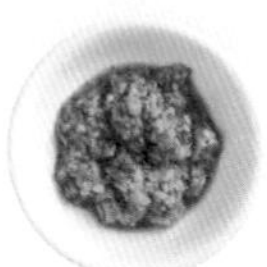

製成沾醬

將堅果粒研磨細碎混合。

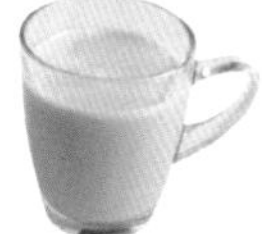

加入蔬果汁

將堅果粒研磨混合打汁。

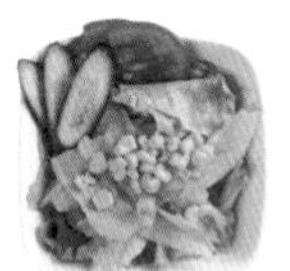

加入生菜沙拉

將堅果粒研磨細碎與生菜混合成堅果生菜沙拉。

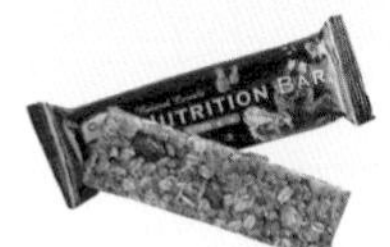

堅果棒當點心

還可以加入葡萄乾、麥片粒，增加口感。

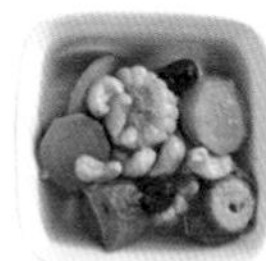

加入湯汁

增加美味，如腰果、栗子、杏仁。

堅果養生糊

取適量的堅果，研磨糊狀。

◎ 食用堅果的宜忌

市面上的堅果種類多，口味也多樣化，但建議不要吃加工過的堅果，如外皮裹粉、油炸加鹽，或調味、烘烤過度的堅果，還有吃堅果必須要檢查堅果是否有軟化或是產生霉斑的現象，若有發現變質，應該丟棄不要食用。每日堅果食用以 30 公克為限（熱量約 150 ～ 200 卡）而限制堅果食用者不可隨意吃。

- **熱量計算：**吃入堅果必須扣除其他熱量的攝取，對糖尿病友而言，堅果可當零食食用，但必須間隔主食時間長，以防止血糖值上升迅速（堅果 GI 值不高，如花生 21、腰果 31）。

- **堅果可代替烹調油**：100 公克含有油脂 44.4 克，相當於 45 公克食用油，其他如葵花籽含 50%油脂，核桃含 60%以上的油脂。2 公克堅果 =15 公克食用油，糖尿病友吃堅果，就必須減少用油量，比例約為 2：1（堅果：烹調油）。

1 匙油 5 公克＝熱量 45 大卡

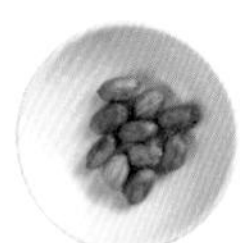
花生 10 顆

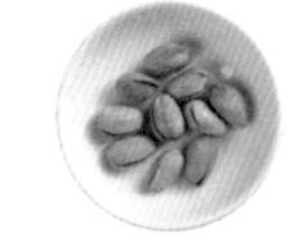
開心果 10 粒

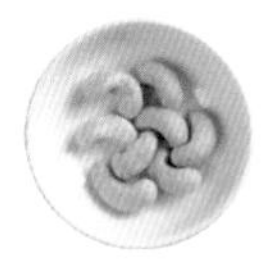
腰果 8 粒

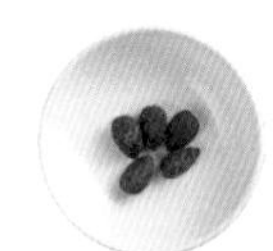
杏仁果 5 粒

常食用的堅果介紹

核桃

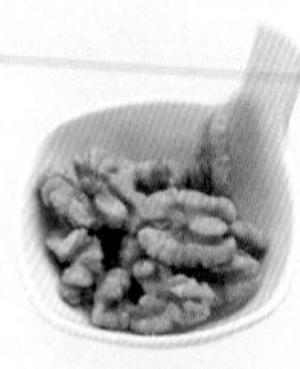

- **營養成分**：含蛋白質、鈣、鎂、鉀、鉻及纖維。
- **適合**：糖尿病友及控制糖分者食用。可當點心食用，而疲勞時多咀嚼核桃仁，可緩解壓力、補充體力。

健康效用

- 含有 Omega-3：為堅果中最高量，可降低三酸甘油脂，防止血栓形成及提供大腦神經傳導物質的穩定性，促進多巴胺、血清素的形成，維持情緒的穩定。
- 含維生素 A、E 豐富：可防止細胞老化，能健腦，增強記憶力及延緩老化。
- 所含有的 α- 次亞麻油酸（ALA）：由體內酵素輔助後轉成 EPA、DHA，可抗凝血、減緩發炎及降血壓，同時也是素食者 Omega-3 的最佳來源。
- 鉻含量高，有助於血糖穩定，且維持膽固醇正常代謝。

注意事項

- 特別注意：核桃熱量數為 35 卡，一日食用量約為 4 ～ 5 粒，熱量為 120 ～ 150 卡（為 1 份油脂的份量）。食用過多堅果，會增加油脂攝取量，影響體重增加。

腰果

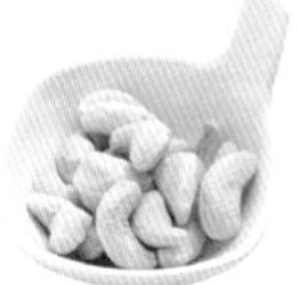

- **營養成分：**維生素 A、B_1、B_2、B_6、蛋白質、鈣、鎂、鉀、鐵。
- **適合：**一般人均可食用或是缺乏維生素、心血管疾病患者、容易便秘的人。

健康效用

- 含油酸多：有利於膽固醇之代謝，維生素 E 可抗氧化，防止血管病變，鎂可促進葡萄糖代謝，控制血糖，所含澱粉酶可抑制腸道吸收糖分，改善高血糖症狀。
- 豐富的油酸：可通便潤腸、美容、延緩老化。經常食用腰果，可提升免疫力及增進食慾。

注意事項

- 特別注意：腰果不要生食，須烤、煮再食用，腰果外皮含有毒性的漆酚化學物質，生食會引發中毒、休克。

杏仁果

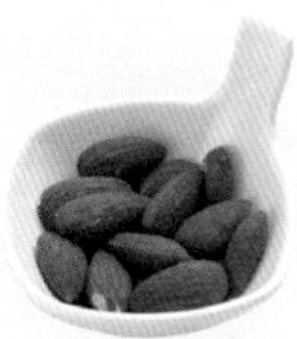

- **營養成分：**含蛋白質、膳食纖維、鈣質、鎂（多）、維生素 E，不含膽固醇。
- **適合：**糖尿病友控制血糖者食用。

健康效用

- 所含油脂、蛋白質：食用後有飽足感，適量食用有助於減重。
- 杏仁果常製成醬汁，可用來沾蘋果、芹菜，可增加美味或塗抹麵包、饅頭食用。

注意事項

- 杏仁果每日攝取量為一份五顆，其熱量高，心血管疾病及糖尿病友要注意攝取量。

夏威夷豆

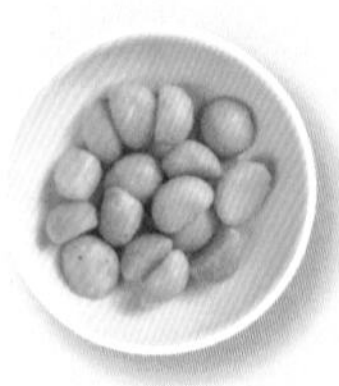

- **營養成分：**含有八種人體所需的氨基酸及豐富營養素，如鈣、鎂、鉀、纖維素、硒、植物固醇（β-穀固醇）等。
- **適合：**非常適合中老年人、及血脂功能異常者。

健康效用

- 所含油脂 80%為單元不飽和脂肪酸：較其他堅果含量高（橄欖油含量為 75%）有助於降低心臟疾病及癌症之發生率。
- 果仁內含有高達 68～80%的油脂：是有益身體健康的單元不飽和脂肪和植物膽固醇，對於皮膚修護、抗老及保養有卓越的效用。
- β-穀固醇：經研究已知，可降膽固醇、維持攝護腺健康。
- Omega-3 脂肪酸：有助減少體內發炎，並能提升高密度脂蛋白（好的膽固醇 HDL）量，有效降低心臟病的風險。

注意事項

- 特別注意：一盎司（28.35 公克）夏威夷豆熱量高，約為 204 卡，大約為 3～4 粒，建議適量食用。建議每日攝取量以 4 至 5 顆為限。

南瓜子

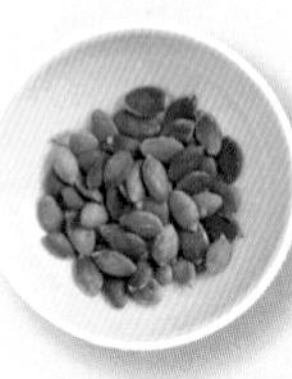

- **營養成分：**含豐富的胡蘿蔔素、蛋白質、維生素 A、B_1、B_2、C、鎂、鉀、硒等，經過烘焙過，礦物質含量會增加。
- **適合：**一般人都可以食用。男性適合經常食用。

健康效用

- 含有鎂元素：有助於糖分、胰島素、膽固醇的正常代謝，對於需要控制糖分的人，是極佳的堅果。
- 適量食用南瓜子：可和鈣一起調節骨骼新陳代謝、維護攝護腺健康。
- 含鋅元素及男性激素比其他堅果高：有助於初期攝護腺肥大治療，及預防攝護腺癌的發生。

注意事項

- 特別注意：飯後一把南瓜子，便是養生於金方，一把約為一份 30 公克，大約是 20 粒左右。應避免生食南瓜子，以免引發腸胃不適。

飲品類

在炎熱的夏日中，大部分的人會選用冰涼飲料消暑，而飲料的種類非常多，包含有果汁、茶飲、冰品、酒精飲料，其中所含有的糖分、油脂、熱量及加工原料對於健康的危害，尤其是體重增加、血糖的上升更是嚴重。

根據衛福部 2004 ～ 2008 年國民營養調查，習慣性喝飲料的人腰圍較大且體重較重，許多研究更發現，含糖飲料與心血管疾病代謝疾病（糖尿病）皆是有相關性，常喝含糖飲品者，其罹患代謝症候群、糖尿病、心血管疾病機率增加。

愈來愈多研究發現，每天喝添加高果糖糖漿飲料 1 ～ 2 杯者，較 1 個月才喝 1 次，其糖尿病罹患率增加 26%以上。高果糖糖漿飲料比蔗糖、果糖飲料更易增加三酸甘油脂上升，而長期飲用會累積脂肪於肝臟，形成脂肪肝。年輕人長期飲用高果糖糖漿飲料，易引發血壓及低密度脂蛋白上升，促使胰臟癌細胞分化，建議罹患癌症病友應避免飲用含高果糖糖漿飲料。

目前市面上手搖飲料店，有依個人喜好甜度來調整飲料的含糖量，分為全糖、半糖、微糖、無糖。但糖度未有標準可循，尤其酸性飲料（如檸檬、金桔）為減少酸味，糖分添加更多，其熱量更多，無形之中，更增加肥胖及代謝症候群上身。

飲料的種類非常多，它們基本的成分包含有水、糖及各種食品添加劑（如防腐劑、甜味劑、辛香料等），有些飲料的營養價值不高，僅含有少量蛋白

市售一般飲料（糖含量）		市售酸性飲料（糖含量）	
糖量	熱量	糖量	熱量
無糖	0 卡	無糖	0 卡
微糖 25 克	約 100 卡	微糖 51 克	約 201 卡
半糖 35 克	約 180 卡	半糖 70 克	約 280 卡
全糖 53 克	約 210 卡	全糖 75 克	約 300 卡

質、維生素，屬於高熱量低營養素，所含的糖分多為單糖類（果糖）或玉米果糖糖漿，而影響血糖快速上升的糖分子，不僅是糖尿病人及一般人也應儘量少喝或不喝，可選擇無糖或少糖的牛奶、咖啡、茶飲飲用，但最好的飲品仍是白開水，尤其是小分子水能滋潤體內的細胞，促進新陳代謝。

如何減少含糖飲料的攝取，可由平常飲食習慣改變，以白開水、茶飲來替代，或是**逐漸減少攝取量，如大杯改為小杯、減糖量，或是自製無糖飲料**，以防止身體健康的危害及疾病的罹患。

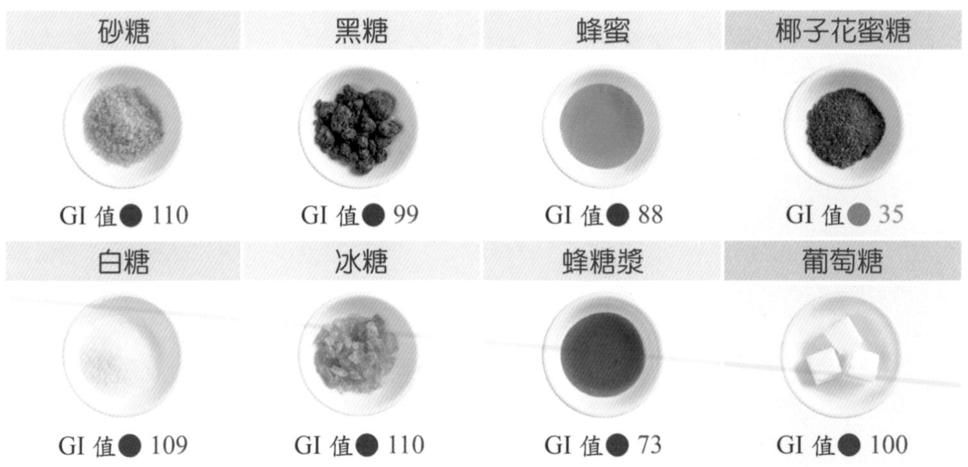

糖質的毒性真相

世界衛生組織（WHO）於 2014 年 3 月 5 日公佈，最新糖攝取指引草案，建議糖攝取越少越好，成年人及兒童的游離糖（free sugers）攝取量以不超出總熱量 10%，最好能低於 5%更有利健康，以身體 BMI（質量指數），正常成年人計算，一天糖攝取量約為 25 克。

美國哈佛醫學院研究發表證明：甜飲料的消費會促進兒童與成人的肥胖，由於高糖的含量造成低飽足感，並未減少其他熱量。平均而言一份 350CC 甜飲料含有 35 ～ 37 克的糖，熱

游離糖是什麼？

由人工添加劑飲料或食物中的單糖（如葡萄糖、果糖）、雙糖（蔗糖、砂糖），以及糖漿、果汁、濃縮果汁中的天然糖皆稱為「游離糖」。

量為 140 ～ 150 卡，而碳酸飲料、運動飲料、酒精飲料含糖量高於 7%，屬於中高甜度飲料。

甜飲料中所含的糖，大多為蔗糖及果糖糖漿，蔗糖消化後分解為果糖，高果糖含有一半以上之游離糖，對健康的危害大，大量果糖攝取，熱量增加，影響血糖上升及降低好膽固醇。在自然期刊中發表的（糖的毒性真相）文章指出糖就像酒一樣，作用於大腦會成癮性、繼續攝取它，以解除飢餓感，抑制飽足感，由大腦傳遞「再吃多的」信號，糖含有高熱量但缺乏基本營養素，不僅導致肥胖，更引發代謝症候群，是現代慢性病的主兇。

糖非人類不可缺乏的食物，大量的累積，其危害有如酒精，從蔬果中攝取少量的果糖是無害的，但從加工食品中，吃下大量額外添加的果糖，身體將無法代謝，糖的危害更甚於脂肪及卡路里之上。

甜飲料所含的糖大多為果糖，未能提供飽足感，吃飯時搭配飲料，並不會減少食量，且會引起熱量攝取過多，糖的消耗量增加也會引發慢性病風險，如：高血壓、高血糖、高血脂、體重超標，促使慢性病流行率增加，而且兒童期的肥胖，會促使成年期肥胖出現機率更大，因此糖的攝取量應限制於 10%或 5%以下。

天然果糖存在水果、蜂蜜，易為人體吸收的單醣，其甜度是蔗糖的 1.6 倍，果糖不需經過胰臟代謝，對血糖波動影響較少，好的果糖進入細胞時，不依賴胰島素，可控制血糖的穩定，也不易累積於血管內壁造成糖尿病或血管硬化。

高果糖玉米糖漿的特質

- **高果糖玉米糖漿：**是利用基改玉米加工製成，其果糖含量佔 55 ～ 90%，成本低，口味清爽，不殘留甜味，有增色、防腐及保濕食品的甜度及品質。
- **飲料中的高果糖糖漿易為人體吸收**，且易引發吃入更多的糖分需求減少及控制食用量，攝取過多會危害健康，如三酸甘油脂提升，引發代謝症候群、糖尿病、失智症的發生。

飲品的種類及GI值的影響

飲料種類繁多，可分為酒精類、氣泡類、能量類、果汁、茶飲、咖啡、運動飲料等，依其所含糖種類及份量而影響GI值的高低，必須了解其營養成分標示，而慎選食用，才不會造成血糖的急速上升，影響健康。茲將各類飲料其主要成分及影響簡單介紹如下：

第一類

能量飲料

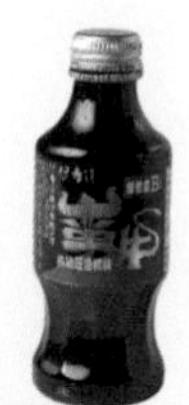

- 保力達、蠻牛、維他命B飲料160cc。
- 糖22.4公克、碳水化合物24公克、鈉190毫克。
- 一瓶糖含量96卡，已達每日總熱量5%。

成分

- **糖含量**：為中和酸性加入大量的蔗糖，是熱量的主要來源，過量攝取糖會導致肥胖。
- **牛磺酸**：可加速神經元產生，保持大腦清醒狀態，提神、減少焦慮。
- **維生素B群**：促使新陳代謝增加，維持肌力、體力。
- **咖啡因**：可刺激中樞神經，提神、消除疲勞。

第二類

能量飲料（氣泡類）

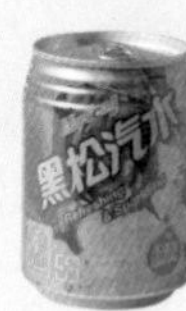

- 黑松汽水245cc。
- 熱量88大卡，含糖量22公克、鈉15毫克，GI值83±7。

成分

- **成分**：碳酸水、砂糖、高果糖糖漿、香料（含乙醇、水）、檸檬酸、L-抗壞血酸（抗氧化劑）。
- 含有磷酸，會影響體內鈣質的吸收，增加骨質疏鬆的發生。

注意事項

- 大部分的氣泡飲料所添加白砂糖、果糖糖漿不利於血糖之控制，少數強調無糖其甜味來自於甜味劑，且鈉含量高，危害健康。
- 經獨特之調配及生產技術，製成獨家口味，清涼有勁，是最適合家庭或朋友聚會飲用的碳酸飲料。

第三類

果汁類

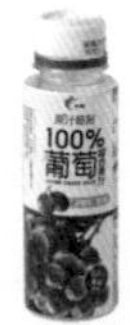

- 綜合果汁 495cc。
- 市售綜合果汁（藍莓、葡萄汁），每 100cc 含糖量 11 公克、熱量 50 大卡、鈉 1 毫克。
- 一瓶含糖量為 55 公克，熱量 250 大卡。

成分

- 其成分為新鮮或冷藏水果為原料製成，或使用濃縮的果汁為基料加入糖分、酸味劑、香料製成，一般只含有 10%以上的原果汁，即屬合格果汁。

注意事項

- 建議多選用新鮮現榨果汁，少食用加工果汁飲料。
- 果汁讓血糖上升的速度比任何食物或飲料更快，它不含纖維素，會使血糖飆高，少食用。

第四類

蔬菜汁

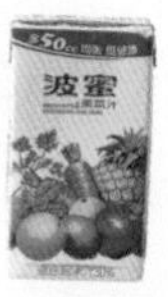

- 波蜜果菜汁。
- 強調低卡、不添加砂糖、果糖，一瓶裝 400cc，含有糖 15.2 公克、鈉 80 毫克、熱量 76 大卡、可適量飲用。

成分

- 一種或多種蔬菜汁加入鹽、糖、防腐劑、香料、色素，經脫氫殺菌製造過程的產品。
- 如：番茄汁、蔬菜汁，一般口感較平淡，不需加太多糖，含維生素 C、植化素、糖尿病病友可適量食用，選擇低糖、低鈉少的產品較佳。

第五類

乳品飲料

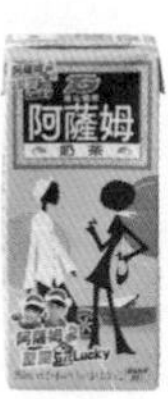

- 奶茶。
- 一份 350cc 含有糖分 27.3 公克、熱量 153.7 卡、鈉 81 克，應少食用。
- 乳品飲料的 GI 值，如優格（51）、豆奶（63）、全脂奶（38±6）。

成分

- 以鮮奶或奶粉為原料，經過發酵或不發酵過程，加入水、糖、色素、香料、防腐劑之製品，如優酪乳、果汁奶、奶茶。

注意事項

- 宜選擇原味未加糖的鮮奶或優酪乳為佳，加工品含較多的糖分，熱量較高，營養價值不同於一般牛奶，需控制糖分者，不宜多食用。

第六類

植物蛋白飲料

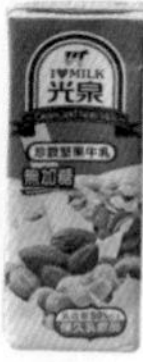

- 珍穀堅果奶 200cc。
- 含糖分 6.2 公克、蛋白質 3.4 公克、脂肪 4 公克、熱量 105 卡，可每日適量食用一份。

- 如豆奶、杏仁奶、堅果奶，含有較多的糖分及脂肪，熱量高，營養價值仍低於一般堅果含量，需適量食用。

第七類

運動飲料

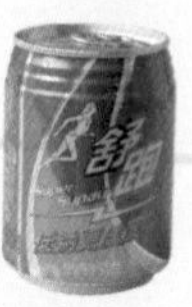

- 舒跑飲料 250cc。
- 含糖 16.9 公克、鈉 103 毫克、熱量 68.8 大卡，且添加有蔗糖、葡萄糖、高果糖糖漿，對於血糖的上升是具有影響力的，不宜食用。

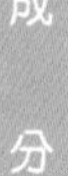

- 含糖分較高：且加有葡萄糖，以快速補充體力，升糖指數較高，不利於血糖的控制。

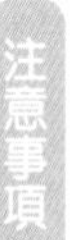

- 鈉含量較多：以補充運動後多汗排出的電解質不足，對於需血糖控制者較無益處。

第八類

茶類飲料

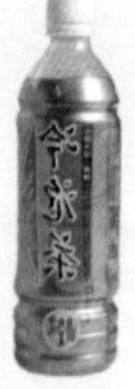

- 冷泡茶（無糖）。
- 成分為水、茶葉、維生素 C、碳酸氫鈉。一份 290cc，熱量為 0 卡、糖 0 公克、鈉 44 毫克。
- 一瓶含量 580cc，為 2 份，糖分控制者可適量飲用。

- 成分含茶葉、茶多酚、維生素 C、香料、磷酸鹽調配而成，營養價值低於碳酸飲料。

- 有些茶飲料添加糖分，不能如一般飲茶隨意喝，須限量。

第九類

咖啡

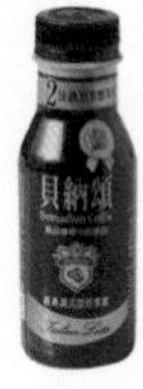

- ucc 黑咖啡、貝納頌。
- 無糖黑咖啡：如 ucc 黑咖啡 180cc1 瓶含糖分 0 公克、熱量 3.7 大卡、鈉 32 毫克、可適量食用，咖啡因含量 100cc ／ 59 毫克。

成分

- 有些咖啡添加 50%乳品：以增加其口感，其含糖量增加。如貝納頌 1 瓶 210cc，含糖分 16.8 公克、鈉 122 毫克、熱量 115 卡。
- 咖啡豆內含有咖啡油醇（Cotesterol）化合物會增加人體膽固醇，而煮過的咖啡豆需經濾紙過濾，減少咖啡油醇殘留，以免增加膽固醇。

注意事項

- 視所添加糖的份量而影響 GI 值，最好選用無糖或少糖咖啡使用。
- 每日飲用咖啡不超過 2 杯（咖啡因含量 100mg）咖啡因會刺激胰島素的生成，刺激食慾變大。
- 咖啡含綠原酸，可抗氧化，一天可適量飲用 2 ～ 3 杯，但咖啡因攝取不超過 300 毫克。

各種飲品的熱量、糖分比較

飲品種類	飲品	總容量(cc)	含糖量（公克）	鈉（毫克）	熱量（卡）	每100cc含量		
						含糖量（公克）	鈉（毫克）	熱量（卡）
能量飲料	保力達蠻牛	160	22.4	190	96	14	119	60
氣泡飲料	黑松汽水	245	22	15	88	9	6.1	36
果汁類	柳橙汁	400	34.8	20	176	8.7	5	44
蔬菜汁	波蜜果菜汁	400	15.2	80	76	3.8	20	19
乳品飲料	阿薩姆奶茶	350	27.3	81	153.7	7.8	23	43.9
乳品飲料	小饅優酪乳	210	23	73	172.8	11	35	82.3
植物蛋白飲料	珍穀堅果奶	200	6.2	68	104	3.1	34	52
植物蛋白飲料	養生豆奶	150	12.4	42	135	8.3	2.8	90
運動飲料	舒跑	245	16.9	103	68.8	6.9	42	28
茶飲料	冷泡茶	585	0	88	0	0	15	0
茶飲料	茶裏王	600	24.6	60	103.2	4.1	10	17.2
咖啡	貝納頌	210	16.8	122	115	8.0	58	54
咖啡	ucc 黑咖啡	184	0	32	3.7	0	17	2.0

如何選擇較無升糖值影響的飲品

市售飲品大部分有添加高果糖糖漿，吃多了會刺激三酸甘油脂增加，造成肥胖及代謝症候群發生。依據衛福部公布「市售包裝食品營養宣稱規範」。食品宣稱無糖表示 100cc 固體或液體其含糖量不超過 0.5 公克，低糖少糖量是指固體 100 公克不超過 5 公克，液體 100cc 內不超過 2.5 公克。

儘量選擇「無糖飲料」或半糖、少糖開始逐漸降低甜度。從少冰、去冰開始，**選擇接近室溫的飲料**。冰品降低口腔對甜度敏感度，會吃得更重甜味。

選擇小杯份量飲品，其含糖量也較低。儘量吃真食物，清爽無甜味的原始食物（如洛神花茶、檸檬茶、百香果茶、金桔茶、柚子茶）。多選用天然茶飲（如綠茶、紅茶之冷泡茶），且綠茶未經發酵，含有豐富的兒茶素，具有在腸道內抑制澱粉酶及蔗糖酶之活性，以減緩腸道對澱粉及蔗糖的消化、吸收，以及可提升產熱效益，有效達到控制體重的作用，且咖啡因含量低，又能抑制食慾，對健康有利。

選用無糖黑咖啡，咖啡因含量低，有利於血糖之控制。**低脂鮮奶茶**含糖量低，可適量飲用，一日 1 ～ 2 杯。**飯前喝一杯 200cc 水**（礦泉水或一般開水），**可增加飽足感**，減少食量，及增加細嚼慢嚥的機會，以緩解血糖上升。

降脂肪、降血糖的茶飲

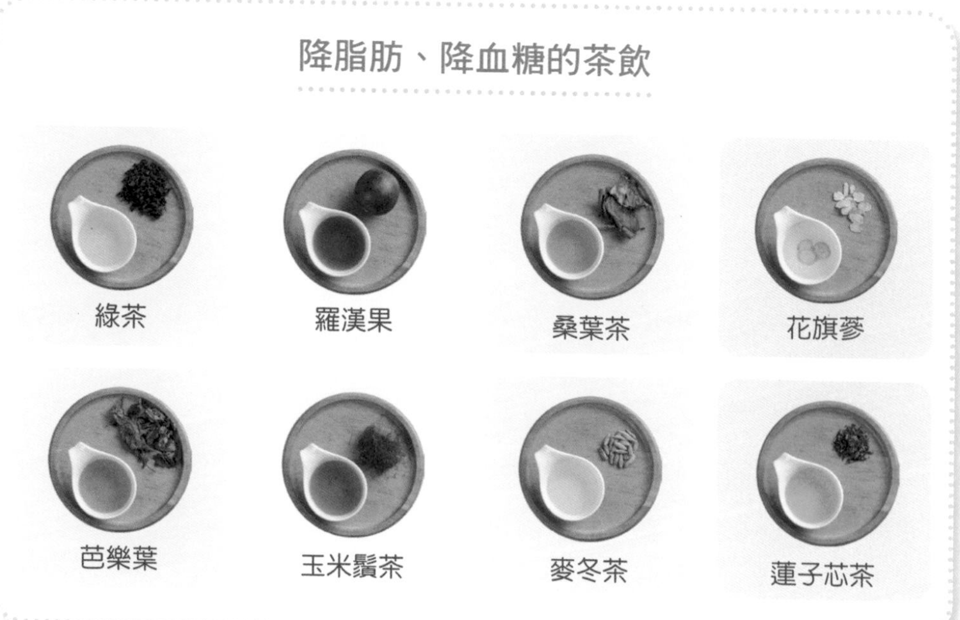

調味香料＆醬料類

調味香料是有利於人體健康的輔助食品，它的功能是能滿足人們的感官需求，刺激食慾，增進健康。調味料類有包含鹹味劑、甜味劑、酸味劑、重辛味劑等，而各種不同的調味香料，可以讓料理產生無窮的變化，以及創造出美味，但攝取過量的調味料會造成身體器官的負擔。

調味香料種類
發酵型
醋、醬油、豆瓣醬、味精、調味料酒。
非發酵型
鹽、糖、酵母、太白粉、地瓜粉。
辛香料分類
乾貨類
芥末、豆蔻、大茴香、花椒、肉桂粉、薑黃粉、胡椒粉。
新鮮品
蔥、薑、蒜、辣椒、香菜、巴西利、羅勒、迷迭香、月桂葉、香椿。

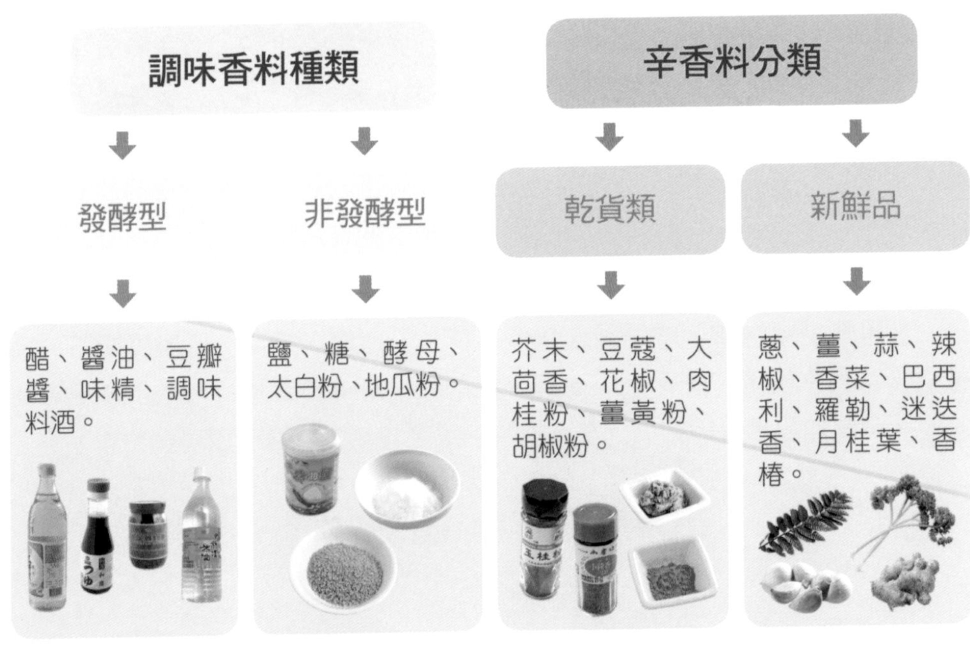

調味香料營養價值

辛香料含有許多植化素，有益於改善人體的新陳代謝，尤其是醣份的代謝，如大蒜含有蒜素、薑含有薑黃素、鼠尾草籽含有 omega-3 脂肪酸、香椿含有抗氧化成分等，皆是有利於血糖值控制的調味香料。

做菜時使用的「調味料」所含的熱量，也必須計算於每日的熱量攝取量，如砂糖、米酒、蜂蜜、起司粉、沙拉醬、番茄醬、咖哩醬皆含有熱量。購買已調製的調味香辛調味料，必須詳細閱讀標示，避免攝入過多的油脂及人工添加物。

必須節制使用的調味醬料

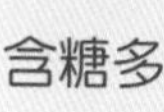
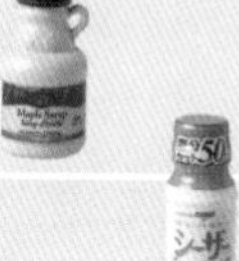
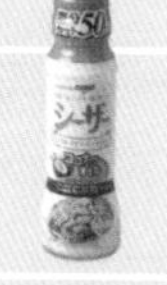
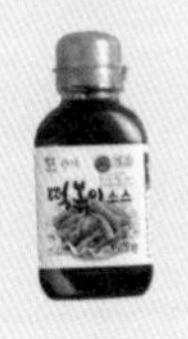

含糖多	● 砂糖 ● 蜂蜜 ● 黑糖 ● 楓糖漿 ● 味醂
含油脂多	● 梅林醬油 ● 蠔油醬 ● 凱薩醬 ● 白味噌 ● 沙拉醬
含鈉多	● 烤肉醬 ● 芝麻醬 ● 花生醬 ● 油醋醬 ● 味噌醬 ● 日式炸豬排醬 ● 番茄濃湯 ● 奶油濃湯

調味醬料種類

常見的調味醬料大部分都是市售現成的方便醬，除了中式口味之外，還含括各種異國風味的醬料，皆是以加工方式調製，除了添加食材保鮮劑來預防產品變質、延長保存期限，如番茄醬、烤肉醬、梅子醬、果醋、芝麻醬等。

目前也有自己利用新鮮食材調製而成，但保存期限較短，開封必須要冷藏或立即食用，如紅酒醋汁、青醬汁、油醋汁。

常見各種調味醬種類

類別	圖	項目
中式醬料	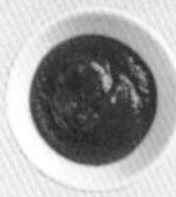	● 糖醋醬汁、香椿醬汁、烤肉醬汁、番茄醬、梅子漿、梅子醋、蒜泥醬汁、芝麻醬汁、金桔醬汁、堅果醬汁。
西式醬料	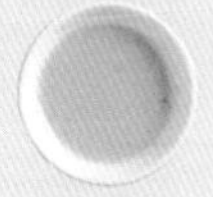	● 油醋醬汁、紅酒醋汁、蔬果醋汁、青醬汁、白醋醬汁、法式芥末醬汁、凱撒醬汁、莎莎醬。
日式醬料		● 味噌醬汁、芥末醬汁、和風醬汁、照燒醬汁、桔醋醬汁。
韓式醬料	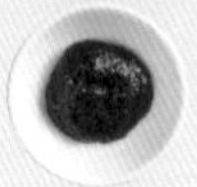	● 醋辣醬汁、黃芥末醬、味噌醬、芝麻蒜泥醬。

降血糖的調味醬汁

砂糖會讓血糖上升，但如果攝取過量鹽分，則會造成血壓上升，習慣重口味相對也容易形成各種慢性疾病，病從口入，不得不防，改善飲食的惡習，可以延長壽命，對於食材、烹調法及調味料的偏好，必須要著重以天然、營養、健康為取向，如同調味醬料對健康的影響也不容忽視，例如：降血糖最好攝取含有酸味食材、低糖醬汁，才能有利於延緩血糖上升。

降血糖適用醬料	降血糖不適用醬料 （含糖及鈉成分多）
梅子醬汁、紅酒醋汁、蘋果醋汁、青醬汁、芥末醬汁、香椿醬汁、油醋汁、莎莎醬汁、味噌醬汁、薑蒜汁、黑胡椒醬。	糖醋醬汁、烤肉醬、蜜汁醬、焦糖、番茄醬、蠔油醬、沙茶醬、豆瓣醬、甜麵醬、宮保醬、沙拉醬。

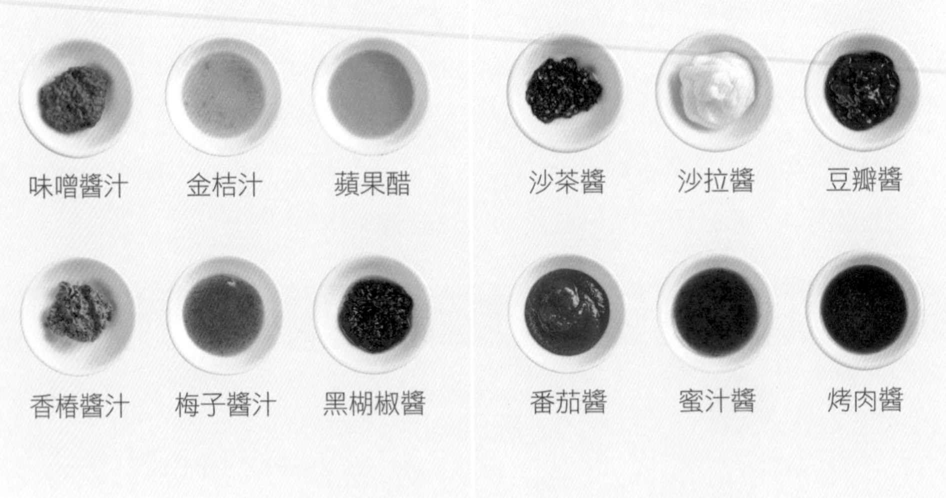

PART

5

低GI健康廚房

一星期早／午／晚餐
示範食譜

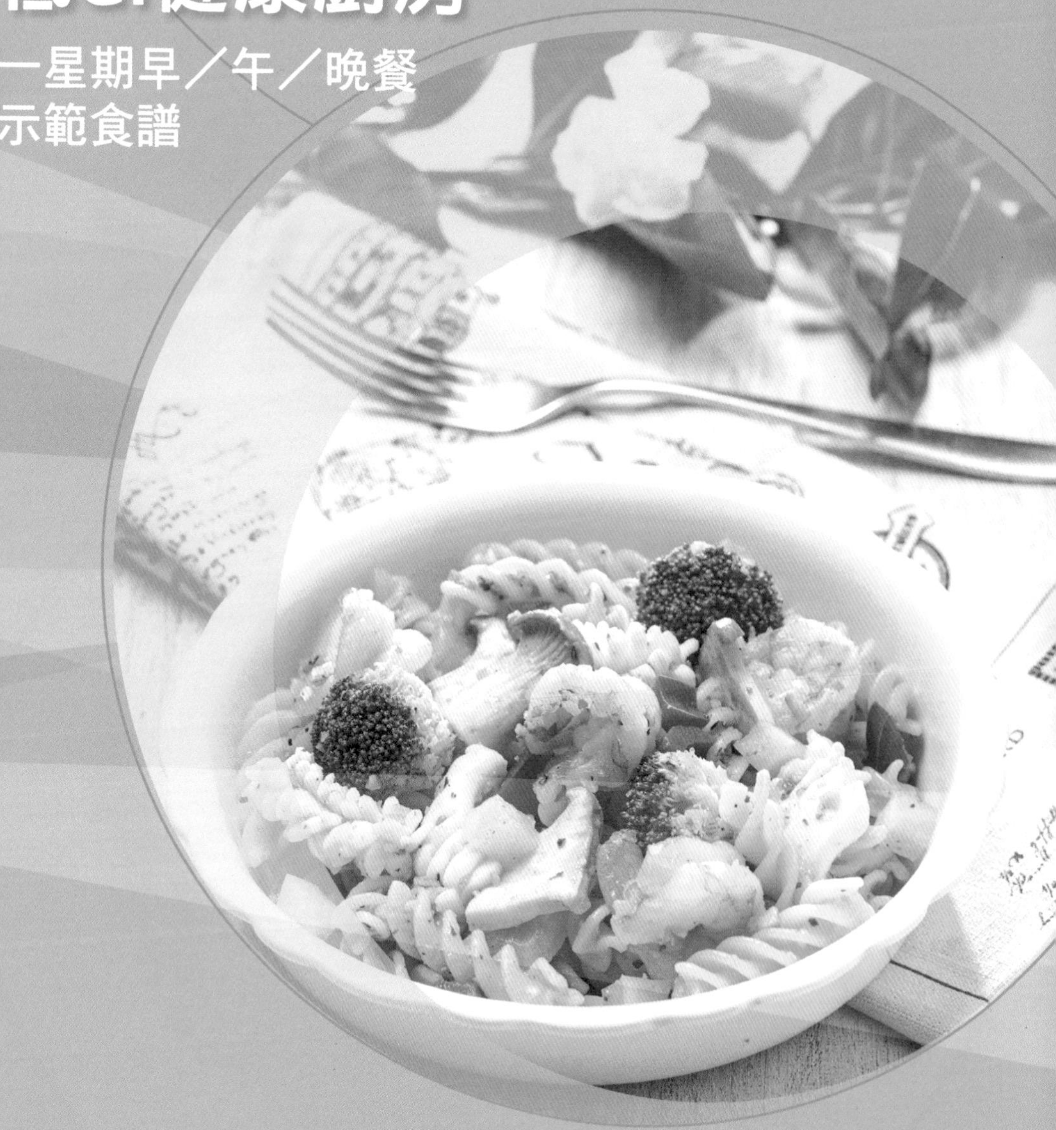

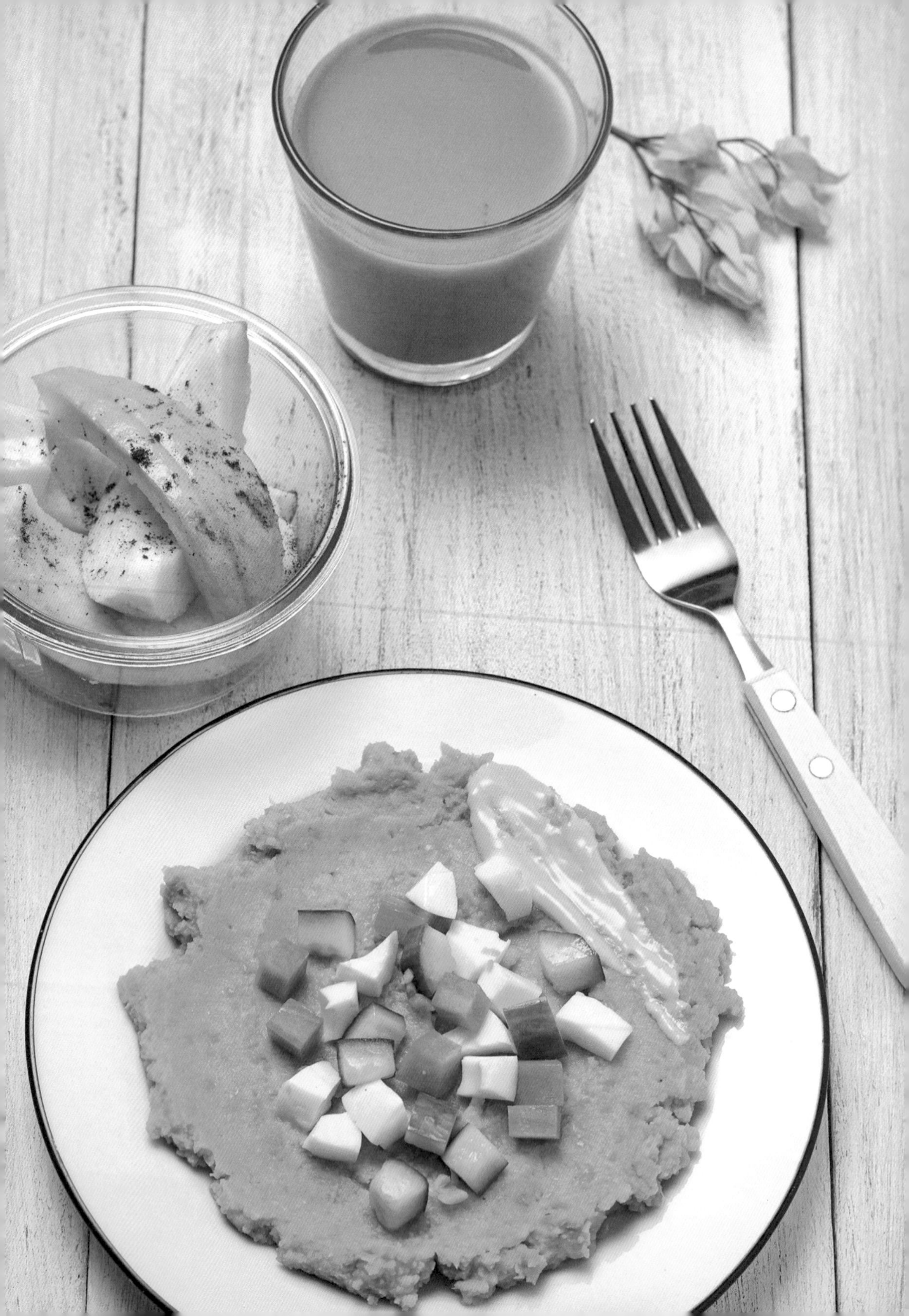

1 豆泥沙拉

〔主食〕

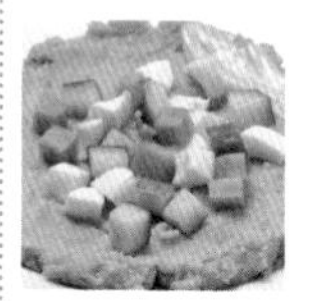

材料：

鷹嘴豆 40g
雞蛋 .... 1 顆
小黃瓜丁 30g
紅蘿蔔丁 20g

調味料：

芥末沙拉醬........... 1 大匙

作法：

1. 鷹嘴豆洗淨，泡水 8 小時，瀝乾，再加水 100cc，移入電鍋蒸熟（外鍋水 2 杯），再打成豆泥，加入芥末沙拉醬拌勻。
2. 雞蛋洗淨，放入滾水煮成水煮蛋，再切小丁；紅蘿蔔丁放入滾水略汆燙，撈起，瀝乾。
3. 將**作法** 1 擺盤，放入雞蛋丁、小黃瓜丁、紅蘿蔔丁拌勻，即可食用。

熱量	261.9
蛋白質	16.1
脂肪	6.7
醣類	34.1
膳食纖維	5.1
鈉	264

2 糙米堅果奶

〔飲品〕

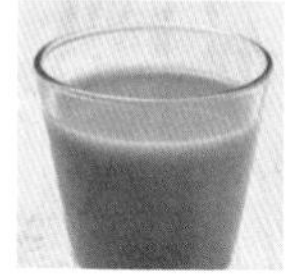

材料：

糙米 20g
堅果（核桃、南瓜子）... 20g
啤酒酵母粉.................. 5g
水 10cc

作法：

1. 糙米泡水 4 小時，加水 120cc，放入電鍋蒸熟（外鍋水 1 杯）。
2. 將全部的材料放入果汁機攪打，再加入啤酒酵母粉拌勻，即可食用。

熱量	209.6
蛋白質	8.2
脂肪	10
醣類	21.7
膳食纖維	2.1
鈉	5

3 肉桂芭樂

〔水果〕

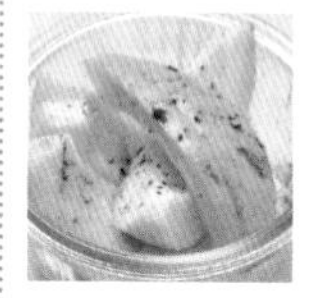

材料：

芭樂 120g
肉桂粉.......................... 3g

作法：

1. 芭樂用清水洗淨、去除籽，切成片後，撒上肉桂粉，即可食用。

熱量	67
蛋白質	1.6
脂肪	0.2
醣類	15.2
膳食纖維	6
鈉	6

烹調健康叮嚀：

- 糙米要浸泡 1 小時以上，讓外皮的植酸分解後再烹煮（植酸會影響蛋白質、鐵、鈣、鎂的吸收）。

營養健康叮嚀：

- **鷹嘴豆**含蛋白質及膳食纖維，可減緩糖份吸收；含鎂高，可刺激胰島素分泌，冷豆泥含抗性澱粉，GI 值低。
- **糙米**含鉻有助醣份代謝，穩定血糖，含鋅有助於胰島素製造，降低血糖，含膳食纖維，可減緩醣份吸收，改善高血糖。
- **啤酒酵母粉**含豐富礦物質，如鋅、硒、鎂，有利於胰島素的利用，其維生素 B 群，有助於糖份的代謝。
- **肉桂粉**含黃烷醇多酚類抗氧化物，能降低胰島素阻抗及穩定血糖。
- **芭樂**含鉻，可增強胰島素敏感性控制血糖；其豐富維生素 C，能預防心血管病變。

早餐第1套 1人份總熱量	538（卡）
總醣類（克）	71
總蛋白質（克）	25.8
總膳食纖維（克）	13.4
總脂肪（克）	17

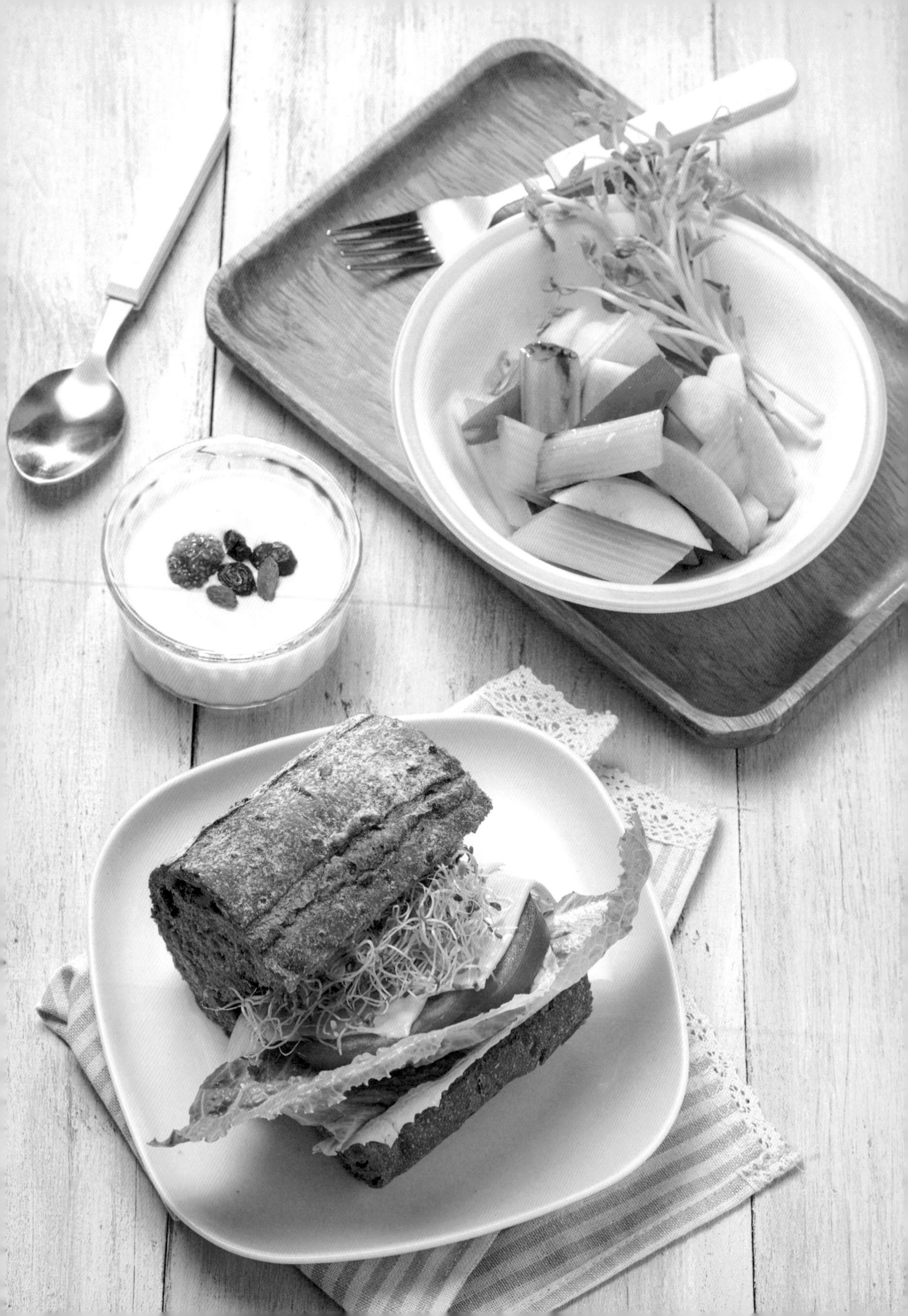

1 全麥三明治

〔主食〕

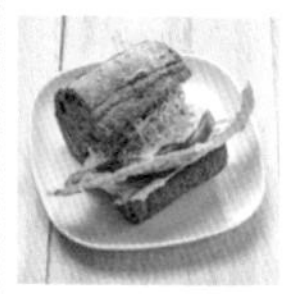

材料：

全麥多穀麵包 60g
美生菜 10g
番茄片 20g
苜蓿芽 10g
起司片 20g

調味料：

杏仁醬（或無蛋沙拉醬）... 5g

作法：

1. 美生菜、苜蓿芽皆以開水洗淨；美生菜撕成大片狀。
2. 全麥多穀麵包從中間剖開，依序放上美生菜、番茄片、起司片、苜蓿芽及杏仁醬，即成。

熱量	262
蛋白質	12.5
脂肪	9
醣類	33
膳食纖維	2.7
鈉	569

2 彩虹蔬果

〔副食〕

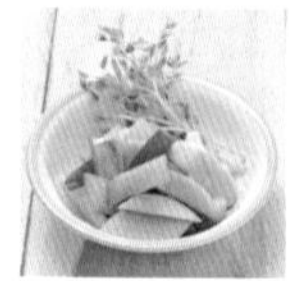

材料：

西洋芹 30g
紅甜椒 10g
豌豆苗 20g
蘋果 30g

調味料：

紅酒醋 15cc
橄欖油 5cc

作法：

1. 全部的材料洗淨。西洋芹剝除粗絲，用開水汆燙沖冷水，斜切小段。
2. 紅甜椒切長條；蘋果削皮，切長條。
3. 將全部材料放入容器，淋上紅酒醋、橄欖油拌勻，即成。

熱量	77
蛋白質	1.8
脂肪	5
醣類	6.1
膳食纖維	2.2
鈉	26

3 優格莓果沙拉

〔點心〕

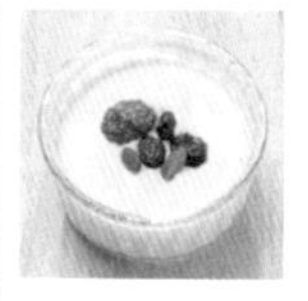

材料：

原味低脂優格 100g
綜合莓果 10g
奇亞籽粉 5g

作法：

1. 將優格放入容器中，加入奇亞籽粉拌勻。
2. 再撒上綜合莓果，即可食用。

熱量	160
蛋白質	5.9
脂肪	5
醣類	23
膳食纖維	1.9
鈉	47.2

烹調健康叮嚀：

- 奇亞籽接觸到水份會立即膨脹，吃起來口感微Q；奇亞籽亦可加入粥、飯、沙拉湯汁作烹調用，磨成粉狀更易消化吸收。

營養健康叮嚀：

- 奇亞籽含 Omegn-3 脂肪酸、木質素、纖維素，有益於血糖控制及防止癌症、心臟病。
- 西洋芹含豐富膳食纖維，可減緩糖份吸收，防止血糖上升，降低血糖。
- 碗豆苗含鉻元素較多，有利脂肪、醣份代謝，含膽鹼、氮氨酸可防止動脈粥狀硬化，膳食纖維豐富，有助於腸道排便。
- 紅酒醋含有機酸（蘋果酸、醋酸）能促進醣份代謝，抑制血糖上升，醋酸可降低蔗糖酶麥芽糖酶的活性、降低血糖指數。

早餐第2套

1人份總熱量 495(卡)

總醣類（克）	總蛋白質（克）
62	20.3

總膳食纖維（克）	總脂肪（克）
6.7	19

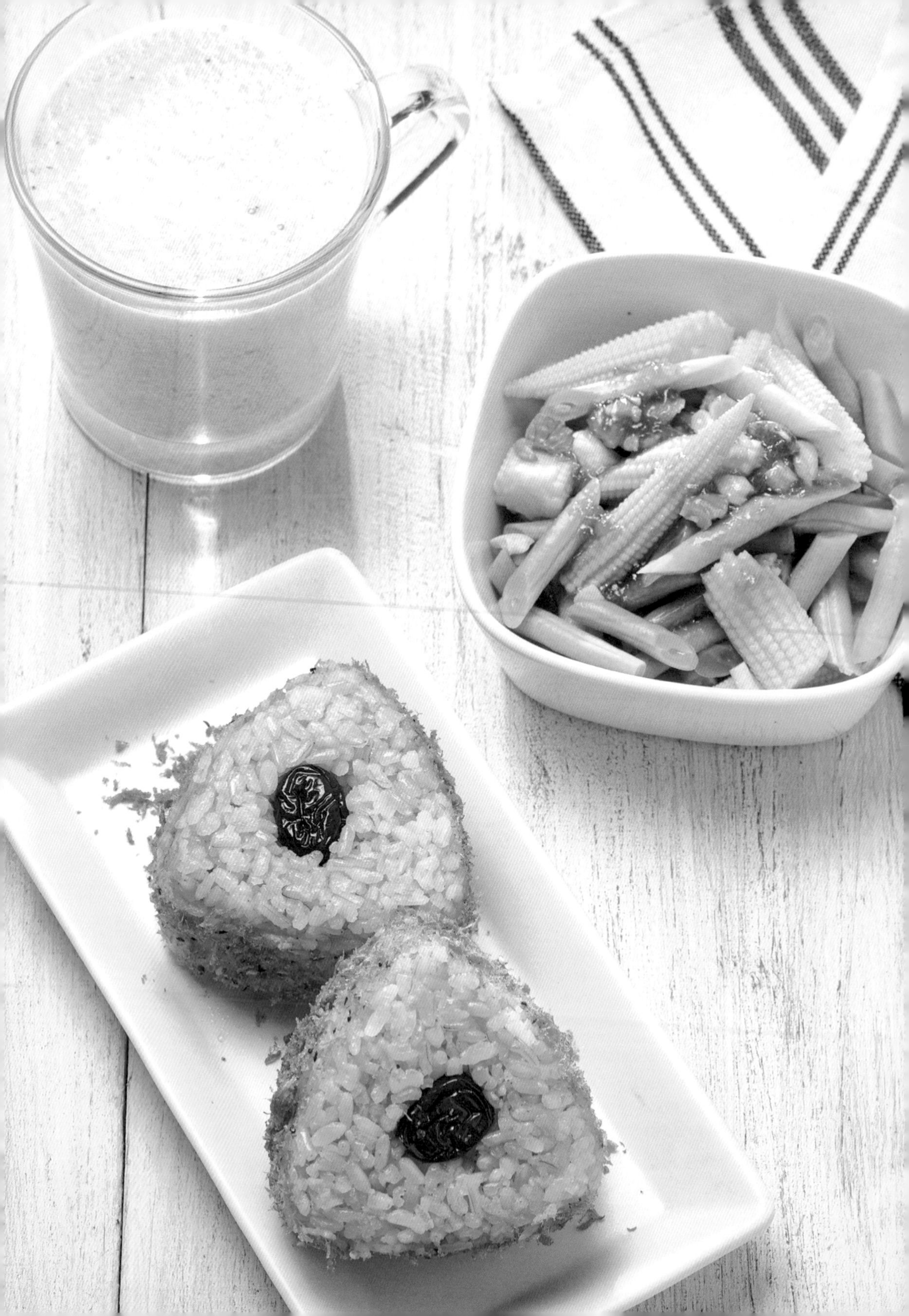

1 香鬆飯糰

〔主食〕

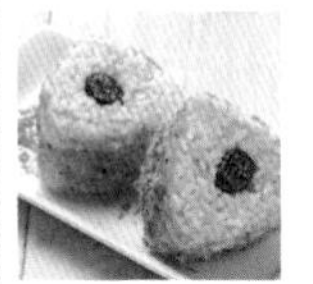

材料：

胚芽米飯 50g

大蒜粒 20g

紅棗 10g

牛蒡香鬆 10g

作法：

1. 胚芽米洗淨、泡水 1 小時，加入水 1 杯及大蒜粒，移入電鍋中（外鍋水 1 杯）蒸熟。
2. 將煮熟的胚芽米飯，加入大蒜粒拌勻，與紅棗一起放入模具壓出三角造型。
3. 將牛蒡香鬆鋪在淺盤上，飯糰沿著邊翻滾一圈，即可食用。

熱量	223
蛋白質	5.2
脂肪	1.5
醣類	47
膳食纖維	2.9
鈉	3.3

2 味噌豆筍

〔副食〕

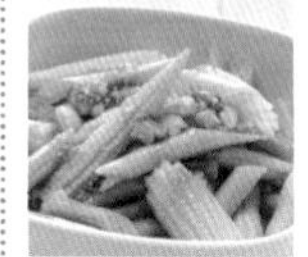

材料：

四季豆 60g

玉米筍 30g

綜合堅果 20g

調味料：

梅子味噌醬汁 15cc

作法：

1. 四季豆、玉米筍洗淨、切斜段，以熱水燙熟後，盛盤。
2. 綜合堅果裝入塑膠袋中壓碎後，撒在四季豆及玉米筍上面。
3. 淋上梅子味噌醬汁，即可食用。

熱量	186.5
蛋白質	7.5
脂肪	10.1
醣類	16.4
膳食纖維	3.1
鈉	9.1

3 銀耳薏仁漿

〔飲品〕

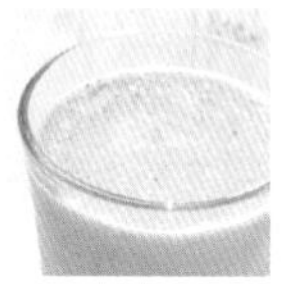

材料：

乾白木耳 10g

薏仁 10g

豆漿 80cc

作法：

1. 薏仁洗淨、泡水 6 小時；乾白木耳洗淨，泡水 1 小時，以熱水汆燙，備用。
2. 將白木耳、薏仁一起移入電鍋（外鍋水 1 杯）蒸熟，取出。
3. 將蒸熟白木耳、薏仁、豆漿放入果汁機攪打成汁，即可食用。

熱量	88
蛋白質	3.4
脂肪	1.0
醣類	16.2
膳食纖維	4.06
鈉	10.35

早餐第3套 1人份總熱量 497（卡）

總蛋白質（克）	總醣類（克）	總脂肪（克）	總膳食纖維（克）
16	80	12.7	10

營養健康叮嚀：

- **胚芽米**含膳食纖維、鋅、硒，可減緩腸道吸收糖份，有助於控制血糖；維生素 B1、B2 皆有利醣份代謝，可控制血糖值，消除疲勞、安定神經。
- **四季豆**含鈣、磷、鎂元素，有利於胰島素的正常分泌。
- **綜合堅果**含錳、鋅、鎂、硒，能維持胰島素正常功能，改善葡萄糖耐量、調節體內糖份。含 Omega-3 脂肪酸，有助於減少胰島素阻抗、穩定血糖。

烹調健康叮嚀：

- 白木耳稱為「窮人的燕窩」，膠質豐富，必須先浸泡，注意是否有酸味、辣味，辨別是否浸泡過藥水（二氧化硫），泡好的白木耳要用熱水汆燙，再清洗乾淨。

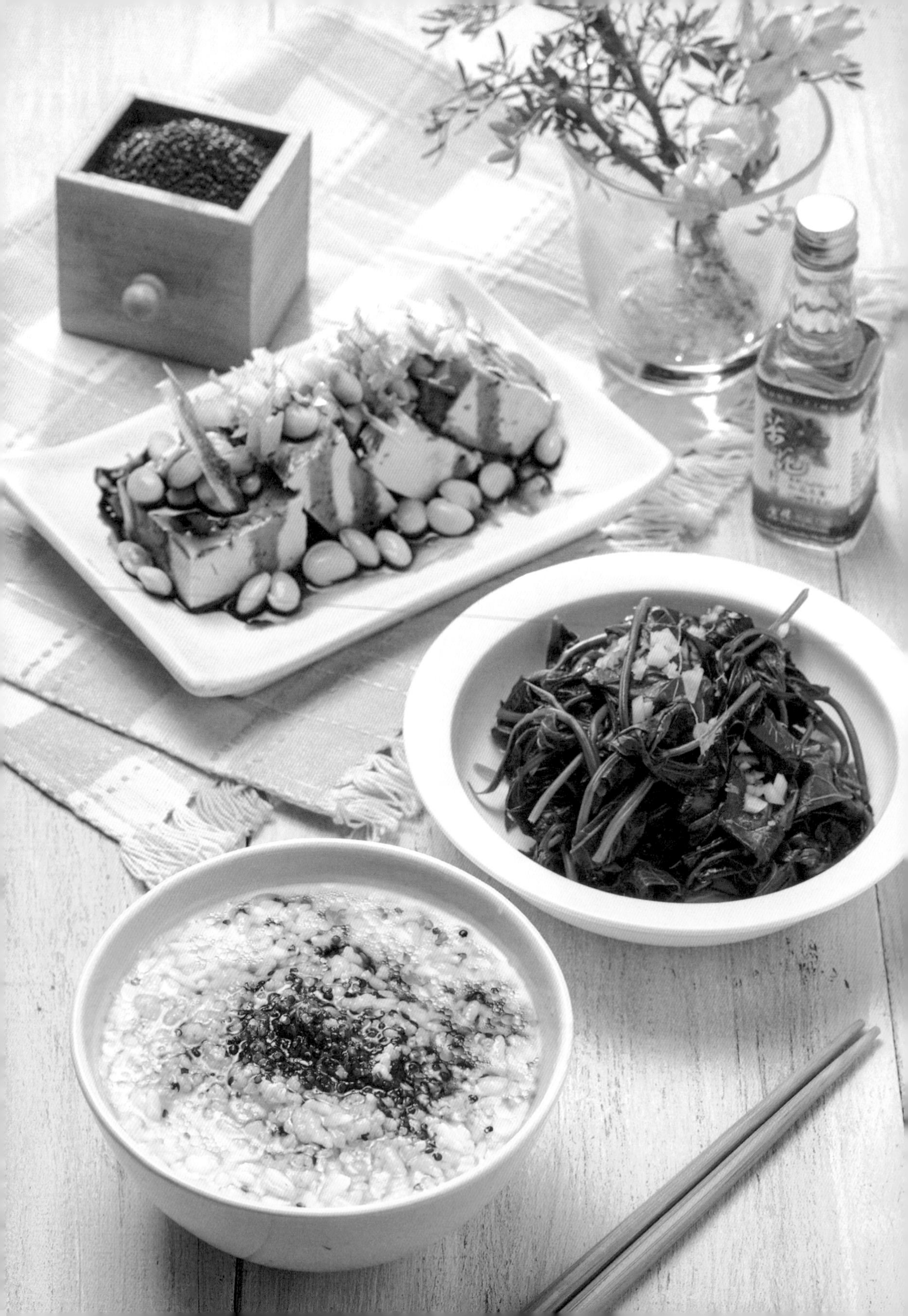

1 紅藜小米粥

〔主食〕

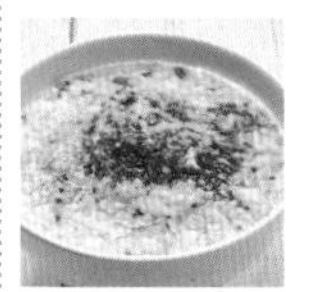

材料：

糙米 40g
紅藜 20g
小米 10g
水 600cc

作法：

1. 糙米洗淨，泡水6小時；紅藜、小米分別沖淨（不須浸泡）。
2. 糙米加水1杯，移入電鍋（外鍋水1杯）蒸熟。
3. 再加入小米、紅藜（外鍋水1杯）再次煮熟，取出拌勻，即成。

熱量	250.6
蛋白質	6.8
脂肪	2.6
醣類	50
膳食纖維	2.5
鈉	6

2 柴魚豆腐

〔副食〕

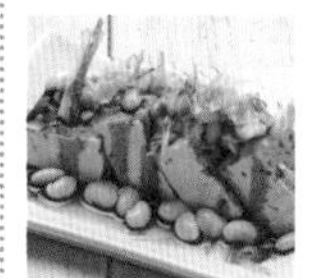

材料：

豆腐 80g
毛豆 30g
柴魚絲 10g

調味料：

醬油膏 5cc

作法：

1. 豆腐洗淨，以熱水汆燙，切厚片，放入容器。
2. 毛豆洗淨，以熱水燙熟，撒在豆腐上面。
3. 淋上醬油膏，撒上柴魚絲，即可食用。

熱量	153
蛋白質	19
脂肪	4.3
醣類	9.4
膳食纖維	2
鈉	323.7

3 茶油地瓜葉

〔副食〕

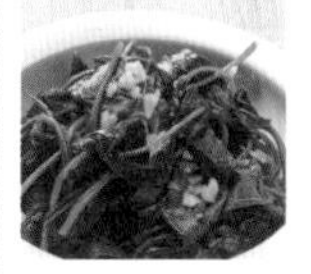

材料：

地瓜葉 100g
蒜末 10g
薑末 10g

調味料：

鹽 0.1g
苦茶油 5cc

作法：

1. 地瓜葉洗淨，以熱水汆燙至熟，撈起，放入容器。
2. 加入蒜末、薑末、苦茶油及鹽拌勻，即可食用。

熱量	86
蛋白質	3.7
脂肪	5.7
醣類	5.0
膳食纖維	3.6
鈉	41

早餐第4套	
1人份總熱量	490（卡）
總醣類（克）	64
總蛋白質（克）	29.5
總膳食纖維（克）	8
總脂肪（克）	12.6

營養健康叮嚀：

- **紅藜**帶殼，被稱為「糧食之母」。含有GABA、Omagn-3脂肪酸及天然抗氧化成分；蛋白質組成優於魚肉、畜肉；含多種維生素、礦物質，皆有利血糖的控制。
- **毛豆**含豐富的膳食纖維，有助於減緩血糖吸收及降低血脂及膽固醇；鉻元素可促進細胞對葡萄糖的利用，促進糖原合成，有利於降低血糖。
- **地瓜葉**富含葉綠素及纖維素、鈣、鐵及黏液蛋白，黏蛋白有助於糖份緩慢吸收，平衡血糖。
- **苦茶油**含較高單元不飽和脂肪酸，可改善胰島素之作用，降低空腹血糖，防治糖尿病。

烹調健康叮嚀：

- 毛豆為黃豆的幼豆，營養豐富，又易消化，其蛋白質優於瘦肉、蛋，是素食者最佳選擇。
- 清洗地瓜葉時，須將細梗保留，勿丟棄，因為細梗含豐富膳食纖維、黏蛋白，最有益於控制血糖。

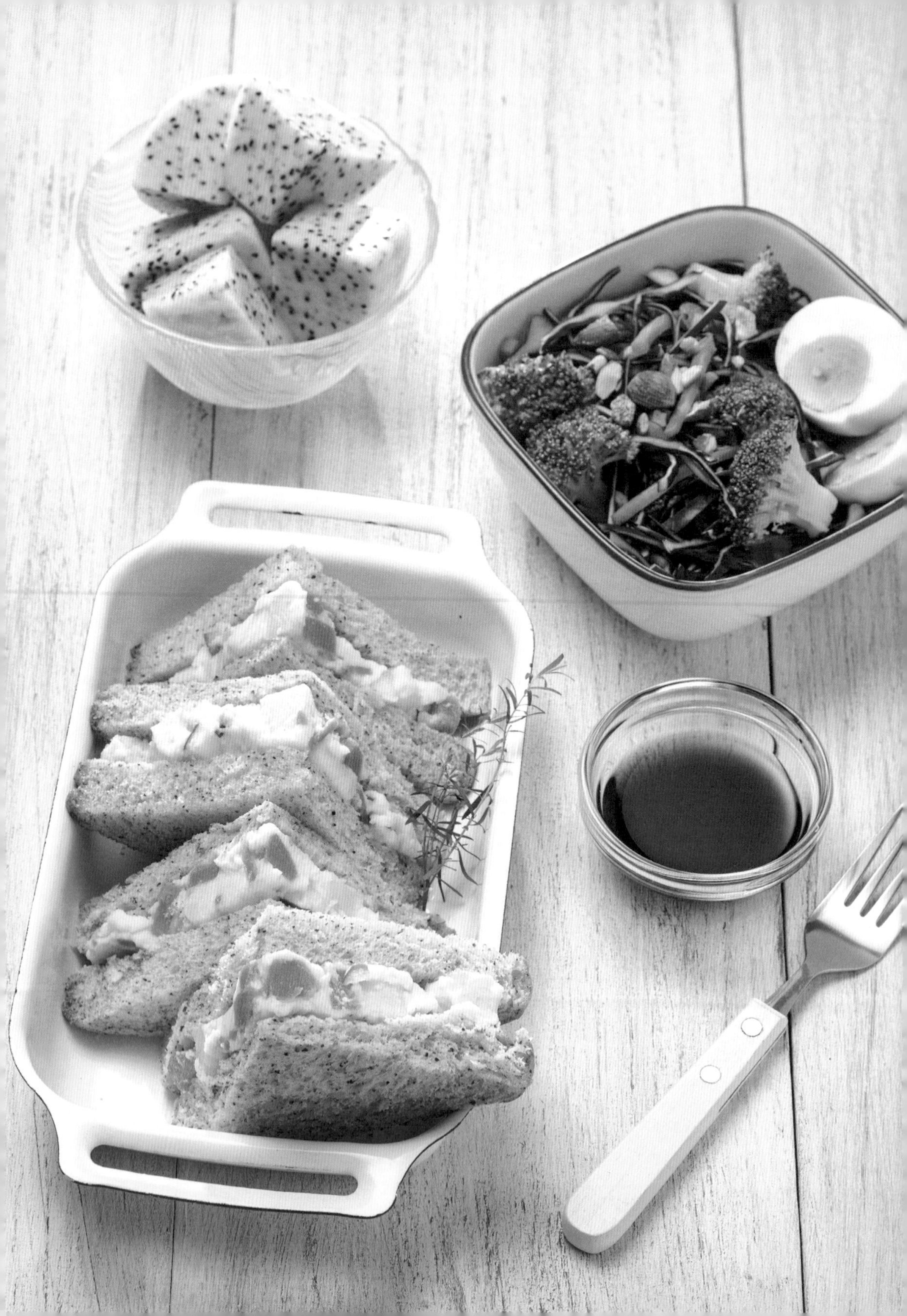

1 全麥吐司沙拉
〔主食〕

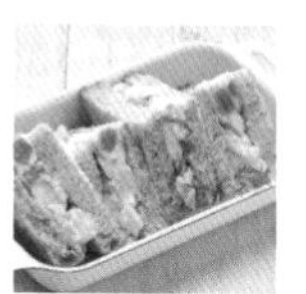

材料：

全麥吐司..................2 片
馬鈴薯...................... 30g
蘋果 30g
小黃瓜丁 30g
火腿丁 10g
水煮蛋...................1/2 顆

調味料：

沙拉醬..................... 20g

作法：

1. 馬鈴薯洗淨、削皮、切塊，移入電鍋蒸熟後，壓成泥；蘋果洗淨、削皮、切小丁；水煮蛋切小丁。
2. 馬鈴薯泥、蘋果丁、小黃瓜丁、火腿丁、雞蛋丁、沙拉醬放入容器中拌勻，即成餡料。
3. 將餡料均勻鋪在一片全麥吐司上面，再覆蓋另一片吐司，切成喜歡的形狀，即可食用。

熱量	354
蛋白質	10.7
脂肪	17.8
醣類	37.7
膳食纖維	0.7
鈉	246

2 和風蔬果沙拉
〔副食〕

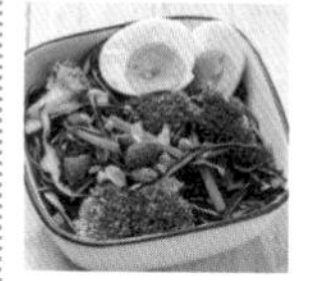

材料：

紫高麗菜絲.............. 50g
綠花椰...................... 30g
紅蘿蔔...................... 30g
水煮蛋半顆.............. 20g

調味料：

和風醬汁 15cc

作法：

1. 綠花椰菜洗淨，切小朵;紅蘿蔔洗淨、削皮、切細絲，滾水煮至熟。
2. 將紫高麗菜絲、紅蘿蔔絲、綠花椰菜、水煮蛋放入容器。
3. 淋上和風醬拌勻，即可食用。

熱量	102.6
蛋白質	4.2
脂肪	5.3
醣類	9.5
膳食纖維	2.5
鈉	144

3 清甜火龍果
〔水果〕

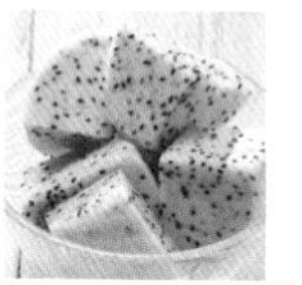

材料：

火龍果...................1/2 顆

熱量	56
蛋白質	1.1
脂肪	0.2
醣類	12.5
膳食纖維	1.7
鈉	16

烹調健康叮嚀：

- 蔬菜的顏色如紫綠黃皆含有豐富植化素，可多選用搭配吃。
- 火龍果有紅肉、白肉二種，紅肉中含有花青素量多，具更強抗氧化能力，能抗癌、防癌。火龍果性寒涼，體質虛冷者（尤其女性），不宜多食。火龍果是熱帶性水果，不宜存放，須現切現吃。

營養健康叮嚀：

- **紫高麗菜**富含花青素，為強力抗氧化物，可預防心血管疾病及視網膜病變，是糖尿病常見合併症。
- **火龍果**富含蛋白質、膳食纖維、維生素 B_1、B_2、C、鎂、鉀成分，有利血糖控制；含花青素多，具抗氧化能力；可控制糖尿病常見的併發症：心血管疾病、視網膜病變。

早餐第5套 1人份總熱量	512（卡）
總醣類（克）	59.7
總蛋白質（克）	16
總膳食纖維（克）	5
總脂肪（克）	23.3

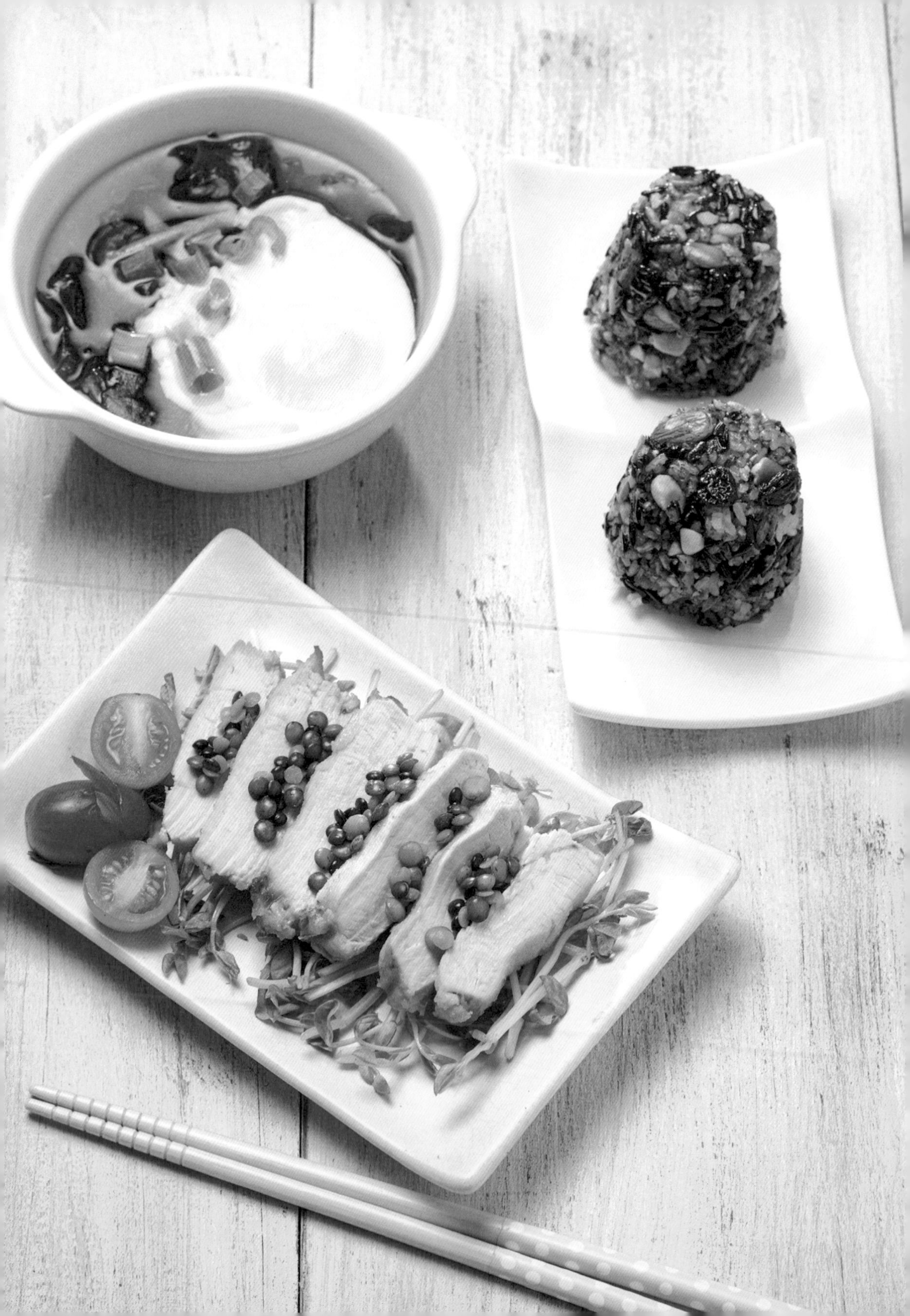

1 雜糧堅果飯糰

〔主食〕

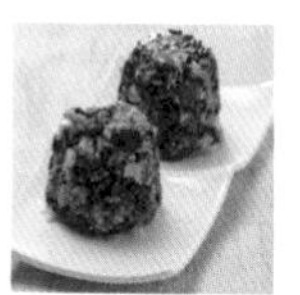

材料：

黑米……20g

長白米……20g

白糯米……10g

綜合堅果……10g

葡萄乾……5g

作法：

1. 黑米、長白米、白糯米洗淨、泡水 3 小時。
2. 將作法 1 放入內鍋加水 1.5 杯，移入電鍋中（外鍋水 1.5 杯）蒸熟。
3. 取出，加入綜合堅果、葡萄乾拌勻，再取模壓成型，即可食用。

熱量	250
蛋白質	6.2
脂肪	5.6
醣類	44
膳食纖維	1.2
鈉	3

2 煎烤扁豆雞胸肉

〔副食〕

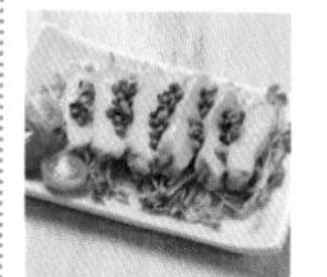

材料：

雞胸肉……60g

碗豆苗……10g

小蕃茄……10g

五彩扁豆……10g

橄欖油……5cc

黑胡椒粉……少許

醃料：

鹽……少許

胡椒粉……少許

作法：

1. 雞胸肉洗淨，抹上醃料，靜置 20 分鐘；五彩扁豆洗淨、加水 1/2 杯，移入電鍋中蒸熟。
2. 取鍋倒入橄欖油，將雞胸肉煎至熟，斜切成片，撒上黑胡椒粉。
3. 取盤放上所有食材，即可食用。

熱量	138
蛋白質	17.5
脂肪	4.5
醣類	7
膳食纖維	3.4
鈉	59

3 海帶芽蛋包湯

〔湯品〕

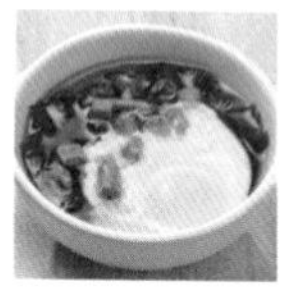

材料：

雞蛋……1 顆

柳松菇……30g

乾海帶芽……10g

青蔥末……20g

水……300cc

調味料：

鹽……0.1g

作法：

1. 柳松菇洗淨；乾海帶芽以冷水泡開：雞蛋打開，倒入熱水中煮至喜歡的熟度，撈起。
2. 將水煮沸，放入柳松菇煮熟，加鹽調味。
3. 加入蛋包、海帶芽，撒上青蔥末，即可食用。

熱量	90
蛋白質	7.4
脂肪	5.1
醣類	3.6
膳食纖維	1.7
鈉	176

營養健康叮嚀：

- 黑米含花青素高，具抗氧化性可消除自由基、防止心血管疾病，含鈣、鎂、磷、鐵、維生素 E、B_{12}、葉酸，及豐富膳食纖維，皆有利於血糖之控制，維生素 B_{12} 及葉酸亦是造血的元素，素食者可多多食用。

烹調健康叮嚀：

- 五彩扁豆不須用水浸泡，用蒸煮方式易煮熟，與米共煮更易煮熟，可加入五穀雜糧打為精力湯。
- 海帶芽含鈉高，且帶鹹味，鹽要少許調用。

早餐第6套

1人份總熱量 478（卡）

總醣類（克）	總蛋白質（克）
54.6	31

總膳食纖維（克）	總脂肪（克）
6.4	15.1

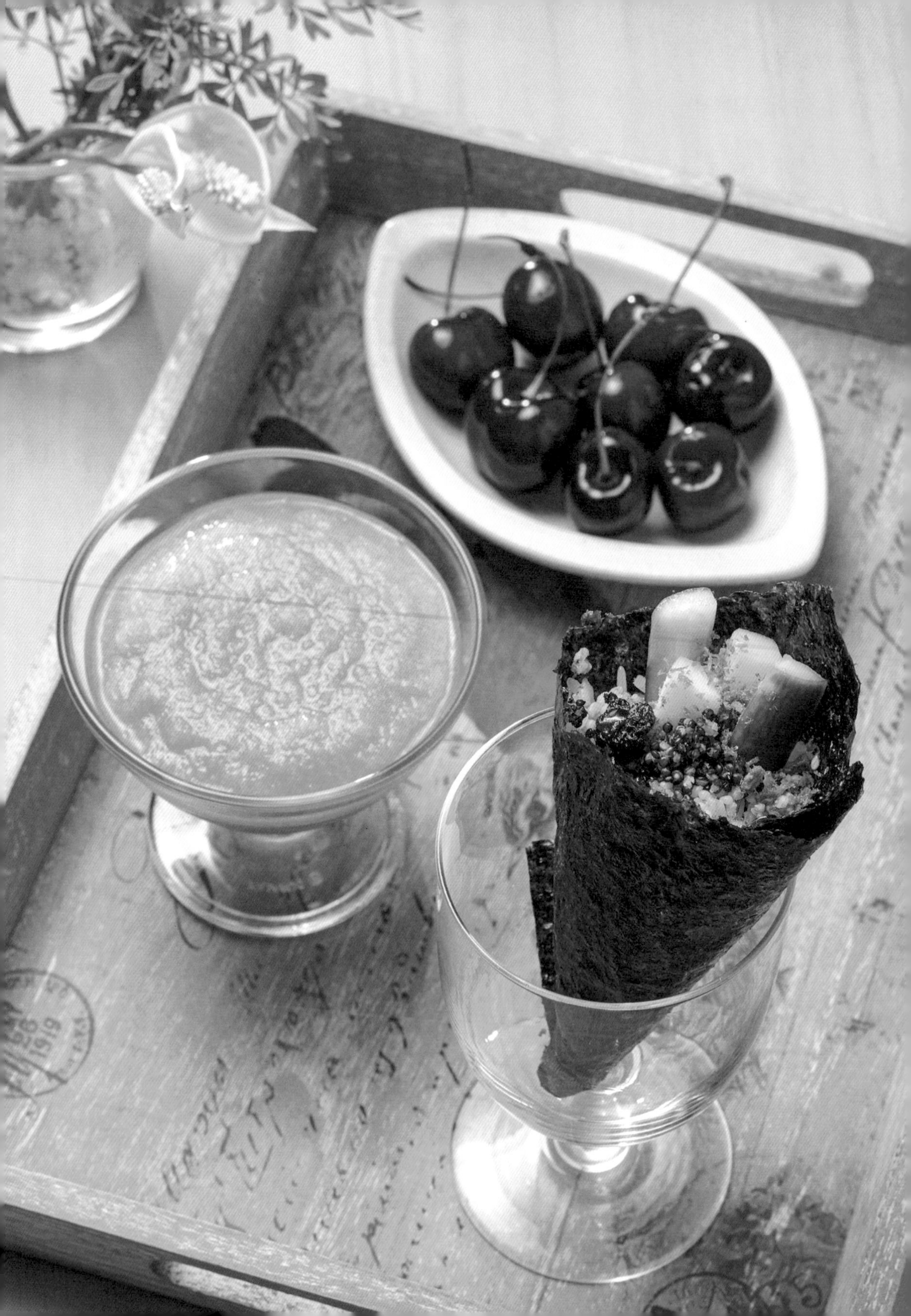

1 藜飯海苔捲

〔主食〕

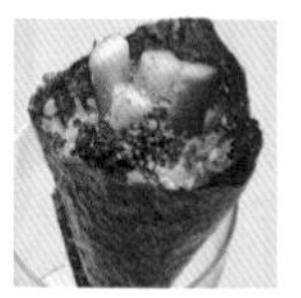

材料：
海苔片……10g
紅藜……10g
糙米……20g
小黃瓜條……20g
蘋果條……20g
葡萄乾……10g

調味料：
香鬆……10g

作法：
1. 糙米洗淨、泡水6小時，加水1杯、紅藜，移入電鍋中（外鍋水1杯）蒸熟。
2. 將海苔攤平，放入紅藜糙米飯、小黃瓜條、蘋果條、葡萄乾。
3. 撒上香鬆，捲成手捲狀，即可食用。

熱量	190
蛋白質	6.4
脂肪	1.2
醣類	38.4
膳食纖維	3.7
鈉	375

2 南瓜莓果汁

〔飲品〕

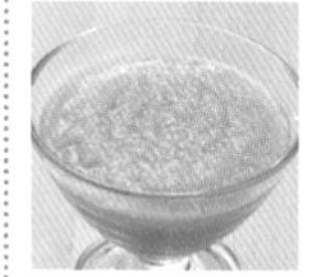

材料：
南瓜……200g
綜合莓果……10g
冷開水……200cc

作法：
1. 南瓜洗淨、削皮、切塊，移入電鍋（外鍋水1杯）蒸熟，取出。
2. 將蒸熟的南瓜、綜合莓果、冷開水，放入一起攪打成汁，即可食用。

熱量	258
蛋白質	7.8
脂肪	7.4
醣類	40.1
膳食纖維	4
鈉	4.3

3 鮮果櫻桃

〔水果〕

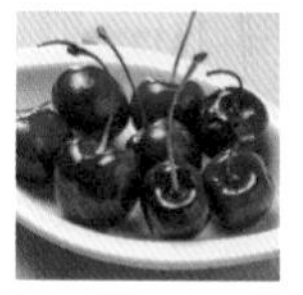

材料：
櫻桃……10顆

熱量	71
蛋白質	0.9
脂肪	0.4
醣類	16
膳食纖維	1.5
鈉	4

烹調健康叮嚀：
- 主食為紅藜、糙米，可搭配水果、蔬菜、海鮮作變化，如蝦仁、魚卵、蘆筍、紅蘿蔔。
- 南瓜可挑選黃皮品種，打起來口感較佳，綠皮南瓜適合炒、煮用。

營養健康叮嚀：
- **海苔片**是紫菜加工的產品，富含鈣、鎂、膳食纖維，有利於血糖的控制，鈣可促進血糖新陳代謝、穩定血糖，鎂能發揮胰島素功能，促進葡萄糖的代謝；含有藻酸能排除有毒物質、防癌、抗癌。
- **南瓜**含有鉻元素、果膠、類胡蘿蔔素，鉻可幫助體內血糖穩定；果膠膳食纖維可緩解腸道對醣份、膽固醇的吸收，改善高血糖。
- **莓果**包含藍莓、蔓越莓，皆含有高量的花青素、維生素C，為最佳抗氧化劑，可防止血管內膜被破壞，預防心血管疾病。
- **櫻桃**含膳食纖維、維生素C、鎂元素；含非水溶性果膠纖維，可減緩葡萄糖的吸收率；維生素C為抗氧化劑，可促進醣份代謝、穩定血糖；含鐵質高，可改善貧血、強健體質與腦力。

早餐第7套
1人份總熱量 519（卡）

總蛋白質（克）	總醣類（克）
15.1	94.5

總脂肪（克）	總膳食纖維（克）
9	9.9

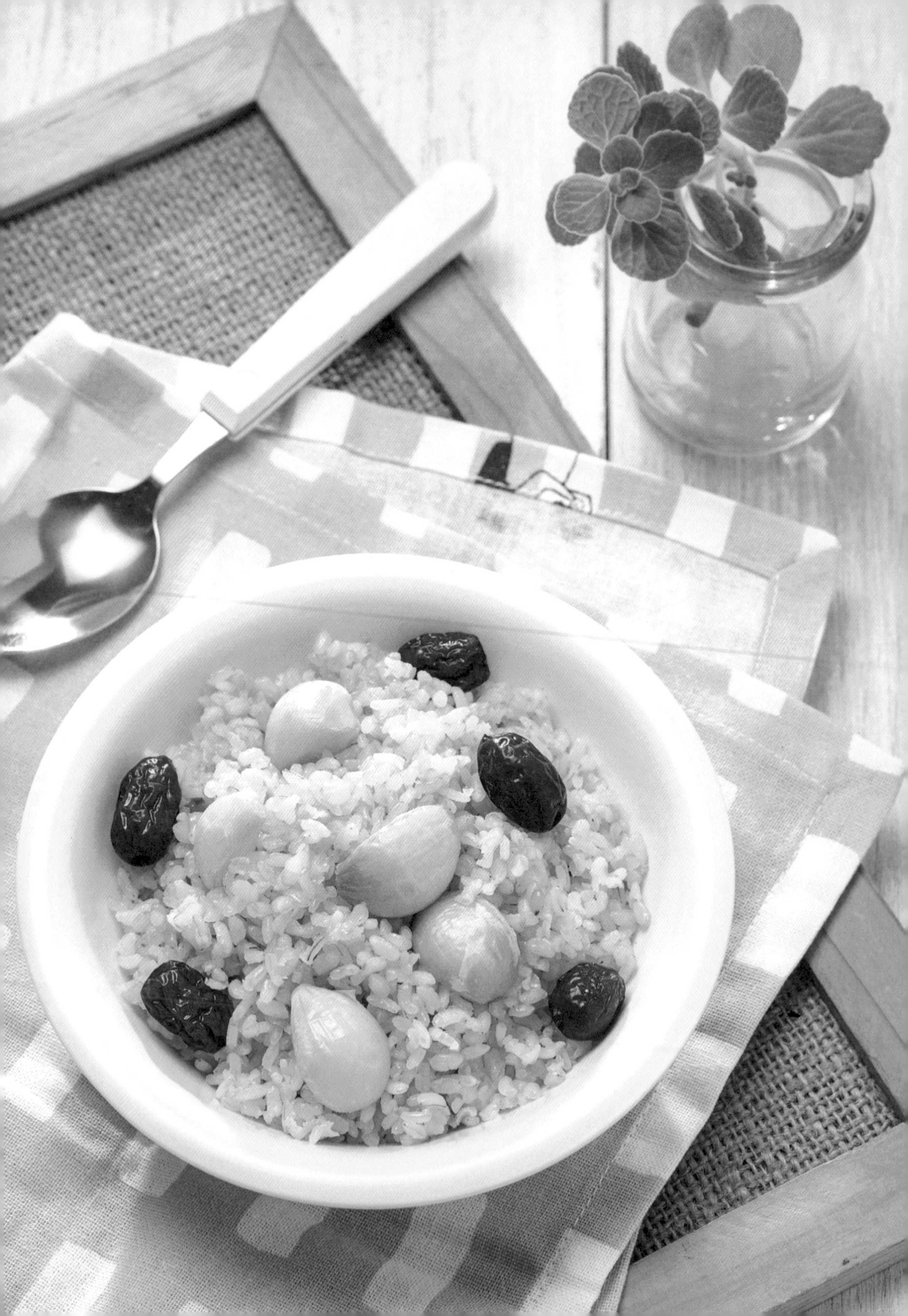

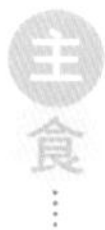

黃耆蒜香胚芽米飯

材料：

大蒜	10 克	黃耆	10g
紅棗	10g	胚芽米	30g

作法：

1. 大蒜連皮洗淨、用紙巾擦乾水分；紅棗用清水沖淨。
2. 黃耆洗淨，加入水 200CC 煮沸，轉中小火煮至 100CC。
3. 胚芽米洗淨、泡水 2 小時，瀝乾，加入大蒜、紅棗、黃耆水，移入電鍋（外鍋水 1 杯）蒸熟，即成。

熱量	181.3	脂肪	1	膳食纖維	1.8
蛋白質	7.2	醣類	36	鈉	4.5

烹調健康叮嚀：

- 大蒜不宜多食會影響維生素 B 的吸收，建議一碗飯放 3 粒左右。
- 黃耆必須用清水沖洗表面的雜質，再放入冷水中煮沸，轉小火續煮約 15 分鐘，濾取湯汁，再加入米食烹煮。

營養健康叮嚀：

- **大蒜**含蒜素，可促進胰島素作用及肝醣的合成，有助醣份新陳代謝；含硒有助於胰島素功能，降低血糖作用。同時也能降低膽固醇，可預防動脈硬化、冠心病。
- **黃耆**含多醣體，有助於增加胰島素活性，降低血糖，含糖原合成酶，可增加胰島素耐性、降低血糖。
- **胚芽米**含有大量的「γ 酪氨酸」，能降低血糖值、膽固醇、三酸甘油脂，預防動脈硬化，必須將胚芽米浸泡溫水 2 ～ 3 小時，使 γ －酪氨酸增加 10 倍量。

全穀類的營養來源

全穀類食物都是好的澱粉來源，可以攝取到豐富的膳食纖維，能促進腸道健康，並可提供血糖穩定且平衡的狀態，同時達到控制體重的效果。

米的營養素主要是集中在「胚芽」及「米糠」部分。糙米保留了胚芽、米糠，胚芽米保留了胚芽，是大米中的營養「黃金」，而含有水溶性纖維，可延緩腸道吸收醣份，使血糖值上升緩慢，且含有豐富的維生素 B_1，有助於醣份的代謝。

午餐第1套

1人份總熱量 522（卡）

總醣類（克）	總蛋白質（克）
63	39.6

總膳食纖維（克）	總脂肪（克）
6.2	12.4

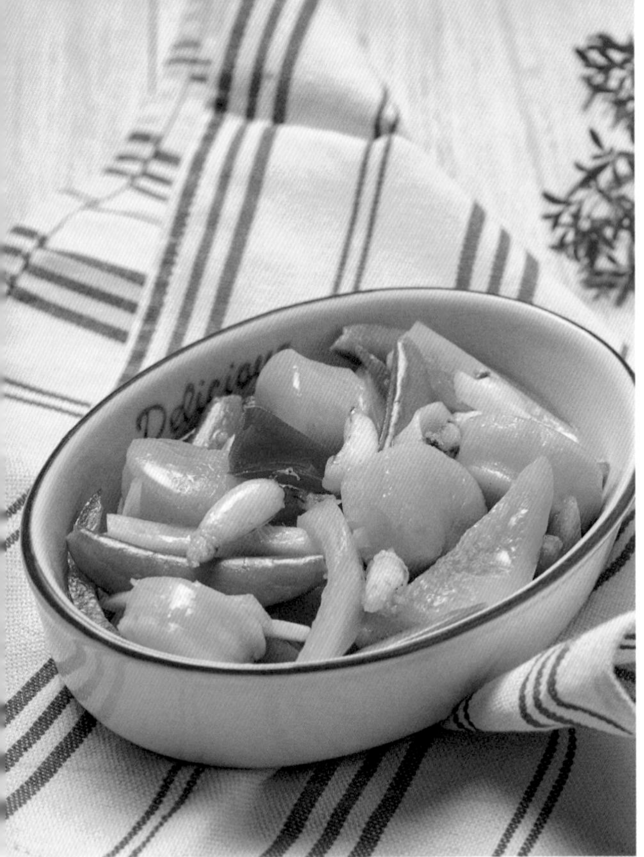

副食

彩虹干貝

熱量	187	醣類	11.2
蛋白質	24.3	膳食纖維	1.6
脂肪	5.0	鈉	1346

材料：

新鮮干貝……30g
蟹肉……30g
甜豆……20g
黃椒塊……20g
紅椒塊……20g
薑絲……10g
油……5cc

調味料：

醬油……10cc

作法：

1. 干貝、蟹肉洗淨；甜豆洗淨，剝除粗絲，以滾水汆燙。
2. 炒鍋倒油加熱，放入薑絲炒香，加入干貝、蟹肉拌炒。
3. 再續入甜豆煮至八分熟，放入黃、紅椒塊拌炒，加入醬油調味，即成。

午餐第1套
1人份總熱量
522（卡）

總醣類（克）	總蛋白質（克）
63	39.6

總膳食纖維（克）	總脂肪（克）
6.2	12.4

烹調健康叮嚀：

- 海鮮類也可改用透抽、蝦仁代替，皆含有豐富的牛磺酸、鋅、鎂元素。
- 甜豆、彩椒可先放入滾水汆燙，減少烹調時間，以及保持食物的清脆口感。

營養健康叮嚀：

- **干貝**含鎂，可增加葡萄糖利用率，改善高血糖；鋅是製造胰島素必要元素，能防止血糖上升；牛磺酸，可促進胰島素作用及降低膽固醇。
- **彩椒**含維生素C、辣椒素，可清除自由基，增強胰島素作用，可降血糖。
- **黃色**及**紅色彩椒**的色澤鮮艷，含有豐富的植化素，如維生素A及C，能活化細胞組織功能，促進新陳代謝，維持心肌細胞的正常。

海鮮高蛋白的食物

魚貝類的食物熱量低、蛋白質高，且含有淨化血液、預防血栓的成分，可減少膽固醇、三酸甘油脂、防止動脈硬化，所含的牛磺酸，可促進胰島素分泌，而維生素 B_1、B_2 能促使醣份脂質代謝，適合於血糖控制者食用。

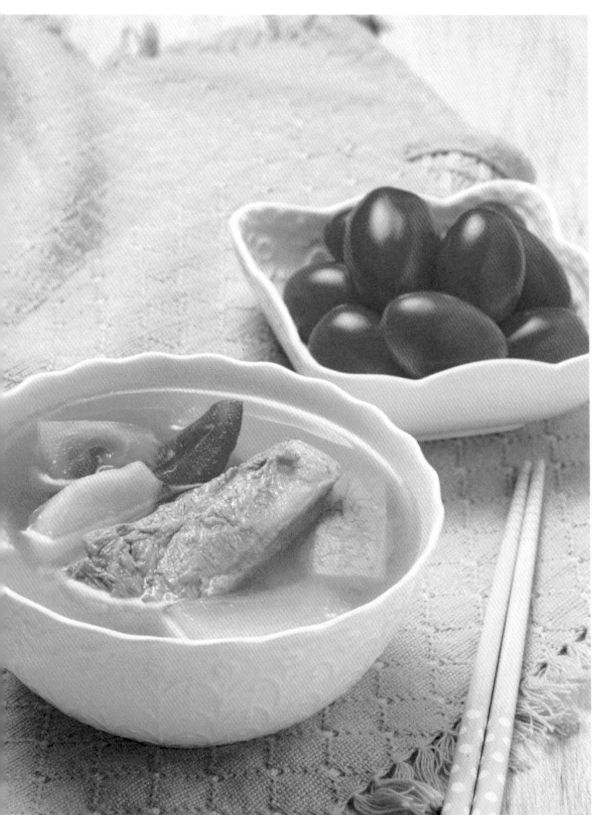

湯品 翠皮蕃茄湯

材料：
西瓜皮……100g
蕃茄……100g
排骨……30g
水……500cc

調味料：
鹽……0.1g

作法：
1. 西瓜皮洗淨，削除綠皮，切塊狀；蕃茄洗淨、切塊狀；排骨洗淨，放熱水汆燙。
2. 西瓜皮、蕃茄、排骨及水放入鍋煮沸，轉小火續煮30分鐘，加入鹽調味，即成。

熱量	123	醣類	11.6
蛋白質	7	膳食纖維	1.6
脂肪	5.4	鈉	70

午點 水果

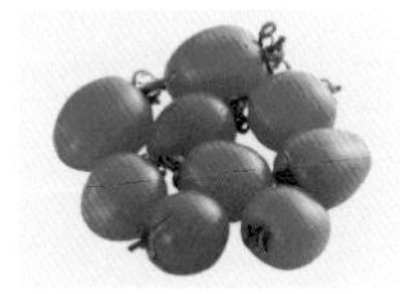

材料：
小蕃茄……10顆

熱量	31	醣類	4.3
蛋白質	1.1	膳食纖維	1.1
脂肪	1.0	鈉	13

烹調健康叮嚀：
- 西瓜皮經常製成藥物來治療糖尿病；建議每天食用量不宜過多，脾胃寒濕者禁食。
- 熟蕃茄所含營養比生蕃茄豐富，可增強茄紅素、類胡蘿蔔素的吸收；挑選軟化或熟的小蕃茄更佳。

營養健康叮嚀：
- 西瓜皮含膳食纖維、維生素B群、C，可減緩糖份吸收速度，能軟化血管及擴張血管、防止心血管病變。
- 蕃茄含茄紅素，可清除自由基，增加胰島素感受性，降低血糖，含果膠、纖維素多，可排除毒素及緩解糖份吸收，含鉀及維生素C，可改善高血糖。

午餐第1套
1人份總熱量 522(卡)

總醣類（克）	總蛋白質（克）
63	39.6

總膳食纖維（克）	總脂肪（克）
6.2	12.4

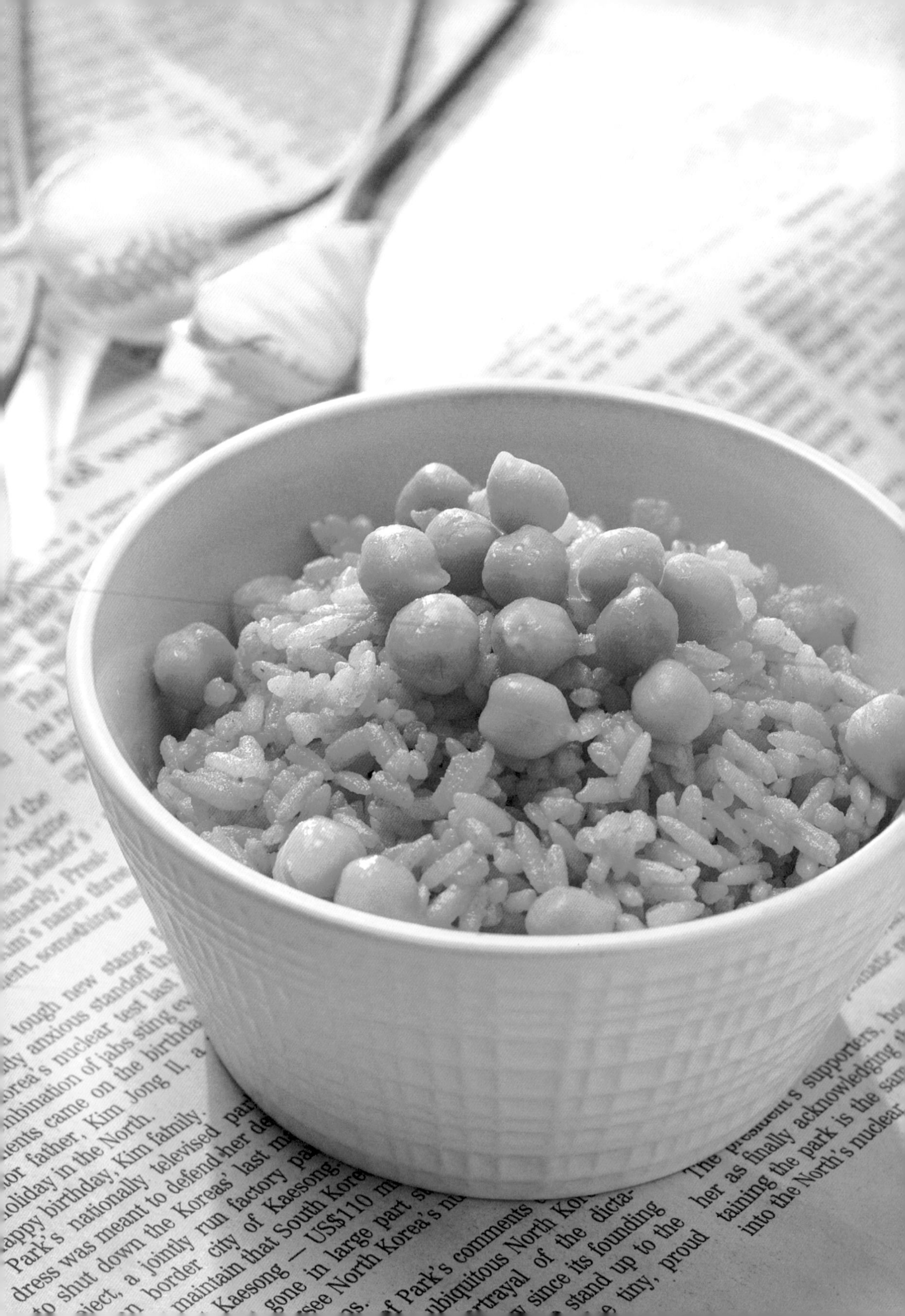

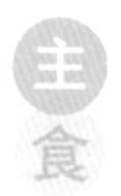

薑黃飯

材料：

長米……30g　薑黃粉（鬱金香粉）……5g
鷹嘴豆……20g

作法：

1. 長白米、鷹嘴豆分別洗淨；鷹嘴豆泡水 4 小時。
2. 將長白米、鷹嘴豆分別放入容器中，加水 100cc，移入電鍋中（外鍋水 1.5 杯）蒸熟。
3. 將煮好的長白米、鷹嘴豆、薑黃粉混合拌勻，再移入電鍋（外鍋水少許）烹煮入味，即成。

熱　量	196	脂　肪	1.13	膳食纖維	2.0
蛋白質	7.4	醣　類	39.1	鈉	8

烹調健康叮嚀：

- 鷹嘴豆不容易熟成，建議與長白米分別蒸熟後，再拌在一起。
- 鷹嘴豆可以用清水沖洗，再覆蓋棉布浸泡，使其發芽，在製作過程中必須早晚沖洗更換乾淨水質，直至冒出 0.2 公分的芽體（會產生自然的甜分），即可煮食。
- 長白米升糖指數低（58），黏性低，可與其它雜糧食材混合食用，更有利於降低血糖。

營養健康叮嚀：

- **長白米**含維生素 B 群，有助醣份分解及代謝，是低 GI 值的主食；含鎂有助於胰島素代謝葡萄糖、鈣，可調節胰島素的分泌。
- **薑黃粉**含薑黃素，具抗氧化及消炎作用，可降血脂、降血糖、保肝作用。
- **鷹嘴豆**有「豆中之王」的稱號，它是植物性鐵質的優良來源，更是素食者補充植物蛋白質的好食材，含有多種胺基酸、維生素、鈣、鎂等，可以降血脂及膽固醇、預防骨質疏鬆，對於心血管有保護的作用。

豆類是抗氧化物

豆類食物種類多，是屬於雜糧類，包含常食用的黃豆、扁豆、紅豆、鷹嘴豆、黑豆等。

豆類含有植化素、抗氧化成份、礦物質、維生素，是每日飲食中不可缺少食物，且富含纖維質，所含的蛋白質消化、吸收慢，有助於穩定血糖值，有糖尿病及代謝症候群、肥胖者，應多選用豆類，每日 1～2 份。

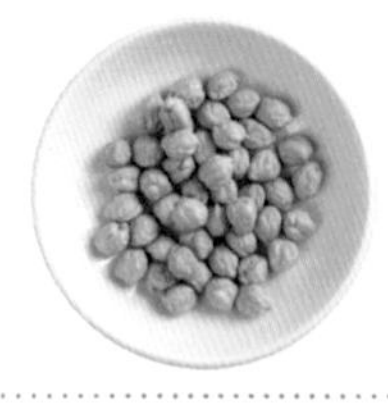

午餐第2套
1人份總熱量
532（卡）

總醣類（克）	總蛋白質（克）
62	23
總膳食纖維（克）	**總脂肪（克）**
8.6	21

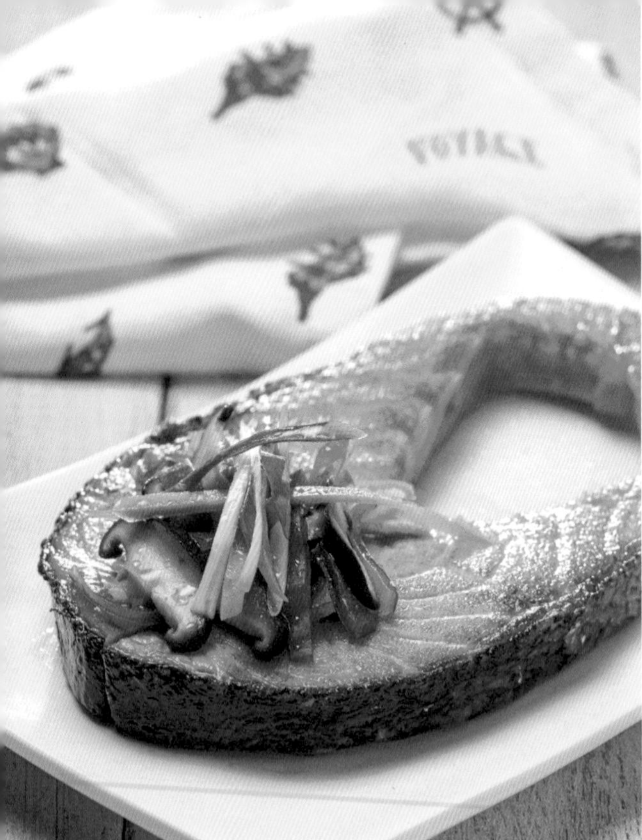

副食

香煎菇蔥鮭魚

材料：

鮭魚 50g
紅蘿蔔絲 20g
新鮮香菇絲 10g
黑木耳絲 10g
青蔥絲 20g
油 5cc

調味料：

鹽 0.1g
米酒 .... 適量

作法：

1. 鮭魚洗淨，拭乾水分，抹上米酒、鹽，靜置 20 分。
2. 炒鍋加熱，以小火慢煎鮭魚至熟後，盛盤。
3. 炒鍋倒入油加熱，放入紅蘿蔔絲、香菇絲、木耳絲炒熟，加入鹽拌勻，盛入作法 2，即成。

熱量	182	醣類	4
蛋白質	10.8	膳食纖維	2
脂肪	13.2	鈉	56

午餐第2套	
1人份總熱量	532（卡）
總醣類（克）	62
總蛋白質（克）	23
總膳食纖維（克）	8.6
總脂肪（克）	21

烹調健康叮嚀：

- 如果要品嘗更清爽的口感，可以將全部的食材用清蒸方式烹調。
- 鮭魚含有甲基汞，每週食用量建議不超過 200 毫克，以免汞過多，造成神經病變。

營養健康叮嚀：

- **鮭魚**含維生素 B_6 可防止胰臟 β 細胞被破壞，降低糖尿病發生，含維生素 A，具抗氧化作用，可對抗自由基破壞胰島素、強化葡萄糖耐受性。含豐富 Omagn-3 脂肪酸，可降低三酸甘油脂及壞膽固醇，保護心血管及控制血糖。
- **黑木耳**含膳食纖維，可減緩腸道吸收糖份及排出膽固醇，維生素 B_1、B_2 可加速糖份代謝；含鈣與多醣體，可強化胰島素的分泌。

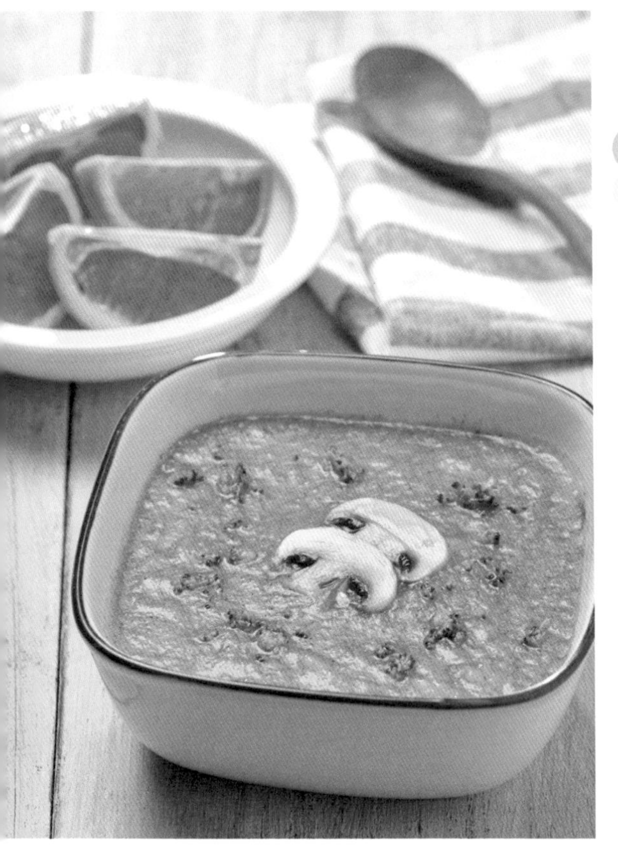

熱量	110	醣類	8.5
蛋白質	4.4	膳食纖維	2.2
脂肪	6.6	鈉	81

湯品
花椰蘑菇濃湯

材料：
綠花椰……50g
蘑菇片……30g
洋蔥丁……30g
牛奶……50cc
油……5cc

調味料：
高湯粉（菇粉）……2g

作法：
1. 綠花椰菜洗淨、切小朵，以熱水燙熟後，放入食物調理機打碎成泥。
2. 炒鍋倒油加熱，放入洋蔥丁拌炒呈褐色，加入蘑菇片略炒。
3. 續入綠花椰菜泥、牛奶，以中小火溫煮（不煮滾），放入高湯粉拌勻，即成。

烹調健康叮嚀：
- 牛奶煮沸會產生凝狀物，必須用小火慢煮。
- 蘑菇須煮熟，含有輕微毒素（蘑菇氨酸 agarifine）；花椰菜花朵變黃不能食用，且殘留農藥多，必須浸泡清洗或汆燙過較安全。

營養健康叮嚀：
- **綠花椰菜**是極佳的抗癌食物，每週至少吃 2～3 次，含鉻元素可提高胰島素敏感性、控制糖尿病；含膳食纖維，降低腸胃道吸收葡萄糖、降低血糖。
- **蘑菇**含豐富的硒能調節醣份代謝、控制血糖，含多種必需氨基酸、維生素 B 群、鈣、鋅、硒，可提高人體免疫力，屬於低熱量食物，可防止發胖。

午點
水果

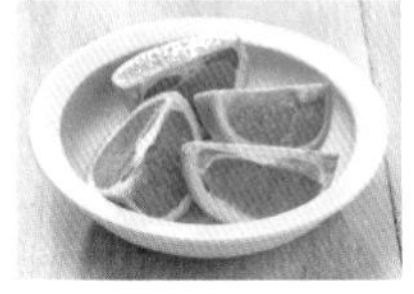

材料：
柳丁……1 顆

熱量	46	醣類	10.6
蛋白質	0.8	膳食纖維	2.3
脂肪	0.2	鈉	10

午餐第2套
1人份總熱量
532（卡）

總蛋白質（克）	總醣類（克）	總脂肪（克）	總膳食纖維（克）
23	62	21	8.6

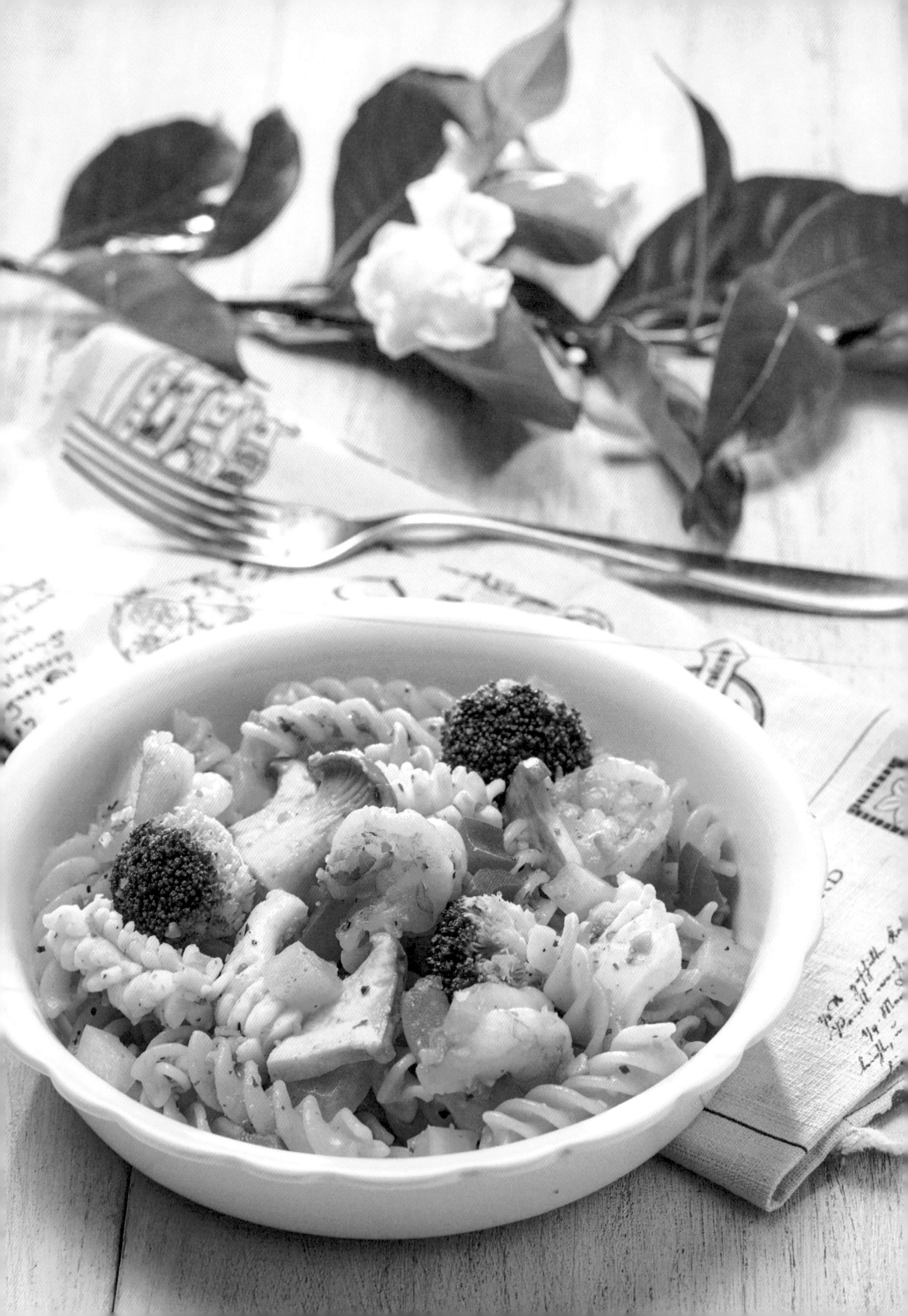

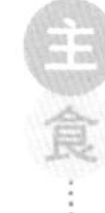

鮮菇蝦仁義大利麵

材料：

螺旋義大利麵......................40g
蝦仁......................................30g
透抽......................................30g
綠花椰菜..............................30g
紅甜椒丁..............................20g
黃甜椒丁..............................20g
蘑菇片..................................30g

調味料：

松子堅果醬....................1 大匙

作法：

1. 食材全部洗淨。蝦仁用牙籤抽沙筋與透抽，切塊；綠花椰菜、切小朵。
2. 準備湯鍋加水煮沸，放入少許鹽及油（份量外），加入螺旋麵煮至熟，撈起拌少許的油。
3. 取炒鍋倒油加熱，放入蝦仁、透抽炒至半熟，加入綠花椰菜丁、紅黃甜椒丁、蘑菇片，最後加入螺旋麵、松子堅果醬拌勻，即成。

熱量	304	脂肪	10.6	膳食纖維	4
蛋白質	17.5	醣類	37	鈉	295

烹調健康叮嚀：

- 螺旋麵煮太久，相對食材糊化的程度高（GI 值愈高），建議煮到中心略帶硬度較佳。
- 市售松子堅果醬已有調味，建議先試味道後，再決定是否要添加鹽。
- 義大利麵條（全麥）是由硬麥粒磨成粉製作，其內部澱粉緊實，GI 值較低。

營養健康叮嚀：

- **義大利麵條**質地緊密，消化速度慢，是低 GI 值食物，可減緩血糖上升。
- **全麥食物**含硒多，可促進胰島素的功能，調節血糖平衡，另含維生素 B_2、B_3、卵磷脂，也有利血糖血脂的控制。
- **蝦仁**含鎂元素，可預防糖尿病引起的血管病變，可降低膽固醇、防止血管硬化。
- **透抽**含牛磺酸，可減少血中膽固醇、三酸甘油酸，促進胰島素分泌與作用，能控制血糖；鎂可促進新陳代謝，有助血糖利用。

午餐第3套

1人份總熱量	
520（卡）	
總醣類（克）	總蛋白質（克）
72	23.3
總膳食纖維（克）	總脂肪（克）
8.5	15.5

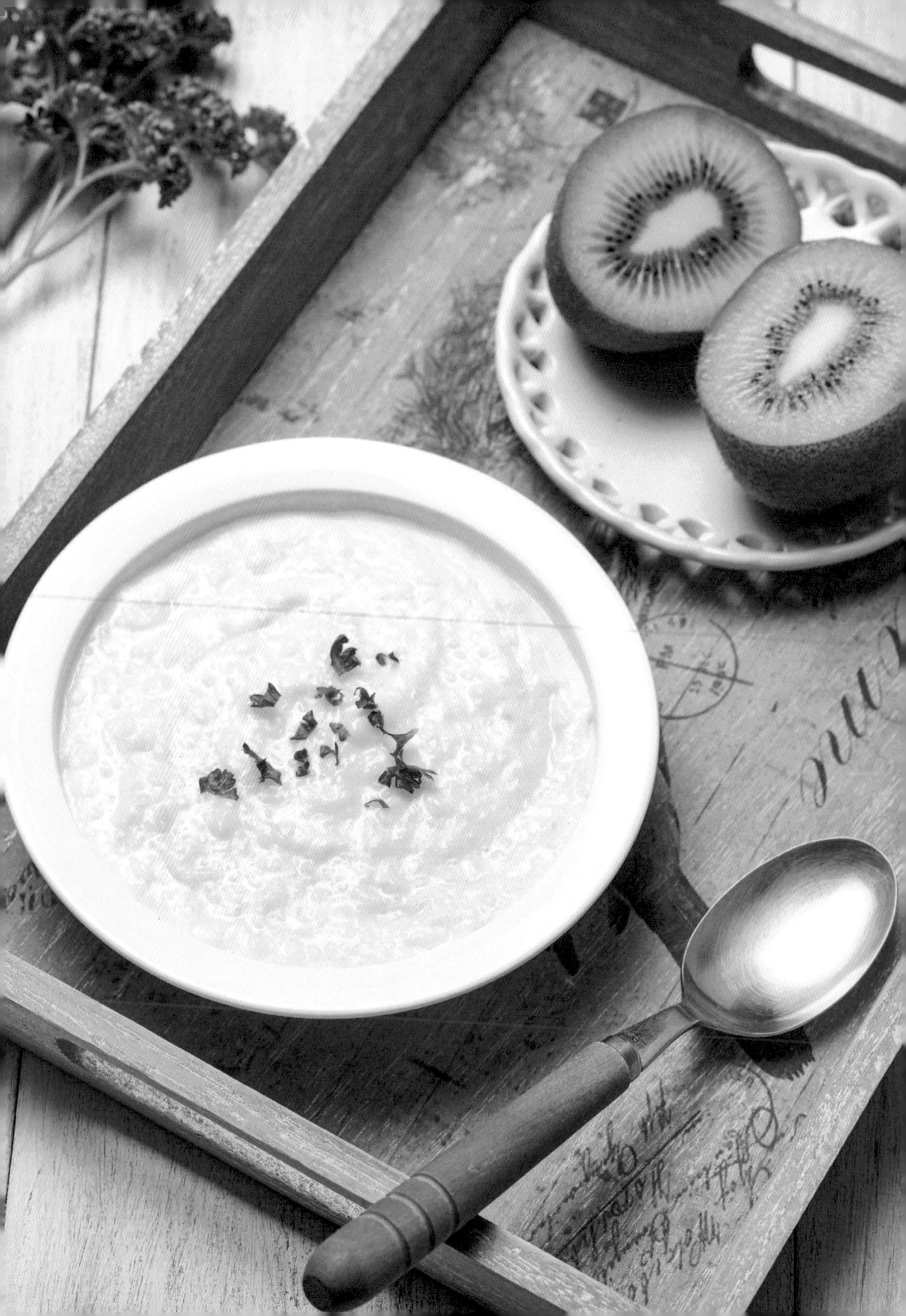

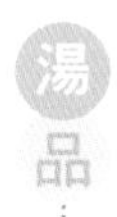

湯品 馬鈴薯冷湯

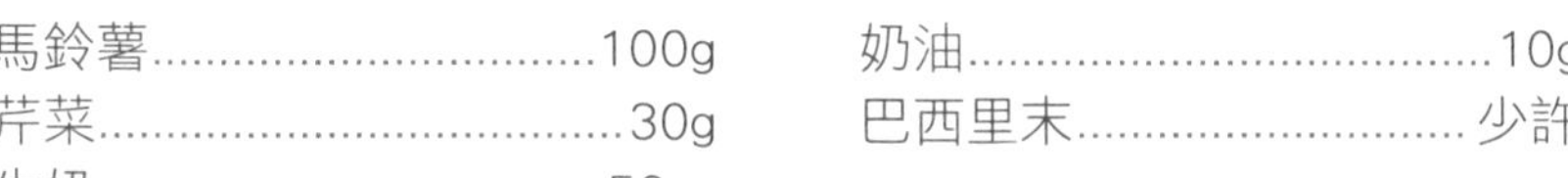

馬鈴薯……100g　　奶油……10g
芹菜……30g　　巴西里末……少許
牛奶……50cc

調味料：
鹽……0.1g

作法：

1. 馬鈴薯洗淨、削皮、切塊，移入電鍋（外鍋水1杯）蒸熟，取出，待涼。
2. 芹菜洗淨，去除葉片、切小段、以滾水燙熟，放涼；奶油隔水加熱融化。
3. 將蒸熟的馬鈴薯、芹菜、牛奶放入果汁機打成泥，倒入容器中，加入奶油、鹽拌勻，灑上巴西里末，即可食用。

熱量	150	脂肪	4.7	膳食纖維	2.1
蛋白質	5	醣類	22	鈉	83

午點 水果

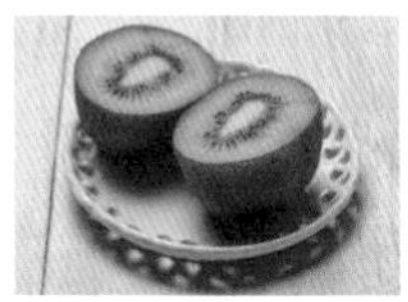

材料：
奇異果……1顆

熱量	58.7	醣類	12.8
蛋白質	1.2	膳食纖維	2.4
脂肪	0.3	鈉	6

烹調健康叮嚀：

- 馬鈴薯打成泥冷卻再吃，其澱粉含量即為抗性澱粉，熱量較低，升糖速度較慢，也適合糖尿病友食用。馬鈴薯含維生素C高，高溫烹調也不易破壞。

營養健康叮嚀：

- 馬鈴薯含鉀、膠質膳食纖維，有助於血糖新陳代謝，改善血糖；維生素C含量高，具抗氧化作用，可預防心血管疾病。
- 奇異果是低熱量、低脂肪的食材（GI值53），含有維生素C、高纖維，能幫助消化、清除腸道宿便，還含有維生E、鈣、鎂、胺基酸等，能改善高血糖，防止血栓形成。

午餐第3套	
1人份總熱量	520（卡）
總醣類（克）	72
總蛋白質（克）	23.3
總膳食纖維（克）	8.5
總脂肪（克）	15.5

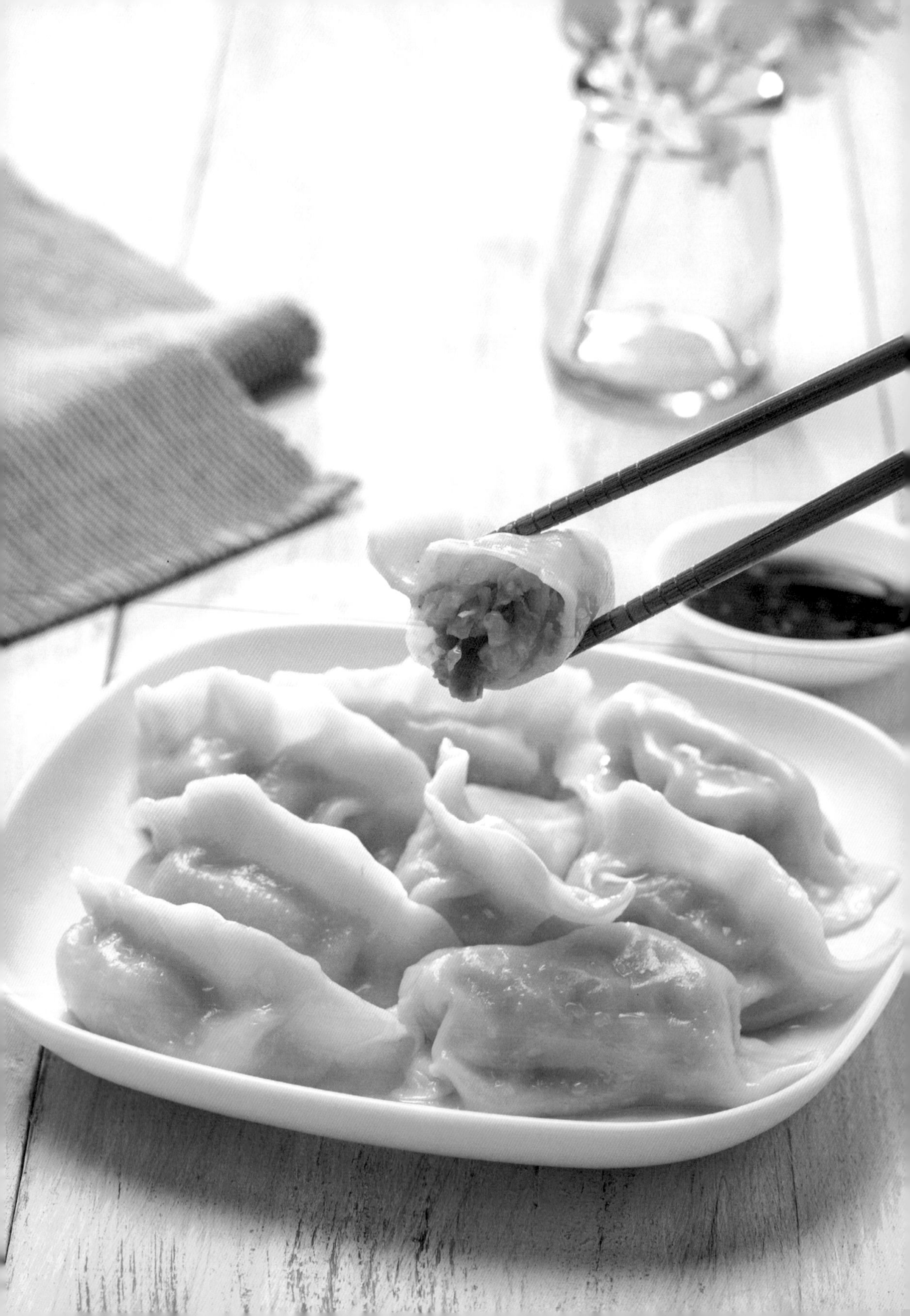

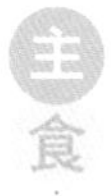

瓠瓜蝦乾水餃

材料 A：

瓠瓜（胡瓜）........................150g
絞肉........................30g
蝦乾........................20g
薑末........................10g

材料 B：

水餃皮........................80g

調味料：

鹽........................0.1g
香麻油........................5cc

作法：

1. 瓠瓜洗淨、削皮、刨絲，加入鹽 1/2 匙（份量外）拌勻，靜置 20 分鐘，再擠乾水份；蝦乾洗淨，泡水 10 分鐘，瀝乾，切細。
2. 將瓠瓜絲、絞肉、蝦乾、薑末、調味料放入容器拌勻，靜置半小時入味，即成「內餡」。
3. 取一片水餃皮，填上適量內餡，餃皮半邊緣抹少許水，再捏成水餃狀，依序全部完成，以熱水煮至熟，即可食用。

熱　量	290	脂　肪	14.1	膳食纖維	3.3
蛋白質	14	醣　類	27.1	鈉	1034

午餐第4套

1人份總熱量

535（卡）

總醣類（克）	總蛋白質（克）
61.5	30.4

總膳食纖維（克）	總脂肪（克）
10.7	18.7

烹調健康叮嚀：

- 水餃放入滾水煮沸，再加入半碗冷水續煮至水沸熟透，煮食的時間不要太久，以免水餃皮破裂，影響 GI 值（太熟爛）。

營養健康叮嚀：

- **瓠瓜**含膳食纖維素，且低熱量、低脂肪又富飽足感，有利於血糖之減緩吸收，降低血糖；含黃瓜酸可以提升新陳代謝；含丙醇、乙酸能抑制脂肪生成。
- **蝦乾**含有鎂元素，有助於胰臟 β 細胞分泌胰島素及增加細胞胰島素感受性，含抗氧化物蝦青素，可清除自由基，防止心血管疾病受傷害。
- **薑**含薑黃素，能改善脂質代謝，調節腎功能，防止糖尿病合併腎臟病。

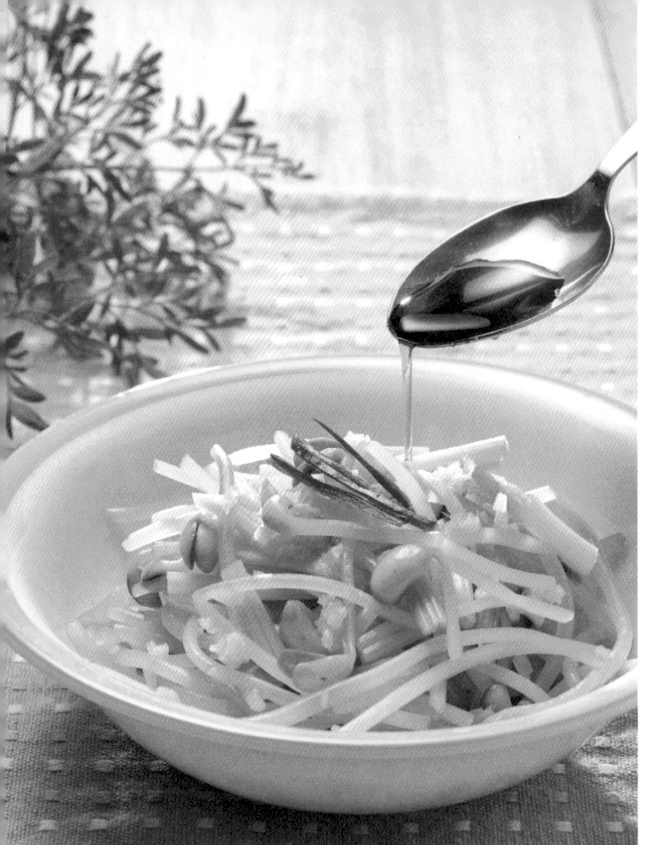

副食

涼拌玉芹

材料：
芹菜......30g
黃豆芽......60g
蒜末......10g
薑末......10g
紅辣椒絲......10 g
苦茶油......20cc

調味料：
魚露...... 5cc

作法：
1. 芹菜洗淨，切成約 2 公分小段；黃豆芽洗淨，剪掉尾端。
2. 芹菜、黃豆芽分別以熱水燙熟，撈起瀝乾水分。
3. 加入蒜末、薑末、紅辣椒絲、苦茶油及魚露拌勻，即可食用。

熱量	76.4	醣類	8
蛋白質	5.2	膳食纖維	3.5
脂肪	2.6	鈉	155

午餐第4套
1人份總熱量
535 (卡)

總醣類（克）	總蛋白質（克）
61.5	30.4
總膳食纖維（克）	**總脂肪（克）**
10.7	18.7

烹調健康叮嚀：

● 黃豆芽性寒，烹調時應搭配薑，可以中和黃豆芽的寒性。黃豆芽放入沸水烹煮時，加上鍋蓋燜煮約 5 至 6 分鐘，可去除黃豆芽的土味，煮熟後用冷開水沖涼，可以維持食材的脆度。

營養健康叮嚀：

● **黃豆芽**熱量低、膳食纖維高，食用後能控制餐後血糖上升速度；含維生素 B_1，可調節胰島素的分泌，降低血糖；維生素 C 含量豐富，可降低血糖及膽固醇。常吃豆芽可預防心血管疾病（糖尿病併發症）。
● **芹菜**是屬於高纖維食物，能減緩消化道對碳水化合物的分解與吸收，對穩定血糖有輔助的作用，還有抗癌及防癌的效能，其所含 β 胡蘿蔔素，相對也能提高人體的免疫功能。
● **辣椒**含有辣椒素，能活化胰島素，調節血糖濃度；維生素 C 含量豐富，可降低血脂，預防心血管疾病及合併症。

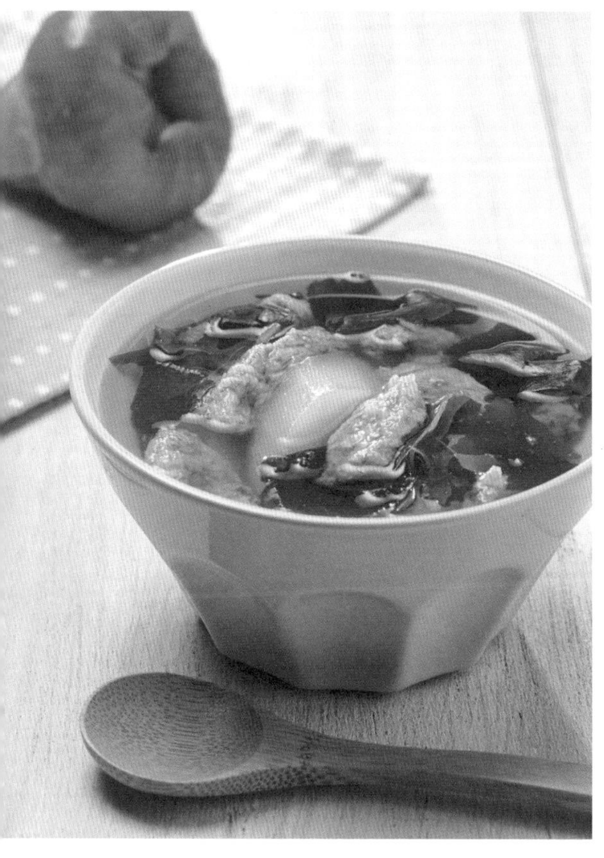

熱量	136.4	醣類	19
蛋白質	11.1	膳食纖維	3
脂肪	1.8	鈉	745

湯品 黃瓜肉羹芽菜湯

大黃瓜................................100g
胛心肉................................30g
乾海帶芽................................10g
地瓜粉................................5g
太白粉................................5g
蒜泥................................10g
水................................200cc

調味料：
醬油................................10cc
白胡椒粉................................0.2g

作法：

1. 胛心肉切成塊狀，加入醃料拌勻，醃製30分鐘；加入地瓜粉、太白粉拌勻至每根肉條黏層薄濕粉。
2. 將肉條依序放入溫熱水中煮至八分熟，撈起；大黃瓜削皮、去籽，切厚片；海帶芽用冷開水泡開。
3. 將水倒入湯鍋煮沸，加入大黃瓜、其他的材料煮熟，放入調味料拌勻，即可食用。

烹調健康叮嚀：

- 煮肉羹的熱水溫度不能太高，滾水會把粉漿沖散，肉質口感會變硬。

營養健康叮嚀：

- **大黃瓜**含丙醇二酸，可抑制糖份轉化為脂肪，減肥時可食用；含葡萄糖苷、果糖、膳食纖維，可代替澱粉類食物，有飽足感且血糖不易升高，有降血糖作用；含果膠成分，可緩解糖份吸收，穩定血糖。

午點 水果

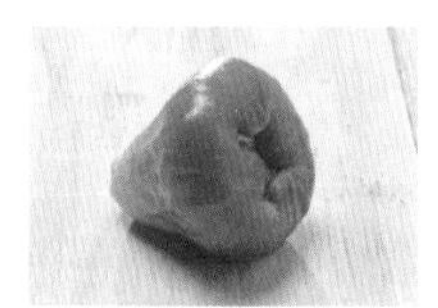

材料：
蓮霧................................1顆

熱量	32.6	醣類	7.3
蛋白質	0.4	膳食纖維	0.9
脂肪	0.2	鈉	6

午餐第4套 1人份總熱量 535(卡)	
總醣類（克）	總蛋白質（克）
61.5	30.4
總膳食纖維（克）	總脂肪（克）
10.7	18.7

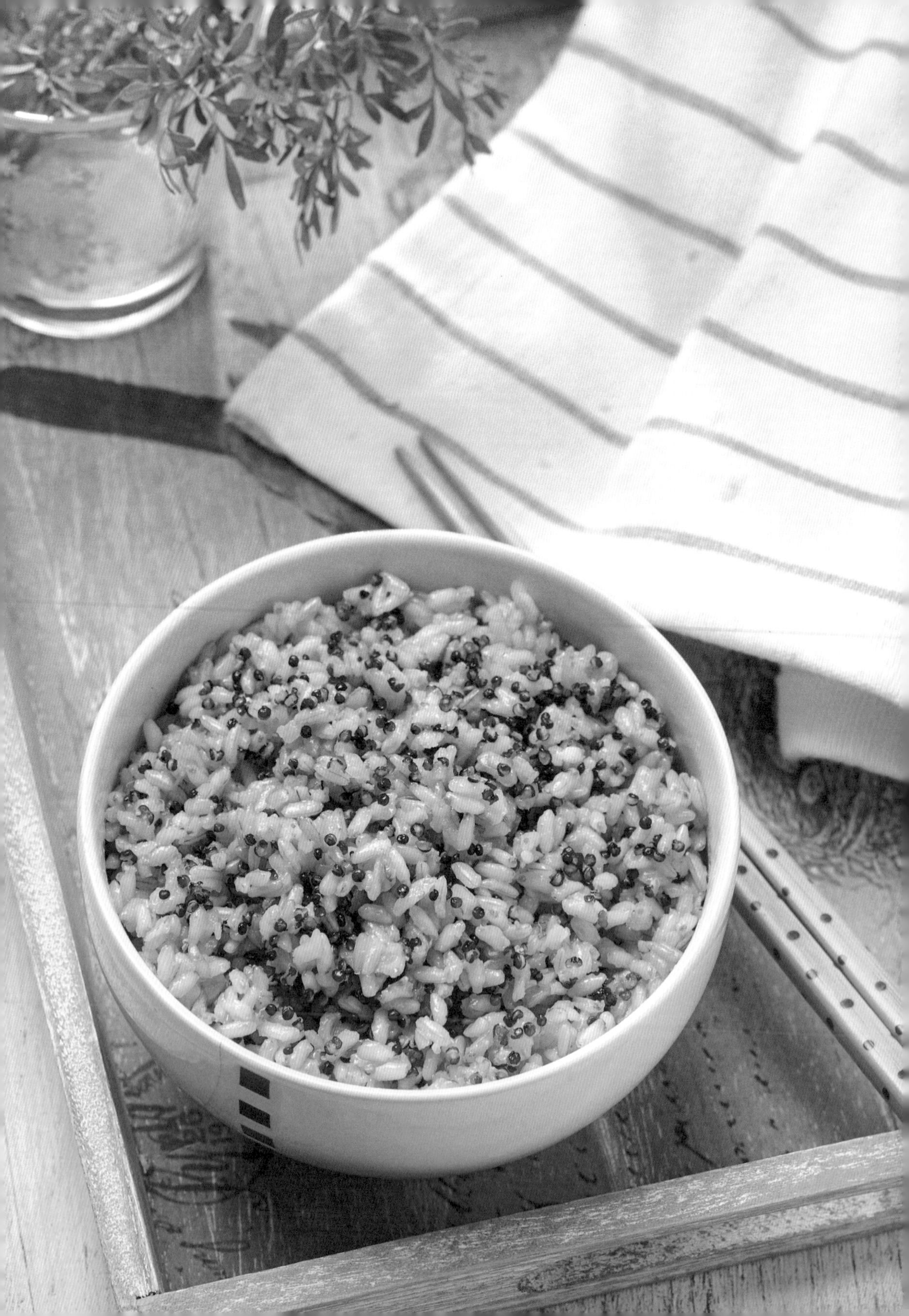

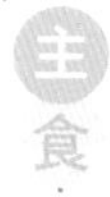

主食

紅藜糙米飯

材料：

發芽糙米..............................50g

紅藜....................................10g

作法：

1. 發芽糙米洗淨，瀝乾水份；紅藜用細網沖洗，瀝乾水分。
2. 將發芽糙米、紅藜放入內鍋，加水 1.2 杯，移入電鍋中（外鍋水 1 杯）蒸熟。
3. 待電鍋開始跳起，用飯勺拌勻，續燜 15 分鐘，即成食用。

熱　量	211	脂　肪	2	膳食纖維	2
蛋白質	5	醣　類	43.3	鈉	3.8

烹調健康叮嚀：

- 發芽糙米 DIY：將糙米洗淨，瀝乾，注入清水蓋過糙米，靜置室溫約 4 ～ 8 小時，換水（重覆此動作 2 ～ 3 次去除發酵味，直至冒出約 0.05 至 0.1 公分的胚芽），即成。
- 發芽糙米的營養素比糙米高，且因為水解作用而增添甜味，口感變得好吃，兼具美味及健康。

營養健康叮嚀：

- **紅黎**含豐富營養素，含有 14 種優質蛋白質及 8 種人體必需氨基酸，其蛋白質比牛肉高，且易吸收，是素食者最佳蛋白質來源，其膳食纖維量是地瓜的 7 倍，有助於血糖的控制，降低膽固醇及增加飽足感，而所含鈣質豐富是鮮奶的 25 倍，白米的 50 倍，能促進胰島素分泌、穩定血糖。
- **發芽糙米**（GI 值 53）在發芽過程中，產生酵素活化作用，更易為人體消化吸收；其中所含纖維素是多醣類，人體不易消化吸收，有利於排便及控制腸道血糖吸收，且有飽足感，有助於體重控制。
- **發芽糙米**含高量的 γ －氨基丁酸，有助於控制血壓擴張血管，幫助血循環，含 IP-6 具強力抗氧化能力，可降低膽固醇、血脂肪。

午餐第5套

1人份總熱量

512（卡）

總醣類（克）	總蛋白質（克）
77	29.5

總膳食纖維（克）	總脂肪（克）
10.5	9.6

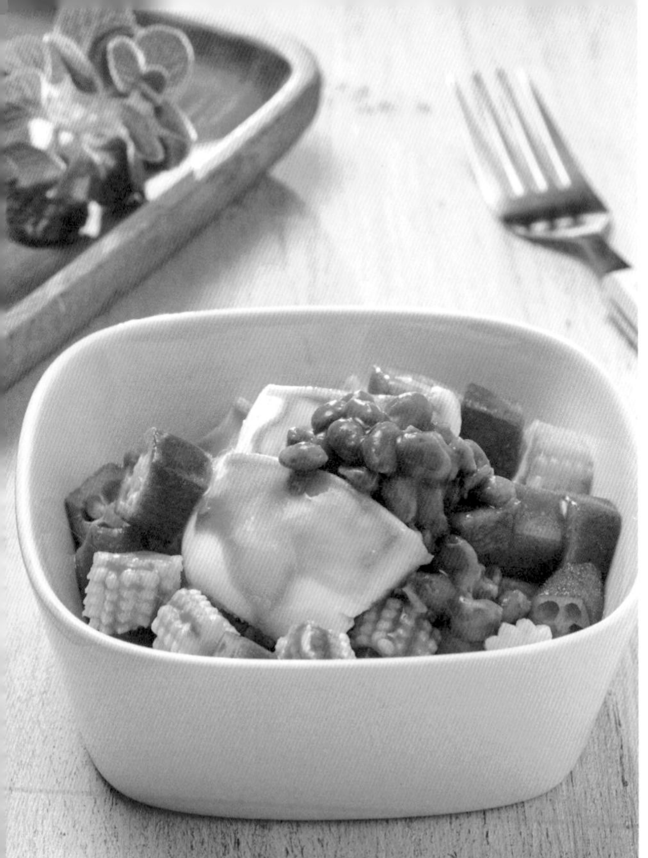

熱量	129.3	醣類	9.9
蛋白質	13	膳食纖維	3.5
脂肪	4.2	鈉	715.4

副食

花枝拌納豆

材料：
花枝..50g
秋葵..20g
玉米筍......................................20g
納豆..30g

調味料：
醬油..10cc
黃芥末醬....................................15g

作法：
1. 花枝洗淨、刻花、切片，以熱水燙熟；秋葵、玉米筍分別洗淨、以熱水燙熟、切小塊。
2. 將納豆倒入碗中，加入醬油及黃芥末醬，以筷子攪拌至牽絲，與其他材料混合均勻，即成。

午餐第5套
1人份總熱量
512（卡）

總醣類（克）	總蛋白質（克）
77	29.5
總膳食纖維（克）	總脂肪（克）
10.5	9.6

烹調健康叮嚀：
- 拌納豆時，須同方向攪拌至有牽絲的黏液出現。
- 秋葵須整條以熱水汆燙，再切小片，以免黏液質流失。

營養健康叮嚀：
- **納豆**是黃豆的發酵物，保留大豆的原有營養成份，含有豐富的納豆激酶，可防止血栓，有助於防止心血管阻塞、心肌梗塞，含維生素 B_2 能將脂肪轉換為熱量，改善胰島素的作用，納豆的粘液能在腸道吸收醣份，可抑制血糖上升。在晚餐吃納豆，可發揮納豆激酶作用時間 8 小時，防止血栓發生。
- **秋葵**的黏液含有水溶性果膠與黏蛋白，能減緩糖份吸收，抑制膽固醇吸收，改善血脂、血糖，含豐富類胡蘿蔔素，可維持胰島素正常分泌，平衡血糖值，含鈣量高，有助於穩定血糖及控制血壓。

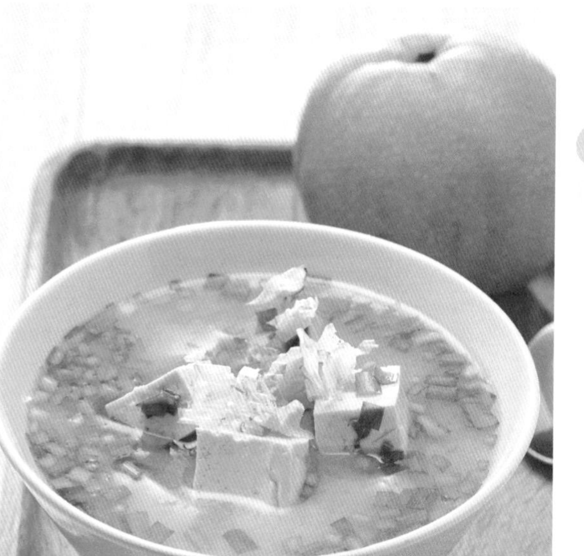

熱量	118	醣類	11.8
蛋白質	11	膳食纖維	3.2
脂肪	3	鈉	65

湯品 韭菜味噌湯

材料：
韭菜………………………………100g
板豆腐……………………………40g
柴魚絲……………………………5g
水……………………………350cc

調味料：
味噌………………………………15g

作法：

1. 韭菜洗淨、切碎；板豆腐洗淨、切小塊；味噌以少許冷開水拌勻。
2. 將水倒入湯鍋煮沸，放入板豆腐，加入韭菜末煮熟。
3. 放入味噌汁拌勻，熄火，加入柴魚絲，即可食用。

烹調健康叮嚀：

- 味噌稀釋不要用熱水，以免破壞其所含的酵素。
- 儘量少選用盒裝的軟豆腐，因為含有人工消泡劑會影響健康，以市售板豆腐為優先選擇。

營養健康叮嚀：

- **韭菜**所含有的揮發性精油（硫化丙烯）及硫化物，可擴張血管、降低血脂；含豐富膳食纖維，可緩解糖份吸收、改善高血糖；韭菜可增強血循環，改善末梢血循環（防止末梢神經遲鈍症狀）。
- **豆腐**含豐富鈣質，有利於胰臟 β 細胞作用，促進胰島素分泌、穩定血糖值；含有豐富蛋白質、卵磷脂、維生素，可保護肝臟、促進神經發育、能補益氣、預防氣虛。

午點 水果

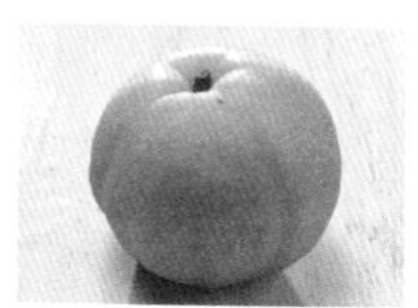

材料：
水梨………………1/3顆（120公g）

熱量	53.6	醣類	12
蛋白質	0.5	膳食纖維	1.9
脂肪	0.4	鈉	0

午餐第5套
1人份總熱量
512（卡）

總醣類（克）	總蛋白質（克）
77	29.5

總膳食纖維（克）	總脂肪（克）
10.5	9.6

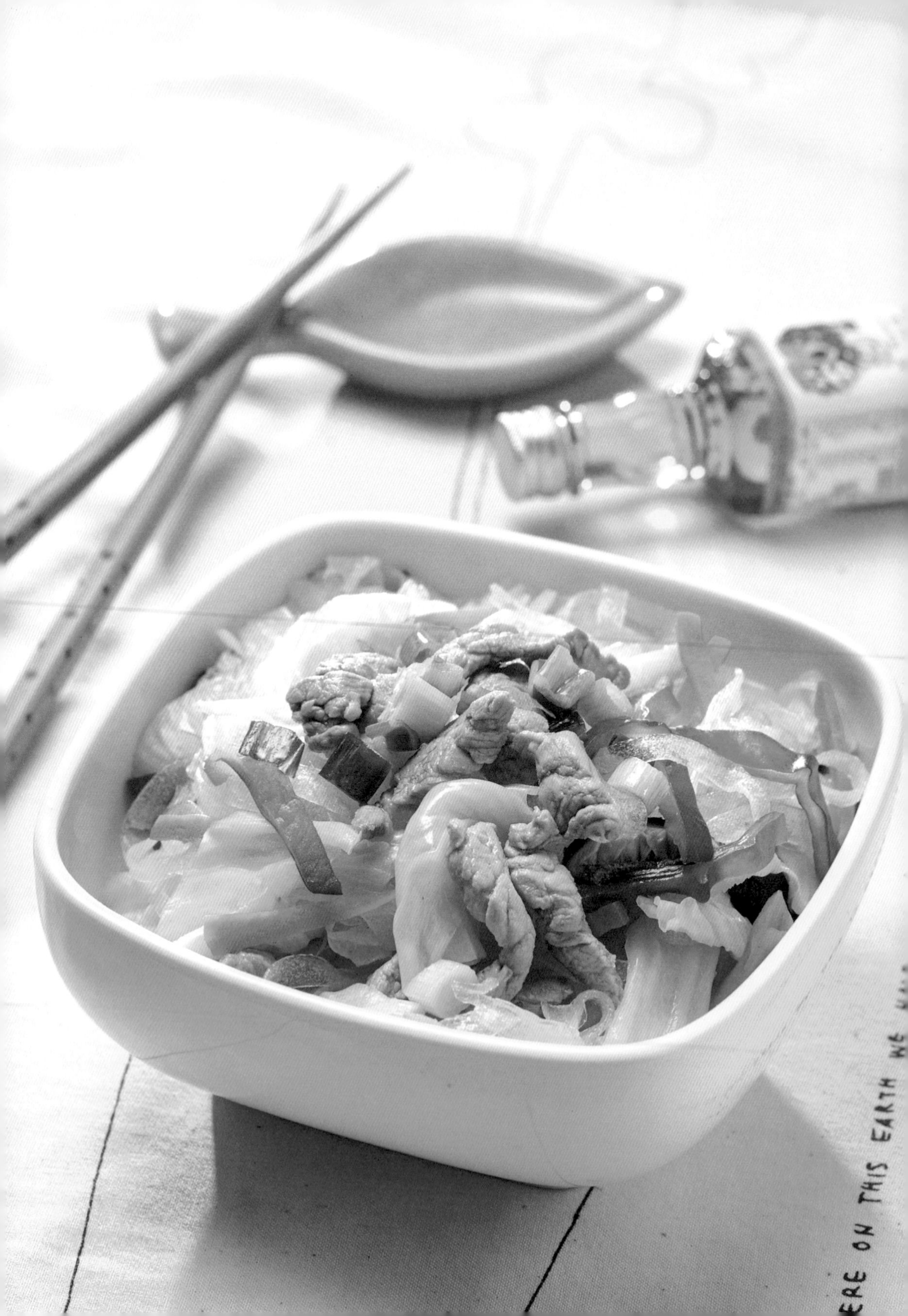
ERE ON THIS EARTH WE

主食

蔬食冬粉

材料：

寬粉條……40g
豬肉絲……30g
高麗菜絲……60g
黑木耳絲……20g
紅蘿蔔絲……20g
青蔥末……10g
熱水……120cc

調味料：

苦茶油…… 1大匙
鹽……0.1g

作法：

1. 寬粉條以冷水泡開，瀝乾水分；豬肉絲用清水沖淨。
2. 取鍋倒油加熱，放入蔥白爆香，加入紅蘿蔔、高麗菜、黑木耳、豬肉絲拌炒。
3. 放入熱水煮沸，加入寬粉條煮熟，續入青蔥末、鹽調味，即可食用。

熱量	261	脂肪	6.6	膳食纖維	8
蛋白質	17.5	醣類	33	鈉	48

烹調健康叮嚀：

- 寬粉條不要用熱水浸泡，以免變得太軟；料理時水量加多也容易糊掉，同時GI值會升高。
- 食材處理必須按照熟度切合適的大小，然後調整放入烹煮的順序，例如：紅蘿蔔絲煮熟的時間是2分鐘、肉絲是1分鐘、高麗菜是30秒，判斷食物熟食的時間做料理，更能完全享受真正的好滋味。

營養健康叮嚀：

- **寬粉條**以豆類、薯類雜糧為原料加工製成的粉條，澱粉多，糖尿病友必須限量食用；含**膳食纖維**多，可促進消化，阻止碳水化合物轉為脂肪，有利於調節血糖。主食類取用冬粉條搭配蔬菜、肉類一起食用，可延緩醣份的吸收，減緩血糖上升速度，且有飽足感，可減少主食的攝取量。
- **苦茶油**的冒煙點高達252度，適合中式的煎炸炒烤的好油，且含有較多的**不飽和脂肪酸**，可降低血糖，含**角鯊烯**、**類黃酮**類物質，可防癌、抗發炎，不含膽固醇，適用於動脈硬化、心血管病患者。

午餐第6套
1人份總熱量
515（卡）

總醣類（克）	總蛋白質（克）
73.6	38.4

總膳食纖維（克）	總脂肪（克）
13.8	7.4

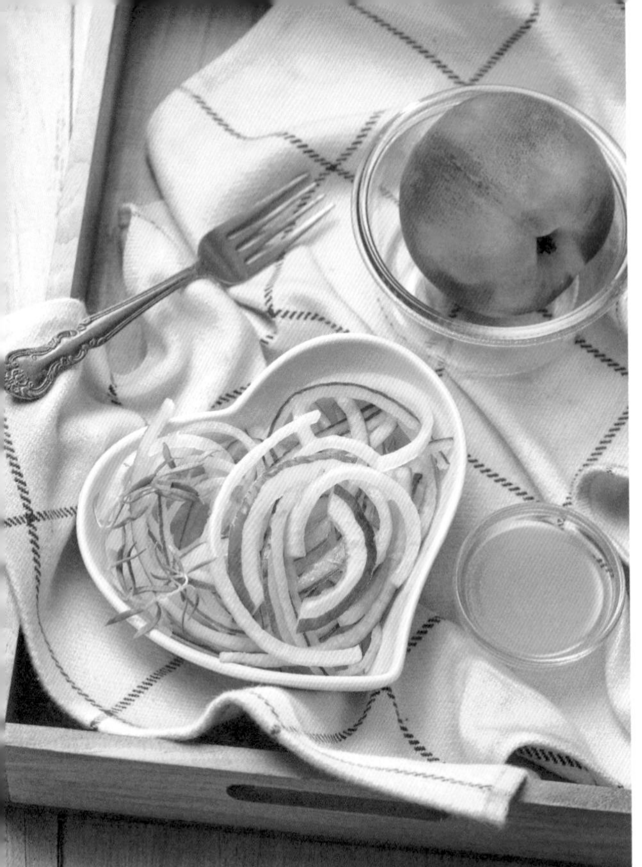

副食

醋拌洋蔥

材料：

紫洋蔥……50g

白洋蔥……50g

調味料：

檸檬汁……10cc

柳橙汁……30cc

糖……10g

作法：

1. 紫洋蔥洗淨，剝除外皮，逆紋切細絲，浸泡冰水 10 分鐘後，瀝乾。
2. 全部的調味料放入容器中混合均勻。
3. 紫洋蔥絲、白洋蔥絲與調味料拌勻，即可食用。

熱量	103	醣類	23.4
蛋白質	1.1	膳食纖維	1.7
脂肪	0.5	鈉	7.2

午餐第6套

1人份總熱量

515（卡）

總醣類（克）	總蛋白質（克）
73.6	38.4
總膳食纖維（克）	總脂肪（克）
13.8	7.4

烹調健康叮嚀：

- 擔心洋蔥味道會太辛辣味，可以多換幾次冰水。
- 洋蔥不可過量食用（每餐宜吃 50 公 g），以免產生脹氣及排氣過多。
- 洋蔥對視網膜有刺激作用，皮膚搔癢及眼疾充血者不宜多食。

營養健康叮嚀：

- **洋蔥**特有的氣味內是蒜氨酸的硫化物產生出來，而**蒜氨酸**能減少膽固醇、三酸甘油脂、防止血液凝固，能預防動脈硬化及心臟病，還具有降血糖值的作用，而所含**槲皮素**，能作用於胰島 β 細胞，促進胰島素分泌；維持正常醣份代謝及糖耐量，還可擴張血管預防多種糖尿病併發症：如高血脂、脂肪肝、高血壓。洋蔥對於正常血糖值不會發揮作用，只針對異常高的血糖值發揮作用，不會引起低血糖發生。
- **檸檬**含有**類胰島素**成分，可降低血糖值；富含**維生素** C、D，能增強血管彈性及韌性，可預防高血壓、心肌梗塞。

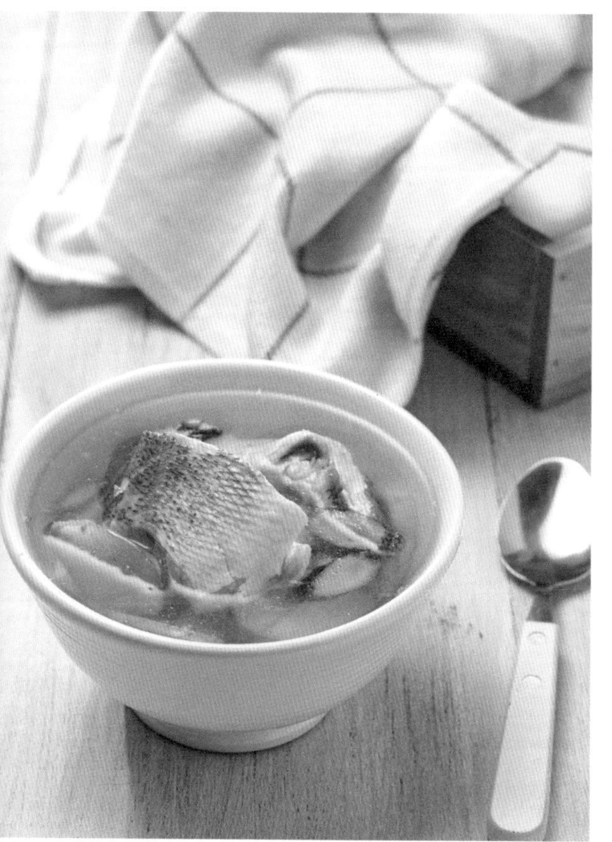

湯品 黃耆鮮魚湯

材料：
鱸魚……100g
黃耆……10g
當歸……10g
薑片……10g
水……350cc

調味料：
鹽……0.1g
米酒……5cc

作法：
1. 鱸魚洗淨後，切成 4 ～ 5 塊狀；黃耆、當歸洗淨。
2. 將鱸魚塊放入熱水汆燙約 30 秒，撈起，用清水沖洗。
3. 將水倒入湯鍋，加入黃耆、當歸、薑片煮沸，轉中火煮約 15 分，加入魚塊、米酒煮熟，放入鹽調味，即可食用。

熱量	113	醣類	8.5
蛋白質	19.2	膳食纖維	0.13
脂肪	0.2	鈉	75

烹調健康叮嚀：
- 此道湯品可作為手術後修補傷口復原的燉補品。
- 當歸、黃耆比例必須恰當：1 比 6，才能發揮補血行氣的最大藥效。

午點 水果

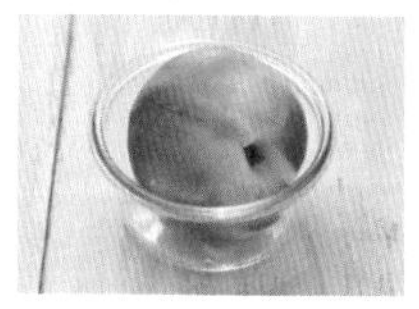

材料：
水蜜桃……80g

熱量	38	醣類	8.5
蛋白質	0.6	膳食纖維	1.2
脂肪	0.1	鈉	8

營養健康叮嚀：
- **鱸魚**含豐富優質蛋白質、維生素 A、B 群，含銅元素能維持神經系統功能，及參與新陳代謝，可維持血糖穩定。
- **水蜜桃**含有膳食纖維及果膠，可延緩腸道糖份的吸收，控制血糖；能防止貧血、抗癌等作用，但糖尿病友宜適量食用。

午餐第6套
1人份總熱量
515（卡）

總醣類（克）	總蛋白質（克）
73.6	38.4

總膳食纖維（克）	總脂肪（克）
13.8	7.4

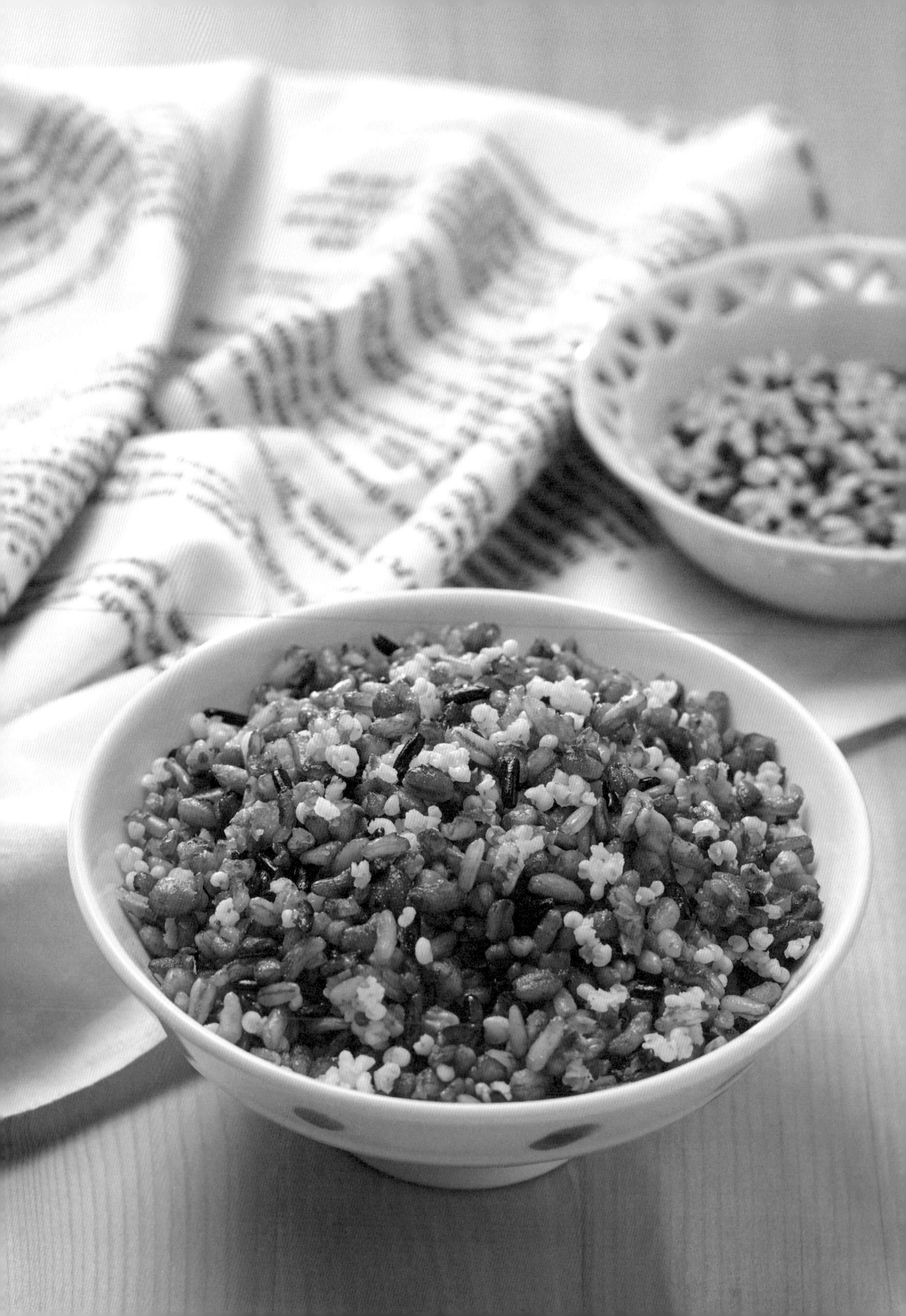

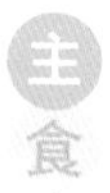

黃金雜糧飯

材料：

十穀健康米……………………40g
小米……………………………10g

作法：

1. 十穀米洗淨，浸泡 3 小時，小米洗淨（不須浸泡）。
2. 將十穀米、小米，加入水 1.5 杯，移入電鍋中（外鍋水 1 杯）蒸熟，續燜 15 分鐘，即可食用。

熱　量	182	脂　肪	1.5	膳食纖維	1.3
蛋白質	4.5	醣　類	37.5	鈉	1.2

烹調健康叮嚀：

- 十穀米內容包含糙米、蕎米、薏仁、扁豆等多種穀物搭配，並特別添加小米，有助於胰島素的分泌，改善血糖。
- 一次可多煮份量，分裝放入冰箱冷藏或冷凍，待食用時取出，加熱，十分便利又營養。
- 小米易發霉，須保持乾燥，開封後，須冷藏。小米含色胺酸多、賴胺酸少，必須與賴胺酸多的肉類、豆類混合同食，才能互補，提升營養價值。未精緻的小米含豐富的營養素，比白米更易消化吸收，適合老年人及幼兒食用。

營養健康叮嚀：

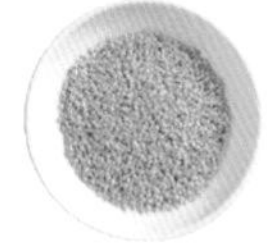

- 小米又稱粟米，含膳食纖維、維生素 B_1、B_2、硒、色胺酸；含豐富膳食纖維能緩解血糖上升速度；含硒可促進葡萄糖新陳代謝，有益於控制血糖；所含 B 群可強化胰島素功能，維生素 B6 可保護胰島細胞；含色胺酸能舒緩緊張情緒，幫助睡眠。
- 十穀健康米含有糙米、黑糯米、蕎麥、小米、燕麥、扁豆、薏仁、蓮子、高粱、芡實等食材，研究分析其成份含有一百多種有益人體健康的物質，如維生素 B 群能降血壓、降低膽固醇，預防血栓，同時還具有舒緩神經的作用，對抗現代的文明病，其豐富的膳食纖維能清除腸道宿便，維持腸道的健康。

午餐第7套
1人份總熱量
532（卡）

總醣類（克）	總蛋白質（克）
67.3	20.8
總膳食纖維（克）	**總脂肪（克）**
8.1	20

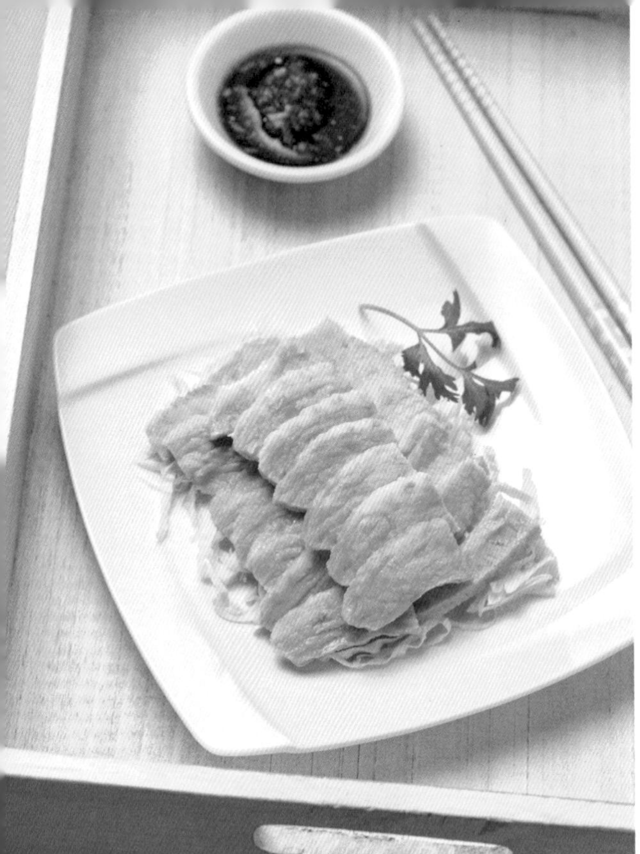

副食

蒜味松阪肉片

材料：
松阪肉..40g
高麗菜絲....................................100g
大蒜...10g

調味料：
醬油...10cc

作法：
1. 松阪肉洗淨、紙巾拭乾，放入滾水中，以中火煮約10分鐘，取出，放涼，切片。
2. 大蒜洗淨、切末，加入醬油攪拌均勻，即成「蒜末醬汁」。
3. 將高麗菜絲放入盤中，擺上松阪肉片，搭配蒜末醬汁，即可食用。

熱量	180	醣類	7.8
蛋白質	9	膳食纖維	2.5
脂肪	12.5	鈉	550

午餐第7套

1人份總熱量	
532（卡）	
總醣類（克）	總蛋白質（克）
67.3	20.8
總膳食纖維（克）	總脂肪（克）
8.1	20

烹調健康叮嚀：

- 松阪肉也可以移入電鍋中蒸煮，外鍋可放水半杯，以保持肉質的Q度。松阪肉、里脊肉、後腿肉是脂肪含量較少的部位，可適量選用，減少熱量及膽固醇攝取。

營養健康叮嚀：

- **松阪肉**含**優質蛋白質**，能提供熱量及新陳代謝所需營養素，其富含**蛋白質**、**維生素B群**、**鈣**、**鐵**等多種營養素，維生素B_1、B_2、鈣質，皆有利糖份之代謝、控制血糖；可補腎養血、滋陰潤燥、補血，對於多飲多尿、手足心熱、小便頻繁的糖尿病友，有改善的作用。
- **高麗菜**含有豐富的**水溶性膳食纖維**，能預防血糖值飆升，降低胰島素分泌量，還能避免體脂肪產生，其所含的**維生素U**有抑制胃酸分泌、修復胃部黏膜及促進胃的新陳代謝等作用。

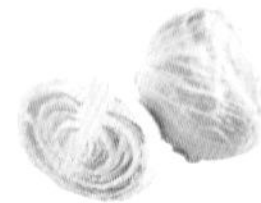

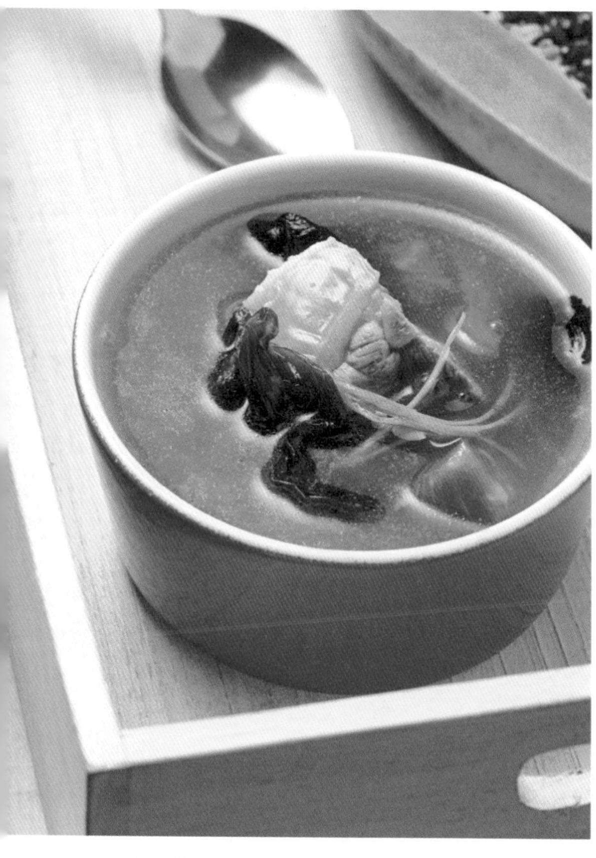

湯品 木耳番茄排骨湯

材料：
黑木耳……………………………15g
蕃茄………………………………70g
排骨………………………………30g
青蔥絲……………………………15g
水…………………………………500cc

調味料：
鹽…………………………………0.1g

作法：
1. 黑木耳洗淨，去除蒂頭，撕大片；排骨洗淨，以熱水燙過，撈起；蕃茄洗淨、切塊。
2. 將水倒入湯鍋煮沸，放入排骨、蕃茄、黑木耳煮滾，轉中火續煮 15 分鐘
3. 加入鹽調味，放入青蔥絲，即可食用。

熱量	102	醣類	6
蛋白質	6.4	膳食纖維	2.2
脂肪	5.9	鈉	53

午點 水果

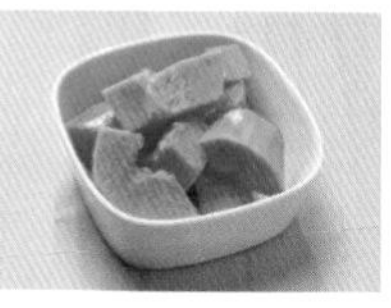

材料：
木瓜……………………………120g

熱量	69	醣類	16
蛋白質	1	膳食纖維	2.04
脂肪	0.12	鈉	4.8

烹調健康叮嚀：

- 市售已發脹成型的黑木耳，通常大多有加添加物浸泡，因此建議採買乾貨自行浸泡水最佳。

營養健康叮嚀：

- **黑木耳**含膳食纖維、維生素 B_1、B_2、鐵、鈣、多醣體；可緩解糖份吸收，可強化胰島素的分泌，提升免疫力。
- **木瓜**含有齊墩果酸、木瓜酚、皂苷、蘋果酸、維生素 C、黃酮類等；齊墩果酸可降低血脂、軟化血管、防止高血壓、動脈硬化。

午餐第7套 1人份總熱量	532(卡)
總醣類（克）	67.3
總蛋白質（克）	20.8
總膳食纖維（克）	8.1
總脂肪（克）	20

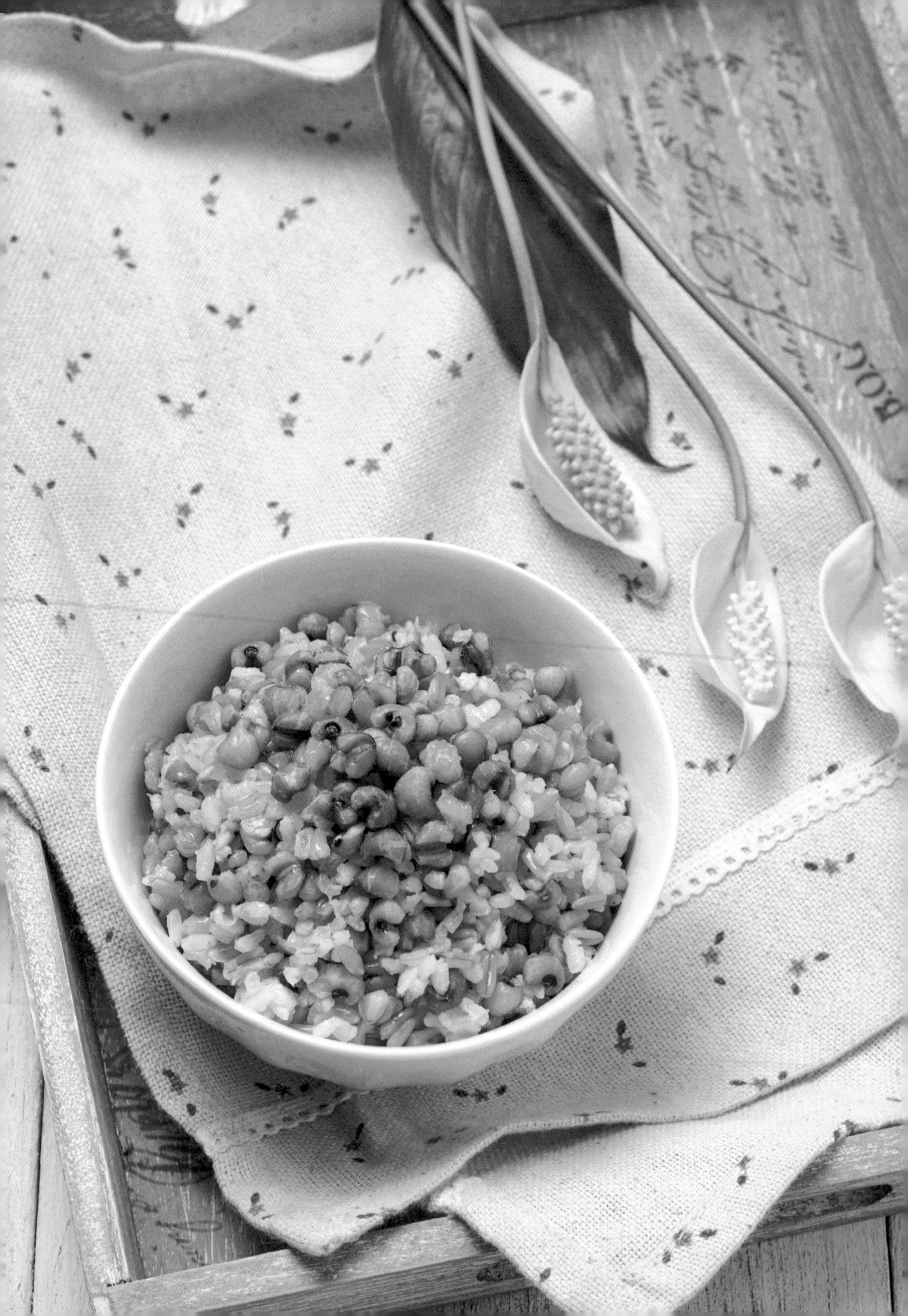

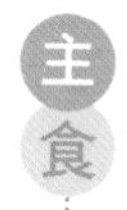

燕麥糙米飯

材料：

紅薏仁……20g　燕麥粒……10g
糙米……40g

作法：

1. 紅薏仁、糙米、燕麥粒、分別洗淨、泡水 4 小時。
2. 將紅薏仁、糙米、燕麥粒放入鍋，加水 150cc，移入電鍋蒸熟（外鍋水 1.5 杯），續燜 15 分鐘，即成。

熱量	252	脂肪	3.1	膳食纖維	4.8
蛋白質	6.9	醣類	49	鈉	2.5

烹調健康叮嚀：

- 紅薏仁較難煮熟，可先浸泡 4 ～ 5 小時煮熟，再搭配糙米、燕麥粒。
- 糙米、燕麥、紅薏仁比例可為 4：1：2。

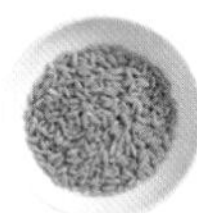
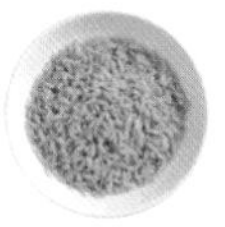
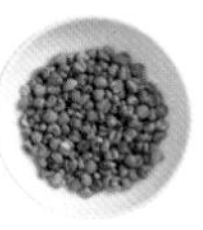

營養健康叮嚀：

- **紅薏仁**含多醣體，可降血糖，改善糖耐量異常，增加肝糖原儲存以調節血糖量。
- **燕麥**含 β －葡聚糖為水溶性纖維，可保持餐後血糖之穩定吸收，增加飽足感及潤腸通便。
- **五穀雜糧**食物含有豐富的營養素，尤其是澱粉、膳食纖維，有助於血糖值的控制，一般人可在日常飲食中多加攝取，但有些人不適用食用五穀雜糧飲食，例如：老年人、嬰幼兒、腸胃疾病者，有腹瀉症狀及腸道疾病（腸躁症），洗腎病人及腎病者，因為身體狀況比較無法消化高纖維、高磷或高鉀成分。

晚餐第1套
1人份總熱量 480（卡）

總醣類（克）	總蛋白質（克）
75.5	24

總膳食纖維（克）	總脂肪（克）
10.5	9.1

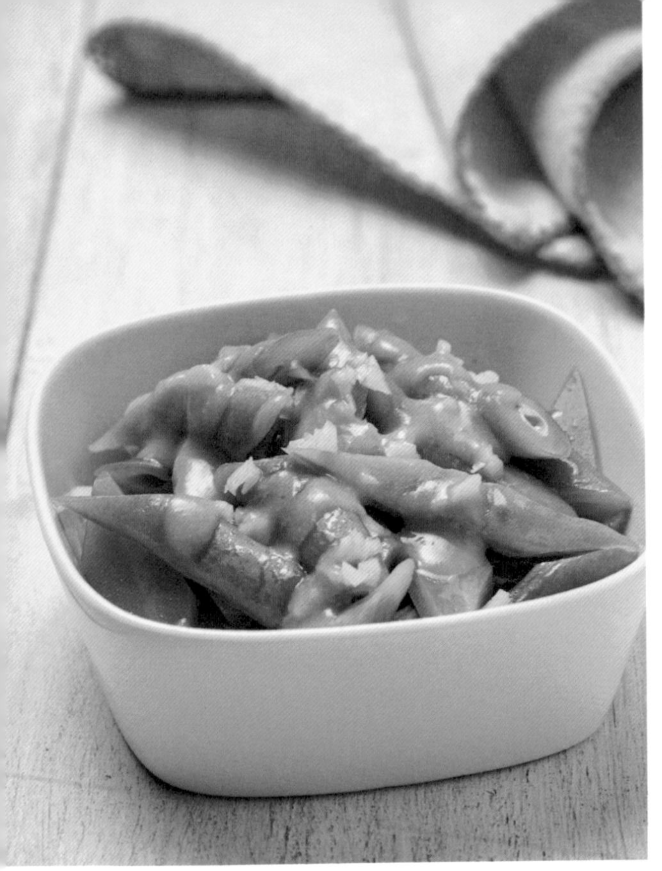

副食

醋溜醜豆

材料：

醜豆......................................60g
紅蘿蔔片..............................20g
蒜末....................................10 g

調味料：

味噌.................................... 15cc
白醋....................................... 5cc

作法：

1. 醜豆洗淨，摘除豆筋絲，斜切小段；味噌加入白醋、蒜末拌勻。
2. 醜豆、紅蘿蔔以熱水汆燙至熟，撈起，加入調味料拌勻，即可食用。

熱量	68.6	醣類	11.5
蛋白質	3.4	膳食纖維	3
脂肪	1	鈉	22.5

晚餐第1套	
1人份總熱量	
480（卡）	
總醣類（克）	總蛋白質（克）
75.5	24
總膳食纖維（克）	總脂肪（克）
10.5	9.1

烹調健康叮嚀：

- 如果採買連續性採收的蔬菜，例如：四季豆、甜豆、醜豆、荷蘭豆等食材，這些蔬菜通常在採收期大多會持續性噴灑農藥，因此建議食用時，務必要用清水多次清洗，以免殘留農藥殘留，甚至再經過汆燙程序，去除農藥。

營養健康叮嚀：

- **醜豆**含膳食纖維多，可幫助促進腸胃蠕動，消除便秘，且高鈣、高鎂、高鉀、低鈉，有助於胰島素分泌，可控制血糖，而豆中所含維生素C能提高身體抗病毒的作用。
- **味噌**的植物性蛋白質含量豐富，且沒有膽固醇的負擔，所含的膳食纖維有助於提升消化功能，還具有人體必需氨基酸，可防癌、調節血壓，還含有大豆皂苷，可促進新陳代謝。

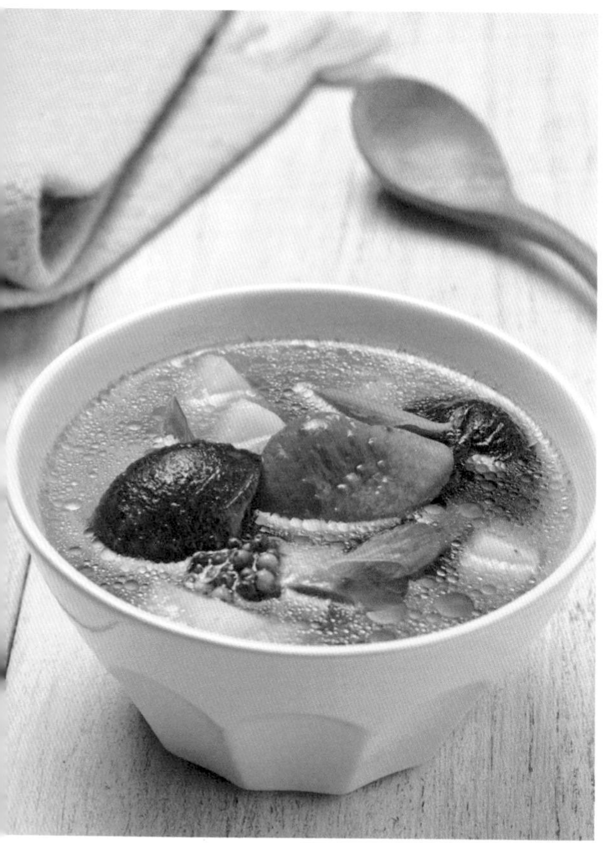

熱量	160	醣類	15
蛋白質	13.7	膳食纖維	2.8
脂肪	5	鈉	91

湯品 胡椒蔥雞湯

材料：

無骨雞腿塊……50g
乾香菇……2朵
山藥……60g
青蔥……1支
老薑……10g
胡椒粒……5g
水……400cc

調味料：

鹽……0.1g

作法：

1. 全部材料洗淨。雞腿以熱水汆燙；乾香菇泡軟、切對半。
2. 山藥削除外皮，切塊狀；青蔥切長段。
3. 將雞腿塊、香菇、山藥、青蔥、老薑、胡椒粒放入鍋，加入水，移入電鍋（外鍋水1.5杯）蒸熟，加入鹽調味，即成。

晚餐第1套	
1人份總熱量	480（卡）
總醣類（克）	75.5
總蛋白質（克）	24
總膳食纖維（克）	10.5
總脂肪（克）	9.1

烹調健康叮嚀：

- 山藥削皮後，一旦接觸空氣就會氧化變黑，可先泡在淡醋水、淡鹽水或檸檬水（檸檬1/2顆＋水1大碗）。
- 乾香菇是經高溫烘乾的食材，建議以冷水沖洗，再使用清水泡發至軟。
- 白胡椒與肉類同煮，可改善胃寒病，胡椒性溫熱，具刺激性，食用過量會刺激胃粘膜，引發高血壓或痔瘡。

營養健康叮嚀：

- **山藥**含黏性物質屬水溶性纖維質，形成凝膠，減緩醣份脂肪吸收，能穩定血糖，降低血脂，含澱粉酶抑制劑，有效降低血糖值，促進血液循環。
- **香菇**是高蛋白、低熱量、纖維質豐富的營養保健食材，香菇內所含的核酸類物質，可以抑制血清與肝臟中膽固醇的增加，其含的鉻元素，有助醣份代謝，還有水溶性纖維多，可緩解血糖上升。

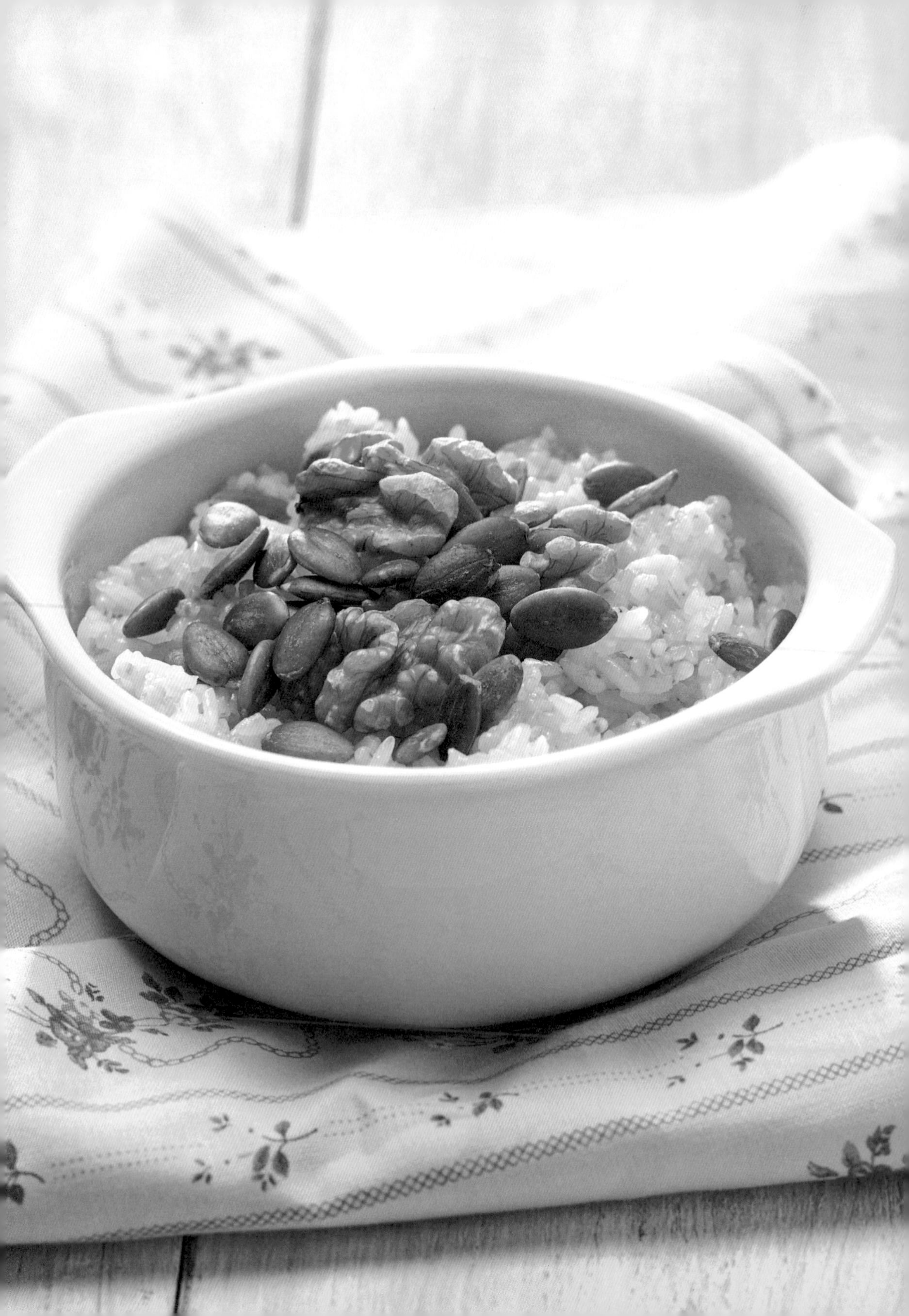

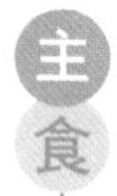

堅果香飯

材料：

長白米......30g
小米......10g
南瓜子......5g
核桃......5g

作法：

1. 長白米洗淨、泡水 20 分鐘；小米洗淨（不須浸泡）。
2. 長白米、小米加水 1 杯，移入電鍋中（外鍋水 1 杯）蒸熟。
3. 將米飯拌開，撒上南瓜子、核桃，續燜約 1 分鐘，即成。

熱　量	207.6	脂　肪	6.5	膳食纖維	0.6
蛋白質	5.7	醣　類	31.5	鈉	1.9

烹調健康叮嚀：

- 小米可以利用細網漏勺過篩清洗，快速又方便。小米含類氨酸少，不能單獨作為主食，可與白米或糯米共食（含類胺酸多），使蛋白質更完整吸收。

營養健康叮嚀：

- **小米**含硒，可促進葡萄糖新陳代謝、控制血糖。小米含色胺酸能舒緩情緒及促進胰島素分泌，有利於血糖之控制。
- **核桃**含鎂、鋅、Omagen-3 脂肪酸，鎂有助於改善醣份不耐症，及胰島素不足；Omagen-3 可改善血循環，減少脂肪囤積、調節血糖。
- **堅果**含有不飽和脂肪酸、纖維素及鎂，可改善胰島素的分泌及對醣份的分解，控制血糖值。如何攝取堅果不發胖？堅果含有植物性脂肪，熱量高，吃得過多，會增加體重，引發肥胖，增加糖尿病的發生，所以一天吃 30g 為宜（一小把），一週吃 100 ～ 120g 較適宜。堅果可作為穀物或肉類替代品。

晚餐第2套	
1人份總熱量	506（卡）
總醣類（克）	48.1
總蛋白質（克）	26.4
總膳食纖維（克）	6
總脂肪（克）	23.1

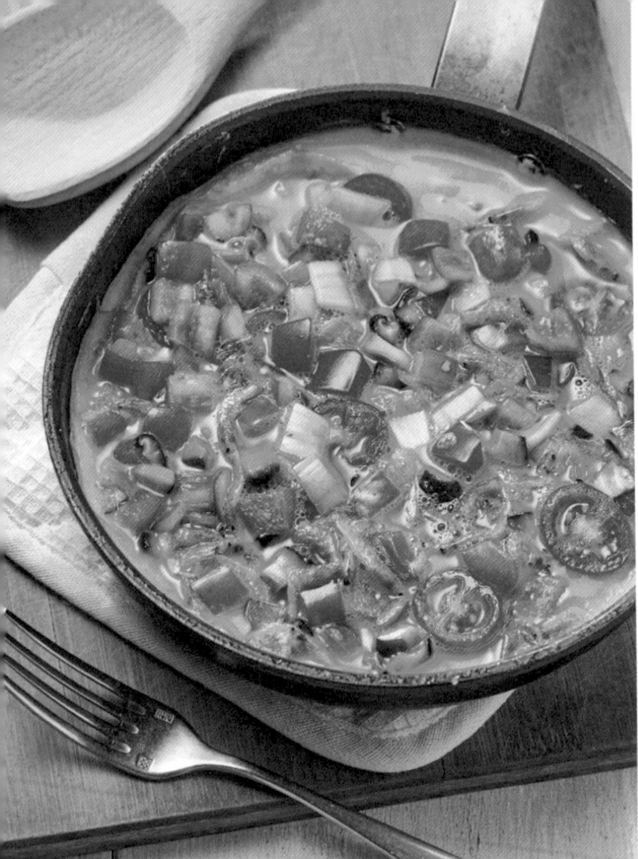

熱量	175	醣類	6.6
蛋白質	13.2	膳食纖維	2.4
脂肪	10.7	鈉	394

副食

蝦香烘蛋

材料：

雞蛋……3顆
櫻花蝦……10g
新鮮香菇丁……20g
青椒丁……20g
紅甜椒丁……20g
紫洋蔥丁……20g
小蕃茄片……20g
油……5cc

調味料：

鹽……0.1g

作法：

1. 櫻花蝦用水沖淨；雞蛋打碎放入容器中，加入全部材料及鹽拌勻。
2. 取鍋倒油加熱，放入作法1，加蓋，以小火慢烘至熟。
3. 取出，切成三等份（一人份一片），再裝入盤子，即可食用。

晚餐第2套

1人份總熱量 506（卡）

總醣類（克）	總蛋白質（克）
48.1	26.4

總膳食纖維（克）	總脂肪（克）
6	23.1

烹調健康叮嚀：

- 烘蛋加蓋烹調，主要是可以利用上下導熱的火力平均受熱，達到下層酥脆，上層軟嫩的口感。

營養健康叮嚀：

- **雞蛋**含優質蛋白質，含有人體所需的營養素，其維生素B，有利於醣份的代謝；含硒、鋅有利於胰島素的利用，降低血糖值。
- **櫻花蝦**富含鈣可刺激胰臟 β 細胞，促進胰島素分泌；蝦紅素含量高，具強大抗氧化能力，能清除體內自由基，預防心血管疾病。

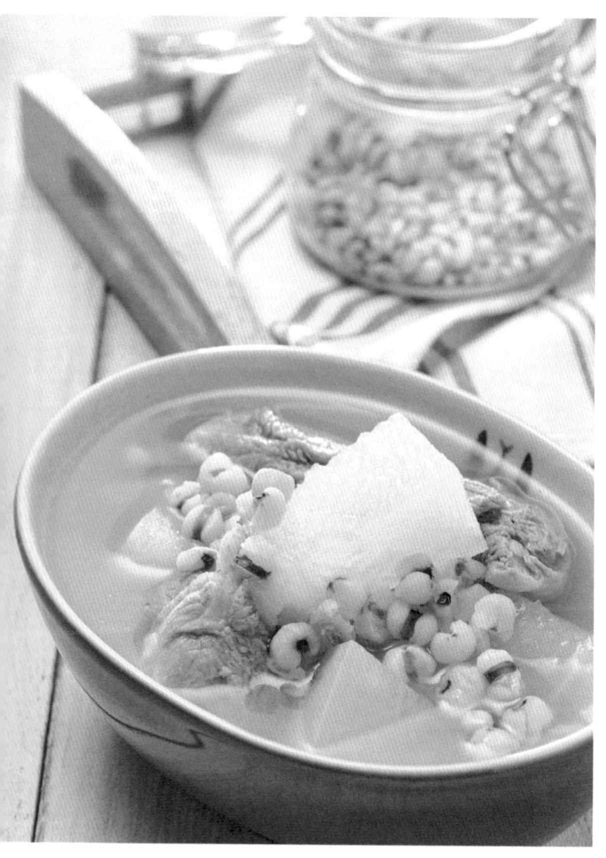

熱量	123	醣類	10
蛋白質	7.4	膳食纖維	3
脂肪	5.8	鈉	32

湯品

冬瓜薏仁排骨湯

材料：

冬瓜......................................100g
薏仁......................................10g
排骨......................................30g
薑片......................................10g
水......................................400cc

調味料：

鹽......................................0.1g

作法：

1. 冬瓜洗淨、削皮、切塊；薏仁洗淨，泡水 6 小時；排骨洗淨，以熱水汆燙。
2. 取湯鍋倒入水煮沸，加入薏仁、排骨煮約 40 分鐘。
3. 再放入冬瓜煮至熟，加入鹽調味，起鍋即成。

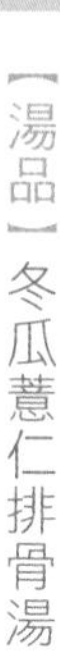

晚餐第2套	
1人份總熱量	506（卡）
總醣類（克）	總蛋白質（克）
48.1	26.4
總膳食纖維（克）	總脂肪（克）
6	23.1

烹調健康叮嚀：

- 薏仁較不易煮熟，可以改成放入電鍋蒸熟，節省烹調時間。
- 冬瓜屬性較寒涼，脾胃虛寒或易腹瀉者，必須要謹慎食用。

營養健康叮嚀：

- **冬瓜**是低糖、低熱量、低脂肪，是糖尿病友最佳的食用蔬菜，含**膳食纖維**高，可維持血糖穩定，且能降血脂，防止動脈硬化；含**維生素** B_1，有利於血糖新陳代謝。
- **冬瓜**的水份多、熱量低、有飽足感，可清除體內多餘的脂肪，延緩血糖上升，還具有清熱、利尿、補腎、益氣的作用。冬瓜是瘦身＋降血糖的食材，例如：冬瓜＋雞肉，可瘦身美容；冬瓜＋蝦乾可補鈣，而冬瓜含維生素 K ＋蝦干（鈣），可強化鈣質吸收，有助骨骼生長。

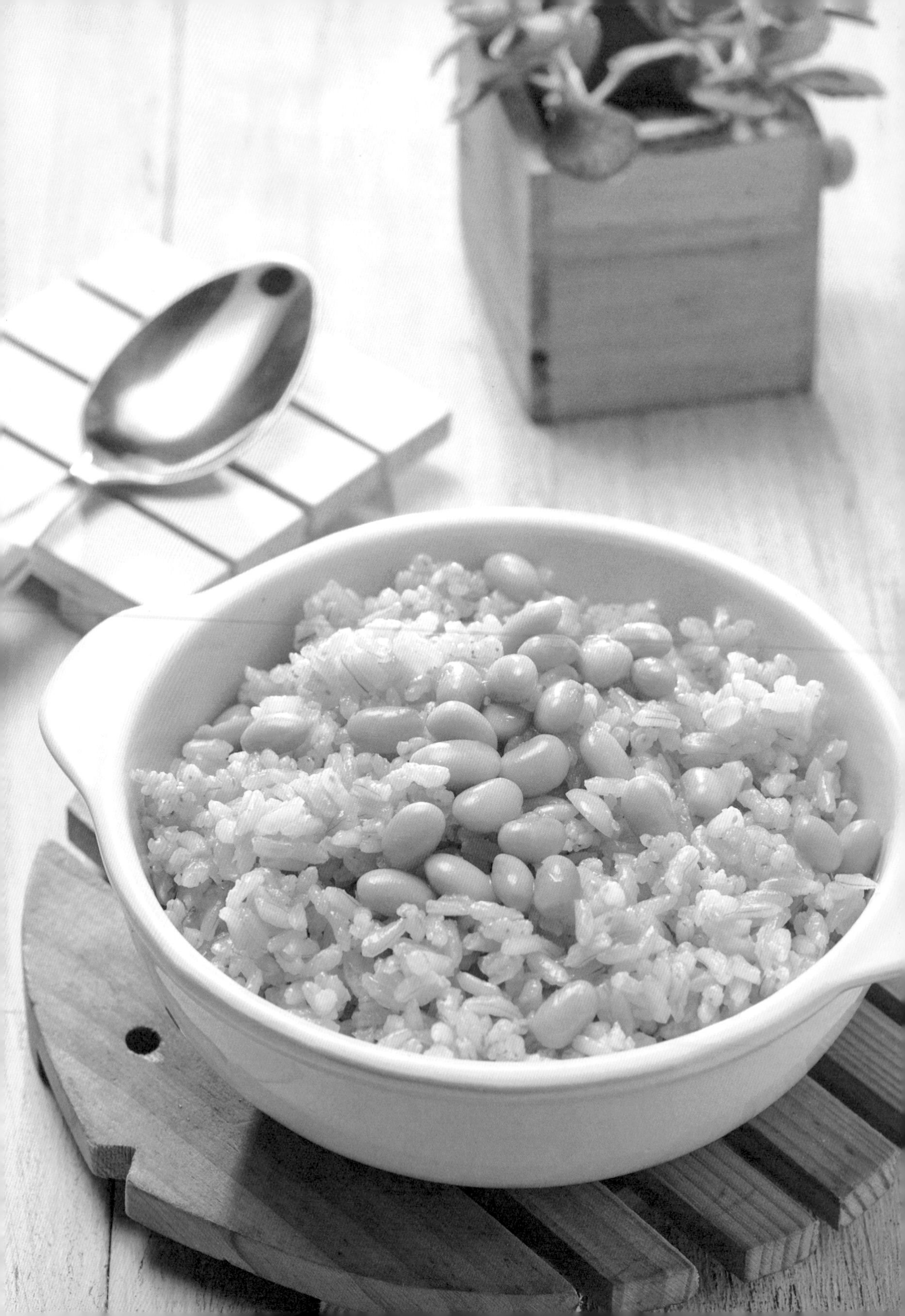

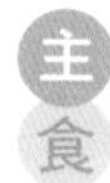

主食 三寶養生飯

材料：

糙米……40g　黃豆……20g

小米……20g

作法：

1. 糙米、黃豆分別洗淨、泡水 6 小時；小米洗淨，不須浸泡。
2. 將糙米、小米、黃豆加水1.5杯，移入電鍋中（外鍋水1.5杯）蒸熟。
3. 待開關跳起，打開鍋蓋，稍微拌勻，再續燜 15 分鐘，即可食用。

熱　量	295.4	脂　肪	4.92	膳食纖維	4
蛋白質	12.24	醣　類	50.5	鈉	5.6

晚餐第3套	
1人份總熱量	
512（卡）	
總醣類（克）	總蛋白質（克）
62	32.5
總膳食纖維（克）	總脂肪（克）
12	15.2

烹調健康叮嚀：

- 黃豆、小米、糙米的美味比例是1：1：2。每天都要攝取大豆製品，年長者可將肉類減量改為大豆製品，如：豆腐、豆皮、黃豆粉，而選擇非基因改造的黃豆比較安全。

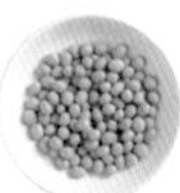
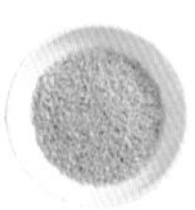
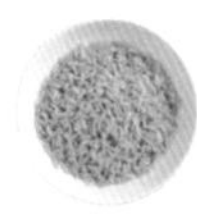

營養健康叮嚀：

- **黃豆**含有豆膠，可促進胰島素分泌及改善細胞對胰島素的敏感性，可提高葡萄糖的利用率，有利於血糖的控制；含有皂苷，可調節血脂、抑制體重增加、減少血液、肝臟內脂肪含量，防止脂肪肝、肥胖症。
- **黃豆**具有「菜園的肉」稱號，能使胰臟功能旺盛，促進胰島素分泌，使醣類代謝吸收，其食物纖維可降低血糖值及膽固醇，而維生素 B_1，將醣份代謝為熱能，還有胰蛋白酶抑制劑，可促使胰島素分泌增加。

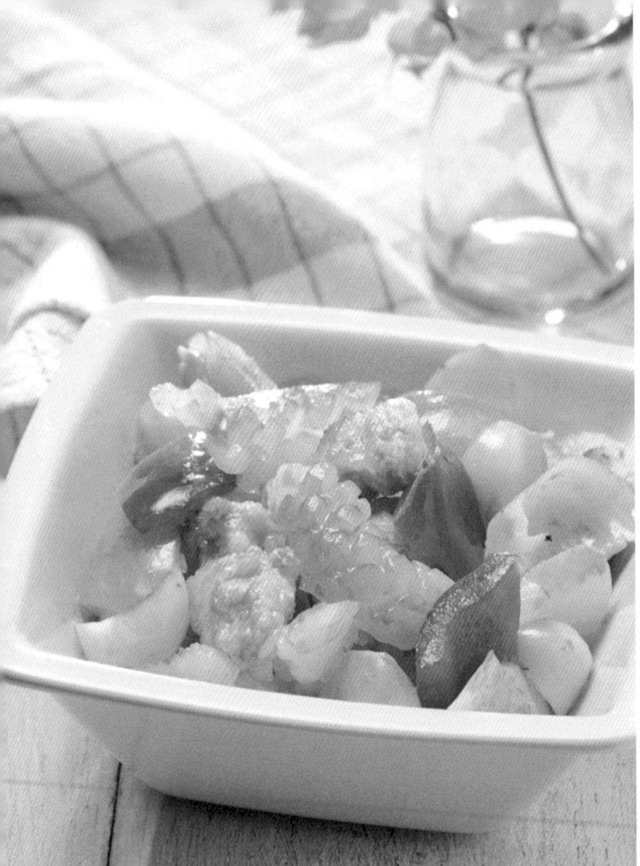

熱量	128.5	醣類	5.7
蛋白質	12.4	膳食纖維	3.5
脂肪	6.2	鈉	1888

副食

蒟蒻彩椒

材料：

蒟蒻……50g
雞胸肉……50g
紅甜椒……20g
黃甜椒……20g
青椒……20g
油……5cc

調味料：

鹽……0.1g

作法：

1. 蒟蒻洗淨、刻花、切片狀後，以熱水氽燙過；雞肉洗淨、切片。
2. 紅甜椒、黃甜椒、青椒皆洗淨、去籽、切塊。
3. 取炒鍋倒油加熱，放入雞肉片炒香，續入蒟蒻片、紅黃甜椒及青椒拌炒，加鹽調味，即成。

晚餐第3套

1人份總熱量	
512（卡）	
總醣類（克）	總蛋白質（克）
62	32.5
總膳食纖維（克）	總脂肪（克）
12	15.2

烹調健康叮嚀：

- 蒟蒻必須泡水去除鹼味，才能食用，也可以熱水氽燙過。

營養健康叮嚀：

- **蒟蒻**含菊甘露聚醣，是水溶性纖維，不為腸道所吸收，可抑制醣份吸收，減緩血糖上升。
- **蒟蒻**是低 GI 食物，有飽足感，適量食用有助於減肥。
- **黃色**及**紅色彩椒**的色澤鮮艷，含有豐富的植化素，如維生素 A 及 C，能活化細胞組織功能，促進新陳代謝，維持心肌細胞的正常。

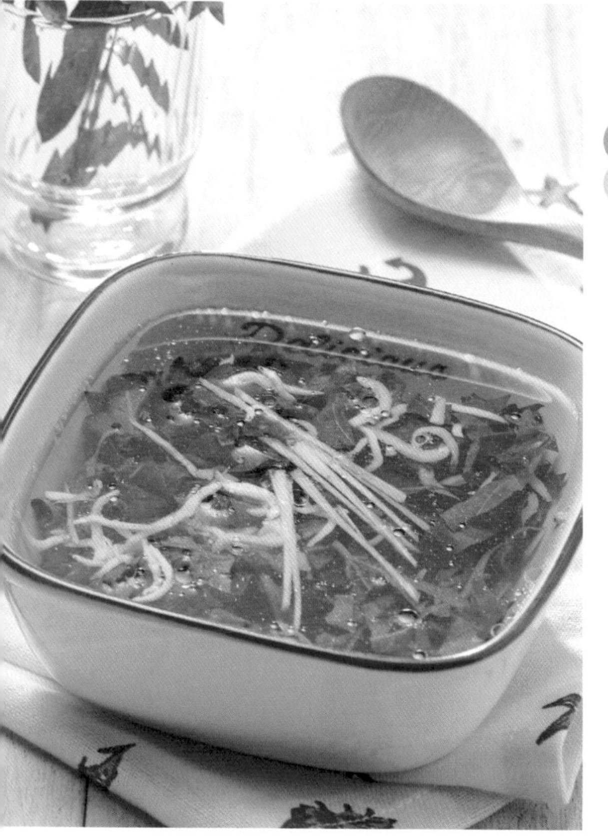

湯品

青蔬魩仔魚湯

材料：

菠菜……150g
魩仔魚……50g
蒜末……10g
薑末……10g
水……400cc

調味料：

鹽……0.1g

作法：

1. 菠菜洗淨，切細；魩仔魚洗淨，瀝乾水分。
2. 取鍋倒油加熱，放入蒜末、薑末爆香至金黃色，即起鍋，備用。
3. 鍋內加水煮沸，放入綠葉蔬菜、魩仔魚煮沸，加入鹽，撒上蒜末、薑末，即成。

熱量	88	醣類	5.5
蛋白質	7.9	膳食纖維	4
脂肪	4	鈉	238

晚餐第3套	
1人份總熱量	512（卡）
總醣類（克）	總蛋白質（克）
62	32.5
總膳食纖維（克）	總脂肪（克）
12	15.2

烹調健康叮嚀：

- 綠葉蔬菜也可以改用韭菜，但韭菜含有草酸，建議煮食前先以熱水汆燙再料理，可去除草酸，避免草酸與體內鈣結合，而流失鈣質。

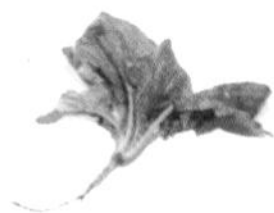

營養健康叮嚀：

- **魩仔魚**含豐富鈣及蛋白質，糖尿病友多尿，容易排出大量的鈣、磷，因此，必須由食物中來補充，鈣也促進胰島素分泌，防止血糖過高及避免骨質疏鬆。
- **菠菜**含有鉻及β-胡蘿蔔素，有助於血糖的控制，膳食纖維多，可減緩腸道的糖份吸收，含鐵及葉酸高，有補血作用。

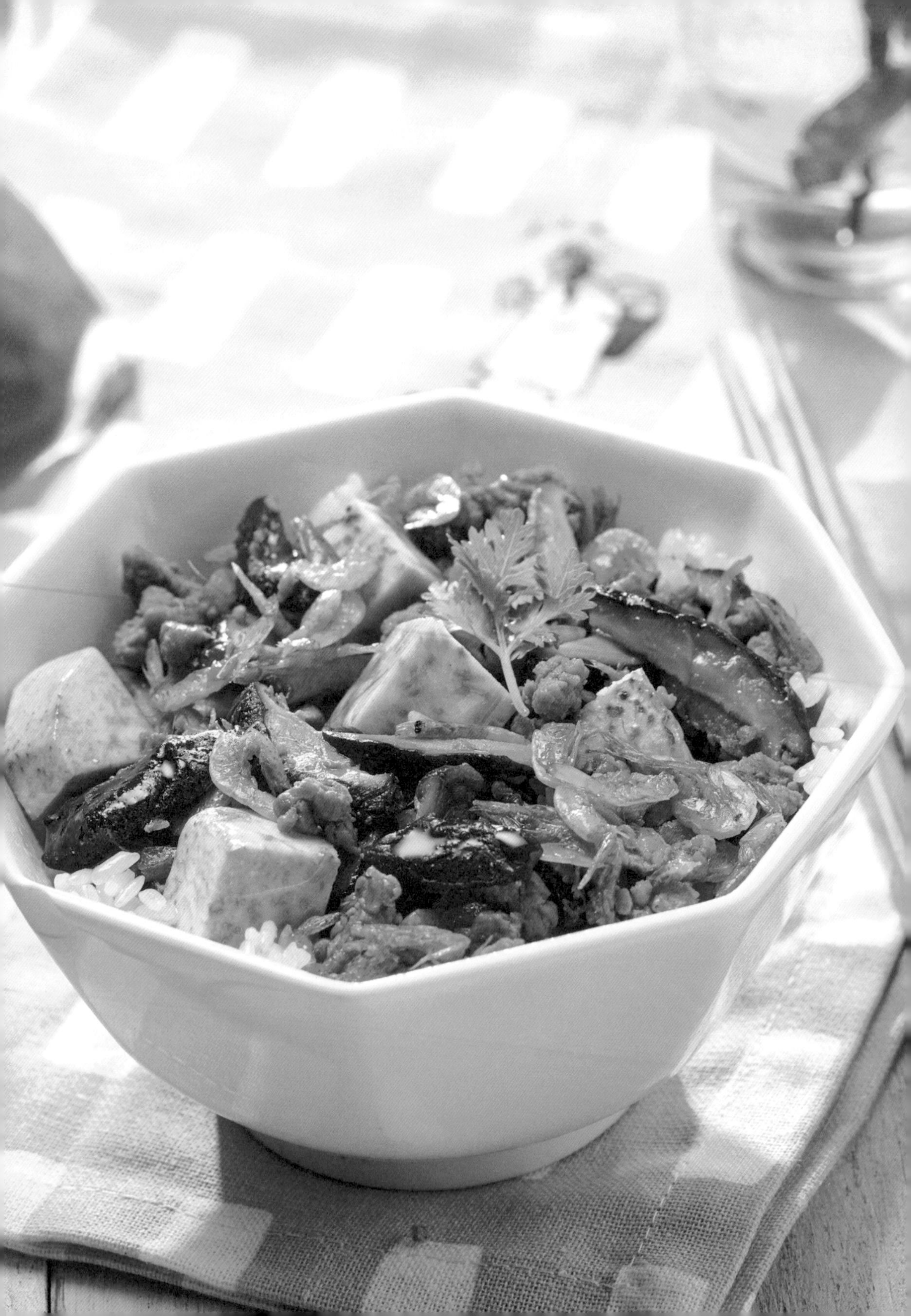

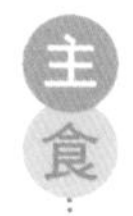

芋頭炊飯

材料：

芋頭丁	50g	乾香菇	20g
里肌肉絲	30g	長白米	30g
蝦米	20g		

醃料：

醬油................................ 10cc
白胡椒粉............................ 2g

作法：

1. 蝦米、香菇分別洗淨、泡水，再切小塊。取炒鍋倒油加熱，放入蝦米、香菇爆香，續入肉絲炒至半熟起鍋，備用。
2. 長白米洗淨，放入內鍋，加入蝦米、香菇、肉絲、水 3/4 杯拌勻，鋪上芋頭丁。
3. 移入電鍋（外鍋水 1 杯）煮至開關跳起後，用飯勺翻拌，再續燜 15 ～ 20 分鐘，即可食用。

熱量	279	脂肪	4.2	膳食纖維	2.8
蛋白質	18.6	醣類	42	鈉	1523

晚餐第4套	
1人份總熱量	520(卡)
總醣類（克）	59
總蛋白質（克）	36
總膳食纖維（克）	6.95
總脂肪（克）	13.8

烹調健康叮嚀：

- 由於芋頭會稍微出一點點水，所以煮飯時，水量可以稍微減少一些。
- 芋頭的黏液含皂角苷，接觸後會產生皮膚發癢，因此可將整顆帶皮芋頭以水煮至滾後，再以水冷卻後削皮，或者是取醋擦手即可止癢。
- 芋頭含澱粉較多，一次不能多量食用，會脹氣。

營養健康叮嚀：

- **芋頭**含有黏蛋白及半乳聚糖，能有效降低膽固醇及血壓，防止心血管疾病；富含鈣、磷、類胡蘿蔔素及黏液皂素，能幫助消化，增進食慾，補中益氣，適合身體虛弱者食用。

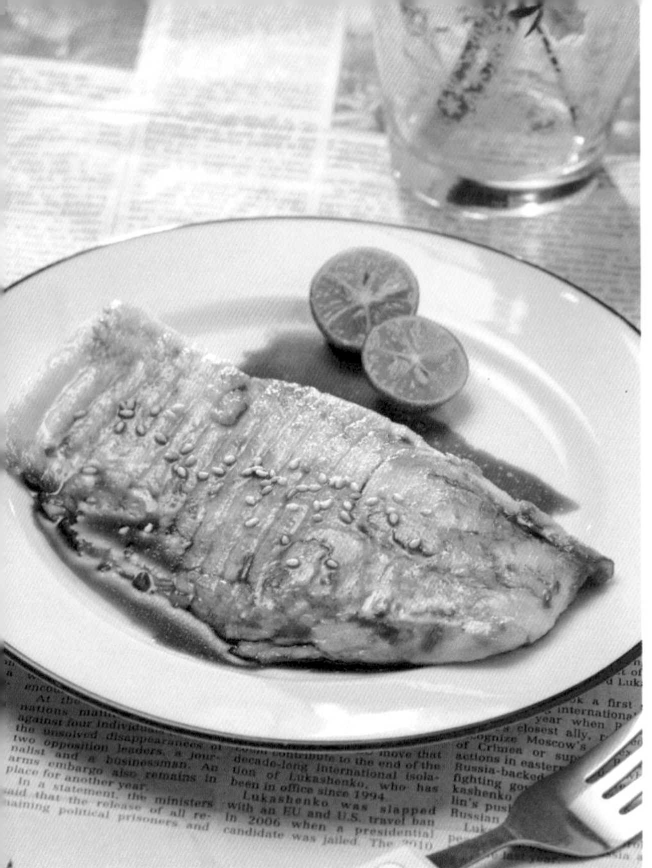

副食

醬香鯛魚燒

材料：

鯛魚......60g
烤熟白芝麻......5g
金桔......10g
油......5cc

調味料：

醬油......10cc

作法：

1. 鯛魚洗淨、拭乾水份；金桔洗淨、切對半。
2. 取鍋倒油加熱，放入鯛魚片煎至兩面金黃，淋上醬油入味，盛入盤中。
3. 撒上白芝麻，搭配金桔汁，即可食用。

熱量	152	醣類	3.8
蛋白質	14	膳食纖維	0.8
脂肪	9	鈉	533

晚餐第4套
1人份總熱量
520(卡)

總醣類（克）	總蛋白質（克）
59	36
總膳食纖維（克）	**總脂肪（克）**
6.95	13.8

烹調健康叮嚀：

- 鯛魚亦可清蒸，加上蔥薑、調味料，快速蒸煮，可維持魚肉鮮嫩。

營養健康叮嚀：

- **鯛魚**含優質蛋白質、易消化吸收；能活血、溫補、提供病友滋補作用；含多元不飽和脂肪酸，能降膽固醇及防止動脈硬化，可預防糖尿病引發的心血管疾病。
- **白芝麻**富含維生素 B_1，有助於醣類代謝，鈣質可促進胰島素分泌，木質素可改善血脂、膽固醇、抗癌。芝麻未經細嚼，食入後易黏於胃壁上，造成胃病。

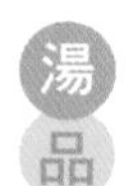

湯品 絲瓜麥門湯

熱量	77.7	醣類	13.8
蛋白質	4.7	膳食纖維	3.3
脂肪	0.6	鈉	90.8

材料：
絲瓜……200g
柳松菇……50g
麥門冬……10g
枸杞……5g
水……150cc

調味料：
鹽……0.1g

作法：
1. 麥門冬洗淨；枸杞洗淨，以冷開水泡2分鐘，撈起，備用。
2. 絲瓜洗淨、削皮、切厚片；柳松菇剝開、去除根部、洗淨。
3. 將水倒入湯鍋煮沸，加入麥門冬煮滾，放入絲瓜、柳松菇煮熟，續入枸杞泡開，放入鹽調味，即可食用。

烹調健康叮嚀：
- 絲瓜的含水量較高，宜現切現煮，但要避免煮太久，以免出水太多影響口感。

營養健康叮嚀：
- **絲瓜**含豐富纖維，苦味素、皂苷、瓜胺酸成份，且低熱量、低脂肪、含糖量低，能潤肺生津，可輔助治療燥熱傷津性糖尿病友緩解病情；含干擾素誘生劑，可刺激身體產生干擾素抗病毒、防癌。
- **麥門冬**能養陰潤肺，緩解血糖上升，促進胰島素細胞功能恢復，增加肝糖原合成，降低血糖。
- **枸杞**含胡蘿蔔素維生素 B_1、B_2，鈣鐵，具有明目的作用，可防止糖尿病之視力不佳，而含有的多醣體，可提高肝糖原儲存，增強體力，消除疲勞。

晚餐第1套
1人份總熱量 520(卡)

總醣類(克)	總蛋白質(克)
59	36

總膳食纖維(克)	總脂肪(克)
6.95	13.8

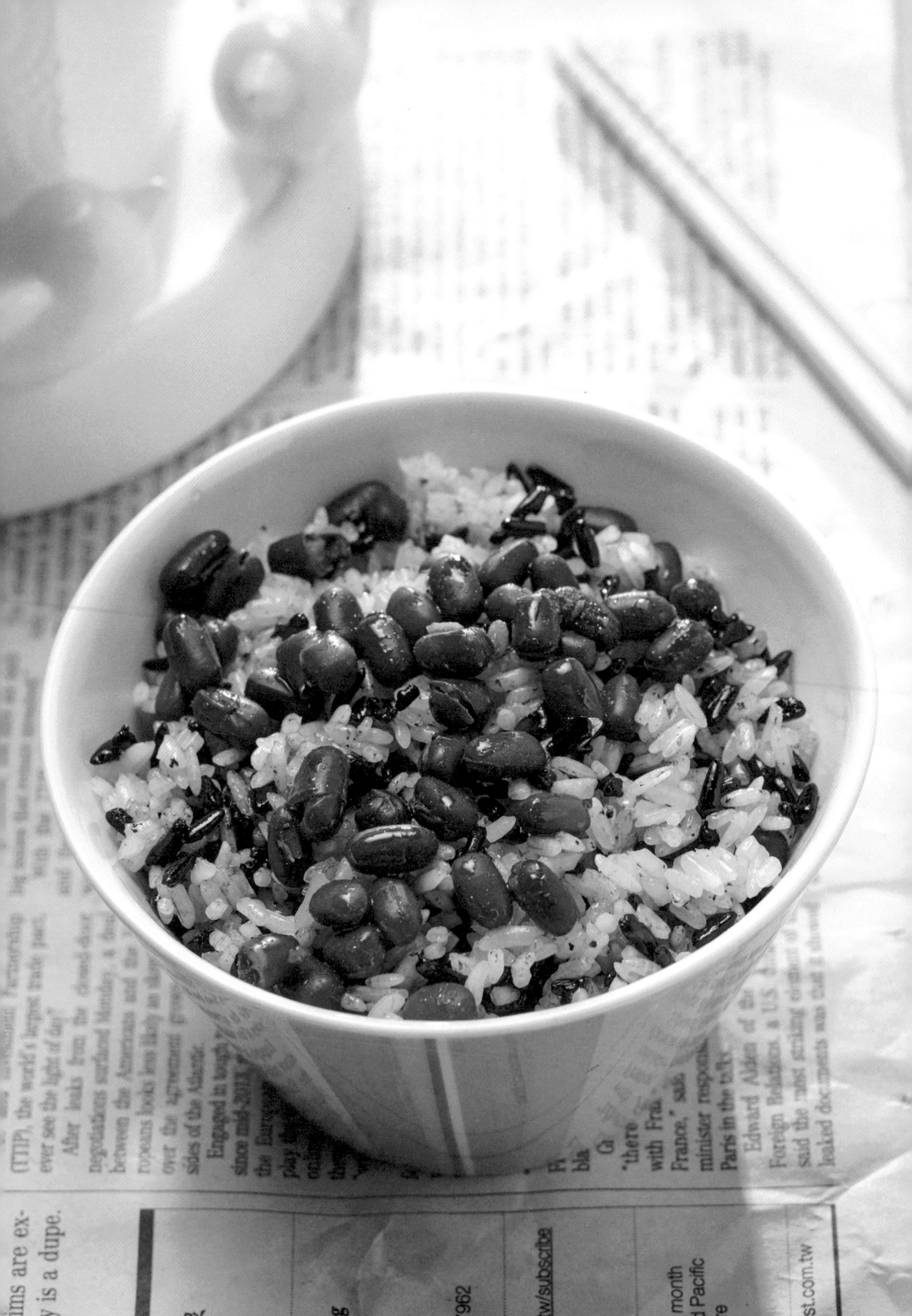

紅豆紫米飯

材料：

紅豆......10g　長白米......30g

紫米......20g

作法：

1. 紅豆、紫米、長白米分別洗淨、泡水 6 小時。
2. 紅豆加水 1 杯，移入電鍋（外鍋水 1.5 杯）蒸熟。
3. 紫米、長白米加水 1 杯，移入電鍋中（外鍋水 1.2 杯）蒸熟，加入紅豆拌勻，即可食用。

熱　量	210	脂　肪	1	膳食纖維	2
蛋白質	6.4	醣　類	44	鈉	1

烹調健康叮嚀：

- 紅豆、紫米、長白米比例 1：2：3。
- 浸泡紅豆的水必須倒掉，重新注入水，可以去除皂苷，比較不會產生脹氣。

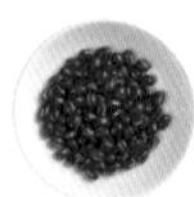
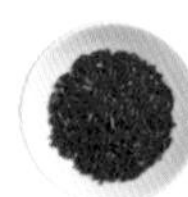

營養健康叮嚀：

- **紫米**含膳食纖維、維生素 B 群，可延緩腸道對醣份的吸收，改善胰臟 β 細胞功能；維生素 B_1、B_2、鉀，可協助醣份新陳代謝，控制血糖。紫米又稱補血米，含豐富鐵質，可補血暖身，是年長者的「長壽米」。
- 黑色食物（含有黑米、紫米、紅豆、黑豆），含有高鐵、高鈣、微量元素鋅、硒、鎂，皆有利於血糖的控制，其膳食纖維豐富，能延緩血糖吸收以及有助於腸道排毒，而所含的花青素多，具強大抗氧化作用，可抑制胰島素被氧化，促進胰島素分泌，有效達到血糖控制的功能。

晚餐第5套

1人份總熱量	515（卡）
總醣類（克）	64
總蛋白質（克）	4.6
總膳食纖維（克）	6.8
總脂肪（克）	8.4

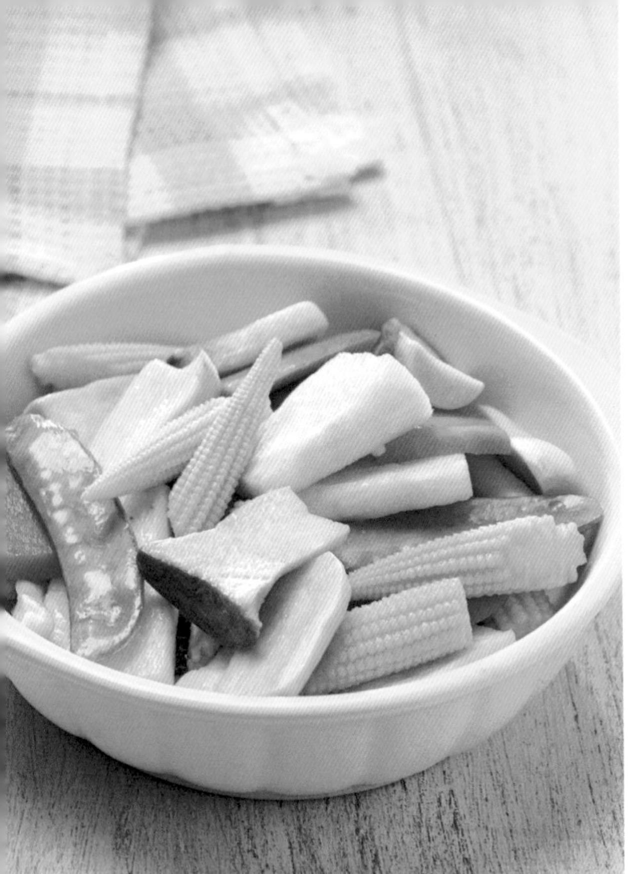

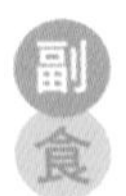

翠綠筍片

材料：
筊白筍……30g
荷蘭豆……20g
玉米筍……30g
紅蘿蔔……20g
杏鮑菇……30g
蘑菇……30g
大蒜……10g
油……5cc

調味料：
鹽……0.1g

作法：
1. 全部材料洗淨。筊白筍、紅蘿蔔、杏鮑菇、蘑菇皆切片。
2. 荷蘭豆摘除頭尾端，再剝除粗絲；玉米筍斜對切；蒜瓣洗淨、去除外皮，切片。
3. 取鍋倒油加熱，放入蒜片爆香，加入全部材料拌炒至熟，再加入鹽調味，即可食用。

熱量	103	醣類	9
蛋白質	4.4	膳食纖維	4.2
脂肪	5.5	鈉	68

晚餐第5套
1人份總熱量
515（卡）

總醣類（克）	總蛋白質（克）
64	4.6
總膳食纖維（克）	總脂肪（克）
6.8	8.4

烹調健康叮嚀：
- 筊白筍含較多草酸，易與鈣結合流失，可先汆燙再煮食。
- 採買蘑菇要注意顏色不要太白，還有蒂頭處是否有發黑，表示不新鮮。

營養健康叮嚀：
- **筊白筍**含豐富膳食纖維、鈣、鐵元素，可降血糖、延緩餐後血糖上升；含較多的蛋白質、碳水化合物，可補充身體所需之營養素。
- **杏鮑菇**含膳食纖維、維生素 B_2，皆有助於延緩醣份吸收，及抑制脂肪吸收；含豐富葉酸，可促進紅血球生成及產生抗體；其多醣體可強化身體免疫系統，減少自由基的產生。

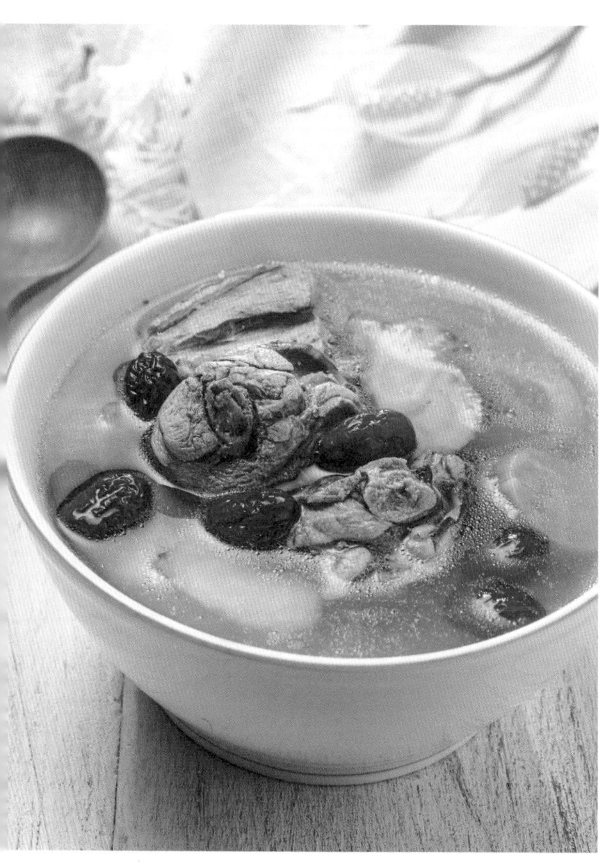

熱量	201.7	醣類	11
蛋白質	35.2	膳食纖維	0.5
脂肪	1.9	鈉	1020

湯品

參棗干貝雞湯

材料：

烏骨雞腿......60g
乾干貝......30g
紅棗......5g
西洋參......3-4 片
薑片......10g
水......400cc

調味料：

鹽......0.1g

作法：

1. 烏骨雞腿洗淨，以熱水汆燙；乾干貝洗淨，以冷水泡發；紅棗、西洋參沖淨。
2. 將全部的材料及水放入內鍋，移入電鍋中（外鍋水 1.5 杯）蒸熟。
3. 待電鍋跳起，加入鹽調味，即可食用。

晚餐第5套
1人份總熱量
515（卡）

總醣類（克）	總蛋白質（克）
64	46

總膳食纖維（克）	總脂肪（克）
6.8	8.4

烹調健康叮嚀：

- 烏骨雞加入香菇、蘋果一起煮成湯品，可有效預防糖尿病合併高血壓、心臟病，而肥胖者也可食用。
- 體質燥熱者可選用人蔘鬚（因為西洋參較溫補）。

營養健康叮嚀：

- **烏骨雞**是高蛋白、低脂肪、低膽固醇食物，含維生素E可促進胰島素分泌，加強胰島素作用，降低血糖。含有優質蛋白質、維生素B群、微量元素，有滋補身體、延緩老化、強筋健骨、防治缺鐵性貧血作用。
- **西洋參**含人參皂苷，可刺激人體釋放胰島素作用，人參多醣、多肽，卻有降血糖作用。

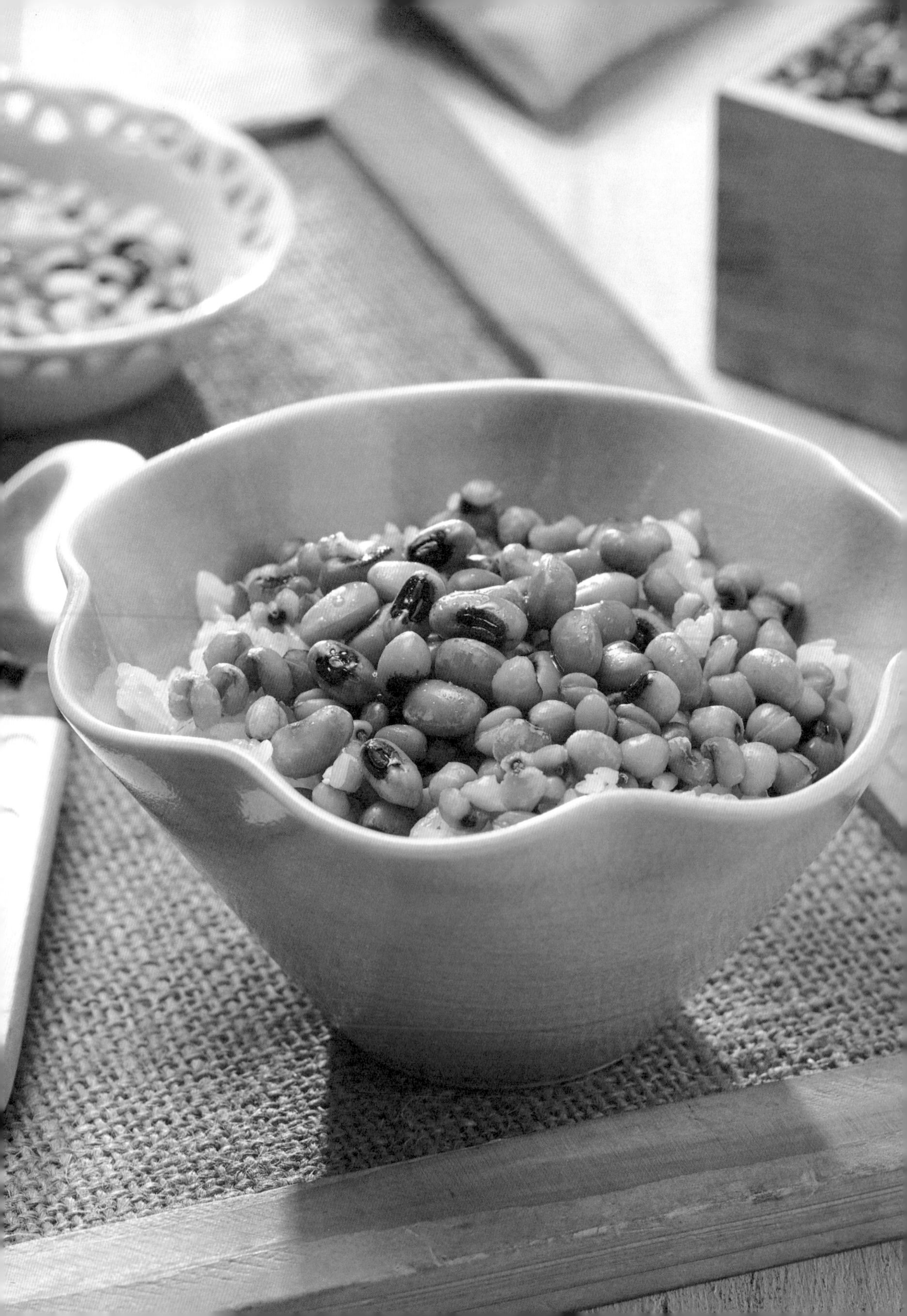

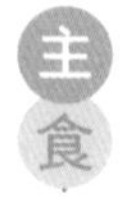

紅薏仁米豆飯

材料：

紅薏仁……………………………10g　長白米……………………………30 g

米豆……………………………20g

作法：

1. 紅薏仁、米豆分別洗淨、泡水 6 小時。
2. 紅薏仁、米豆加水 1 杯，移入電鍋中（外鍋水 1 杯）蒸熟。
3. 長白米加水 2/3 杯，移入電鍋中（外鍋水 1 杯）蒸熟，加入作法 2 拌勻，即可食用。

熱　量	215	脂　肪	1.4	膳食纖維	2.3
蛋白質	8	醣　類	42.5	鈉	8

晚餐第6套	
1人份總熱量	
528（卡）	
總醣類（克）	總蛋白質（克）
80	26.7
總膳食纖維（克）	總脂肪（克）
12.7	10.9

烹調健康叮嚀：

- 紅薏仁、米豆較不易熟，建議可以另外蒸熟，再與長白米飯混合均勻。
- 建議一次多煮份量，分成小包量於冰箱冷凍庫，退冰蒸熱隨時享用。

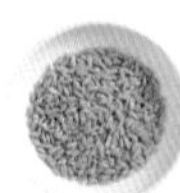

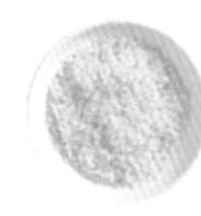

營養健康叮嚀：

- **米豆**又稱（眉豆）含豐富卵磷脂，可促進胰島素的分泌增強糖份代謝，是最適合糖尿病友食用，還含有蛋白質、碳水化合物與微量元素，具有健脾消渴，理中益氣、刺激食慾功效。
- **白米**種類分為粳米（蓬萊米）、秈米（在來米），前者較具有黏性，後者較乾鬆，黏性不如粳米。長白米屬於秈米，黏性較低，富含膳食纖維，可延緩糖份吸收，可與其它雜糧混搭食用，增加飽足感，更有利於血糖控制。

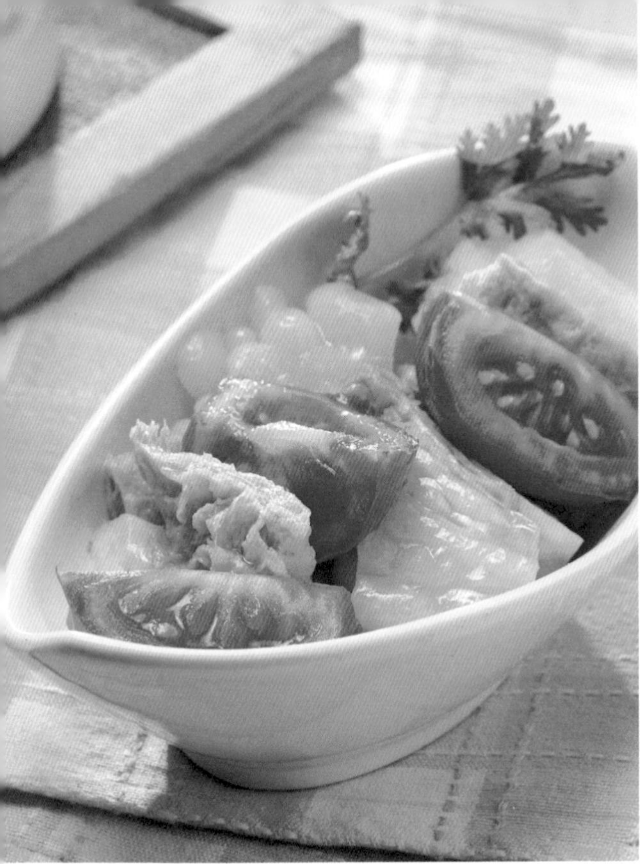

副食

番茄燴苦瓜

材料：

苦瓜....................................100g
蕃茄......................................60g
豆皮......................................30g

調味料：

醬油.................................... 10cc

作法：

1. 苦瓜洗淨，除籽囊，切塊；蕃茄洗淨，切塊；；豆皮沖淨，切塊。
2. 取鍋倒入油加熱，放入蕃茄拌炒，續入苦瓜、豆皮加蓋煮至熟。
3. 加入醬油，以小火至湯汁收乾，即可食用。

熱量	103	醣類	9.5
蛋白質	9.7	膳食纖維	2.8
脂肪	3	鈉	525

晚餐第6套	
1人份總熱量	528(卡)
總醣類（克）	80
總蛋白質（克）	26.7
總膳食纖維（克）	12.7
總脂肪（克）	10.9

烹調健康叮嚀：

- 不喜歡吃苦味，可以將苦瓜瓜囊去除乾淨，可以減少苦味；苦瓜也可以利用汆燙過再煮，也可以降低苦味。
- 苦瓜性寒，勿空腹食用，多食易損脾敗胃；白苦瓜味道較不苦，適宜熱炒、紅燒、做湯，高溫不宜超過 121 度。

營養健康叮嚀：

- **苦瓜**含鈣、磷、維生素 B_1、B_2、B_6、C、葉酸、膳食纖維，具有清熱解暑、解毒、降脂、降血糖的作用；同時能抑制胰臟脂解酶素活性，減少脂肪吸收，有助於體重控制；並含有「多肽 -p」類胰島素物質，能有效調節血糖。
- **豆皮**是由大豆加工的豆製品，富含蛋白質、脂肪、鈣、鐵、維生素 E；且含有大豆卵磷脂，可促進胰島素分泌，含大豆蛋白及固醇可防低血脂及膽固醇。

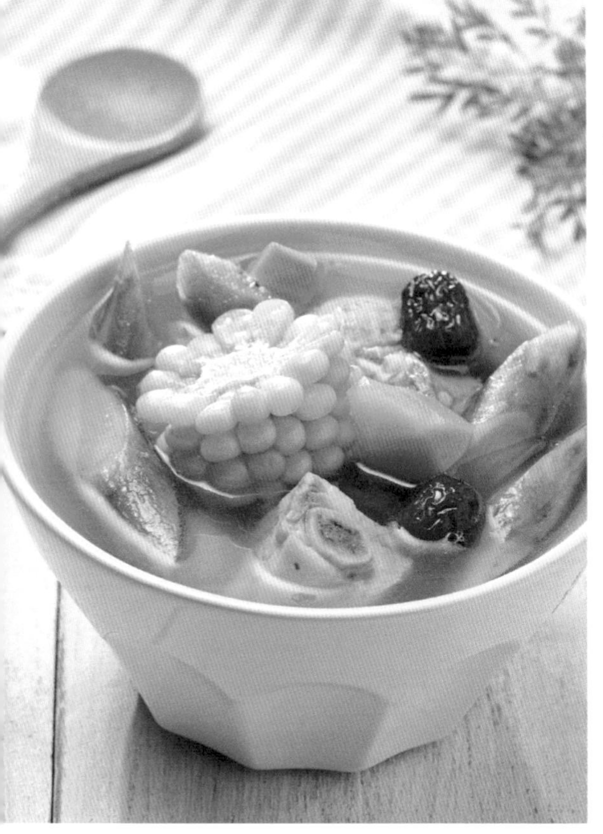

熱量	210.4	醣類	28
蛋白質	8.9	膳食纖維	7.7
脂肪	6.5	鈉	49

湯品

牛蒡排骨煲

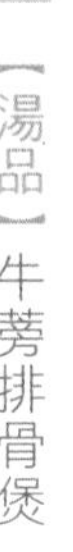

材料：

排骨……30g
牛蒡……50g
玉米……50g
紅蘿蔔……30g
蒟蒻丸……30g
紅棗……5g
水……500cc

調味料：

鹽……0.1g

作法：

1. 排骨洗淨，汆燙；牛蒡洗淨、去皮、切塊；玉米洗淨，切塊。
2. 紅蘿蔔洗淨、削皮、切滾刀；蒟蒻丸、紅棗分別沖淨。
3. 將水倒入湯鍋煮沸，放入全部材料煮滾，轉小火煮到排骨軟嫩，加入鹽調味，即可食用。

晚餐第6套	
1人份總熱量	528(卡)
總醣類（克）	80
總蛋白質（克）	26.7
總膳食纖維（克）	12.7
總脂肪（克）	10.9

烹調健康叮嚀：

- 清洗牛蒡時，可以使用刀背刮除外皮；但牛蒡最佳營養素是存在於外皮與肉之間，建議不要刮太深。

營養健康叮嚀：

- **牛蒡**含高量膳食纖維、β-胡蘿蔔素、鐵質、膳食纖維，可減緩腸道吸收醣份，穩定血糖；含豐富的菊醣（果糖類），是人體無法消化的水溶性纖維，可減緩糖份吸收，調節血糖濃度。
- **玉米**含豐富的礦物質、如鉀、磷、鈣、鎂、硒，而硒、鎂可強化胰島素作用；含維生素 B_1、B_2 可幫助醣份代謝；含豐富膳食纖維，可延緩醣份消化吸收。

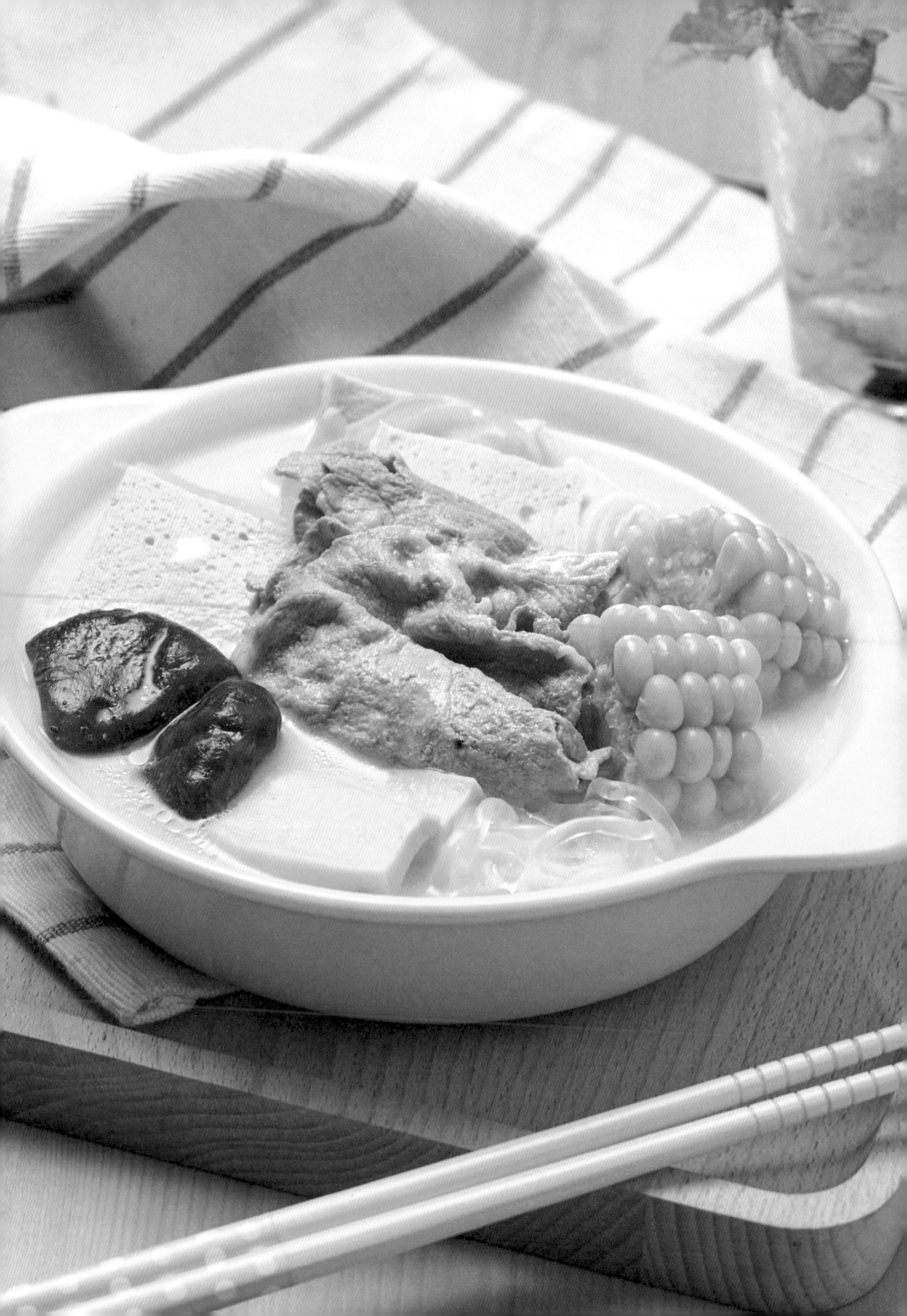

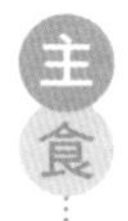

豆漿什錦鍋

材料：

無糖豆漿……200cc
高麗菜……100g
新鮮香菇……30g
玉米……30g
百頁豆腐……20g
火鍋肉片……30g
寒天麵……40g

調味料：

鹽……0.1g

作法：

1. 全部材料洗淨。高麗菜撕大片；香菇切塊；玉米切塊；百頁豆腐切片；寬粉條以冷水泡開。
2. 取湯鍋倒入豆漿以中火煮沸，放入高麗菜、香菇、玉米、百頁豆腐煮滾。
3. 再加入火鍋肉片、粉條煮熟，加鹽調味，即可食用。

熱　量	300	脂　肪	8.5	膳食纖維	9.73
蛋白質	17.7	醣　類	38.3	鈉	270.3

烹調健康叮嚀：

- 火鍋材料可自由搭配，以豆漿為湯底，再加上低 GI 食材（如肉片、豆類、菇類、蔬菜、寒天麵），可有飽足感及控制血糖上升速度，是健康的火鍋料理。

營養健康叮嚀：

- **寒天麵**含豐富膳食纖維，可抑制腸道吸收糖份，長期食用可提高胰島素敏感性改變葡萄糖的代謝；含有鈣質，可維持胰島素正常分泌；含鋅可協助胰島素分泌。寒天麵熱量低，有利於血糖控制，適合糖尿病友食用。
- **豆漿**含膳食纖維（為多醣體型態），如纖維質、半纖維質、寡糖皆有利於調節血糖。含鉀、維生素 B 群，可助血糖代謝、改善血糖值；含不飽和脂肪酸多量，達 85%，可降低膽固醇，防止心血管疾病。

晚餐第7套

1人份總熱量	
525（卡）	
總醣類（克）	總蛋白質（克）
82	26.2
總膳食纖維（克）	總脂肪（克）
18.6	10.4

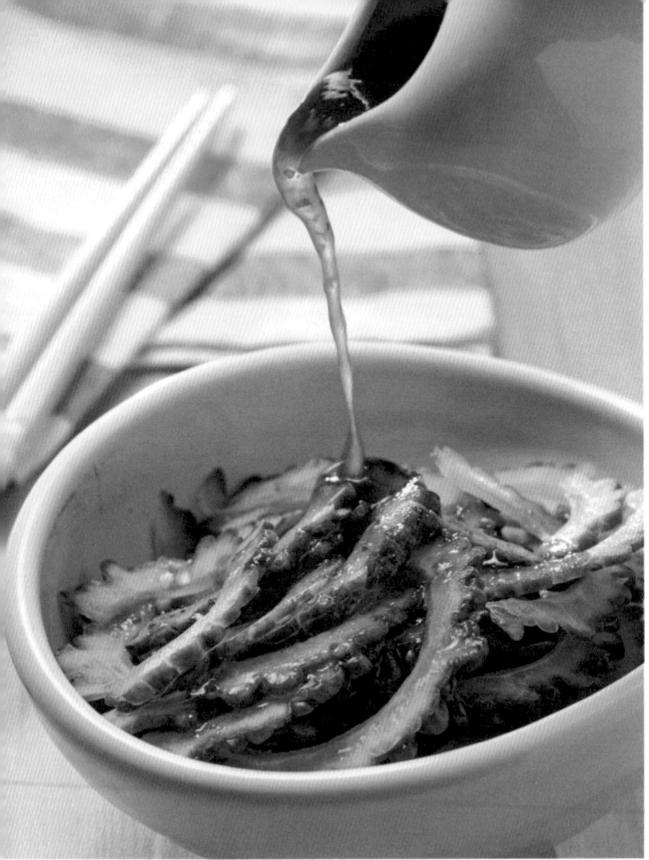

副食 梅醋苦瓜

材料：

青苦瓜................................100g

調味料：

梅子醋................................ 5cc

梅子漿................................ 15cc

作法：

1. 青苦瓜洗淨，刮除籽囊，切薄片，用少許鹽醃約5分鐘，擠乾水份，再浸泡冰水約30分鐘。
2. 梅子醬、梅子漿混合攪拌均勻。
3. 將青苦瓜放入容器中，加入調味料拌勻，放入冰箱冷藏1小時，即可食用。

熱量	75	醣類	13.7
蛋白質	2.4	膳食纖維	5.2
脂肪	1.2	鈉	110

晚餐第7套	
1人份總熱量	525(卡)
總醣類（克）	82
總蛋白質（克）	26.2
總膳食纖維（克）	18.6
總脂肪（克）	10.4

烹調健康叮嚀：

- 高溫烹調會破壞苦瓜的有效成分，最適宜溫度為攝氏65℃以下，建議多使用涼拌、汆燙或煮湯，不可用高溫油炸，以免破壞苦瓜的營養成分。
- 苦瓜具有清熱解毒作用，適合在烈日下工作者食用，但血壓低、體質寒性者，不宜多吃，會腹瀉。

營養健康叮嚀：

- **青苦瓜**的苦味較重，營養成分較高，口感較脆，而**白苦瓜**果肉較厚，味道較不苦。青苦瓜含苦瓜苷成分，能刺激胰島β細胞分泌胰島素，有助於第二型糖尿病控制血糖；含三萜類化合物，研究指出可改善胰島素阻抗性，促進葡萄糖吸收作用。
- **梅子醋**中的梅子含有檸檬酸，能協助新陳代謝，促使醣份正常代謝；含維生素C亦可促進新陳代謝使血糖穩定；能生津止渴解決糖尿病友口渴問題。梅子製成的梅子漿、梅子醋，皆含有豐富的有機酸（蘋果酸、檸檬醋），能促進食慾、幫助消化。

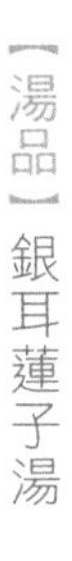

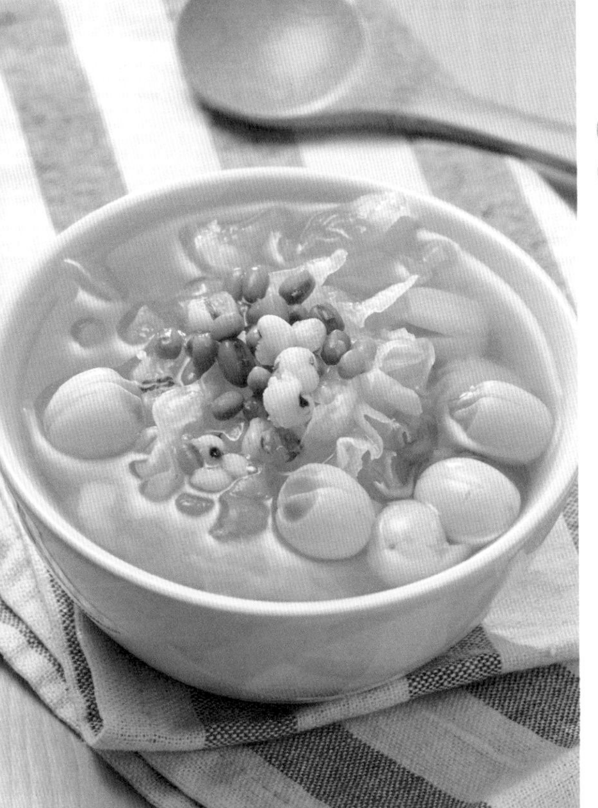

湯品 銀耳蓮子湯

材料：

乾白木耳……10g
綠豆……20g
薏仁……10g
新鮮蓮子……20g
水……500cc

調味料：

紅冰糖……10g

作法：

1. 白木耳洗淨，以冷水泡開，切除蒂頭，撕成小片，以熱水汆燙，備用。
2. 綠豆、薏仁分別洗淨、泡水4小時；新鮮蓮子洗淨。
3. 將水倒入湯鍋煮沸，放入白木耳、、薏仁煮滾，轉小火續煮20分鐘，加入綠豆、蓮子煮熟，放入紅冰糖調味，即可食用。

熱量	150	醣類	30
蛋白質	6.1	膳食纖維	3.7
脂肪	0.7	鈉	60

烹調健康叮嚀：

- 煮好的銀耳蓮子湯，放入冰箱冷藏一晚後，味道會更濃稠、好喝喔！
- 夏日服用較適宜，可清熱退火消暑氣，腸胃虛寒、易腹瀉者不宜食用（薏仁、綠豆屬寒性物）。
- 煮綠豆時間不宜過長，建議以煮沸後，用大火煮約15分鐘即可，避免煮過爛，以免破壞有機酸及維生素，降低清熱解毒功效。

營養健康叮嚀：

- **綠豆**含高蛋白質、高鈣、高鐵、高維生素 B_1、B_2，與雞肉相比，熱量是1.5倍，鈣大於7倍，維生素 B_1 大於雞肉10倍。含膳食纖維，適量食用可延緩葡萄糖吸收。含澱粉酶抑制劑，可抑制澱粉分解為糖份，改善高血糖。
- **綠豆澱粉**中含有的寡糖，對空腹血糖、飯後血糖的降低都有幫助，熱量低，不會引起肥胖，適合糖尿病友食用。
- **蓮子**含有蛋白質、維生素B群、C、鈣、鐵、磷等營養素。具有降壓作用，對於第二型糖尿病控制多飲、多尿症狀及降低膽固醇有輔助的作用。

晚餐第7套

1人份總熱量 525（卡）

總蛋白質（克）	總醣類（克）
26.2	82

總脂肪（克）	總膳食纖維（克）
10.4	18.6

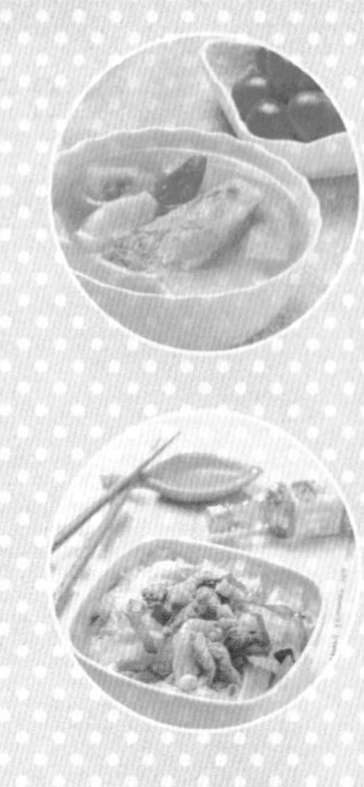

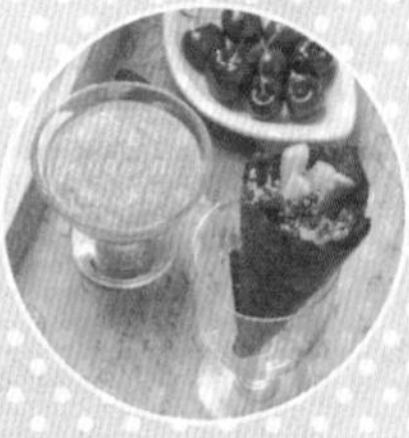

本書參考書目

1. 各種癌症的自然療法下冊／林松洲／ 103 年 3 月／先鋒
2. 吃對五穀不生病／蕭千祐／宏欣文化／ 2010 年 3 月
3. 吃對蔬果不生病／蕭千祐／宏欣文化／ 2009 年 2 月
4. 吃對食用油不生病／蕭千祐／宏欣文化／ 2011 年 11 月
5. 五穀雜糧健康吃／郭美玲等著／美食世紀／ 2006 年 7 月
6. 餐桌上的五穀雜糧百科／好吃編輯部／麥浩斯／ 2015 年 8 月
7. 遠離毒蔬果／高志明／義美環境保護基金會／ 104 年 6 月
8. 要瘦就瘦，要健康就健康／賴宇凡／如果／ 2013 年 6 月
9. 你吃對營養了嗎？／吳映寬／臉譜／ 2009 年 9 月
10. 為健康你一定要用對好油／養沛文化編輯部／養沛文化館／ 2011 年 9 月
11. 調味料便利冊／羅幼貞／方舟文化／ 2015 年 7 月
12. 糖尿病人生活百問／莊立民主編／健康世界／ 2014 年 8 月
13. 糖尿病就要這樣吃／何一成／康鑑文化／ 2014 年 4 月
14. 做對這些事，糖尿病好控制／游能俊／凱信出版／ 2014 年 6 月
15. 別怕糖尿病，血糖控制自己來／財團法人糖尿病關懷基金會／康健／ 2014 年 7 月
16. 台灣常見食品營養圖鑑／行政院衛生署／ 1998 年 8 月
17. 台灣地區食品營養成份資料庫／行政院衛生署／ 1998 年 11 月
18. 醣類計算食品營養圖鑑／社團法人中華民國糖尿病衛教學會編印／ 105 年 9 月
19. 糖尿病算算算／王興國／中國人口出版社／ 2013 年 1 月
20. 糖尿病飲食密碼／劉慶春／中國人口出版社／ 2012 年 9 月
21. 吃對食物快速改善糖尿病／向紅丁／繪紅／ 2012 年 6 月
22. 圖解式降糖全書／劉令儀／康鑑文化／ 2013 年 5 月
23. 糖尿病救命飲食運動法／向紅丁／繪紅／ 2015 年 3 月
24. 降低血糖值小百科／板倉弘重／暢文出版／ 2008 年 5 月
25. 不被糖尿病殺死的 57 個方法／板倉弘重／台灣廣夏／ 2015 年 2 月
26. 不吃主食糖尿病就會好／江部康二／世茂／ 2011 年 10 月
27. 日本醫學博士的抗糖化生活術／山岸昌一／東販／ 2014 年 4 月
28. 抗糖化生活術／米井嘉一／晨星出版／ 2013 年 9 月
29. 看得見的營養素養／川島由起子／大是文化／ 2016 年 6 月
30. 這樣吃！糖尿病消失了！／喬爾 ‧ 傅爾曼 Joel Fuhrman M.D. ／大樹林／ 2014 年 9 月
31. 糖尿病有救了／ Neal Barnard 尼爾 ‧ 柏納德／柿子文化／ 2015 年 2 月
32. 血糖解方／ Mark Hyman 馬克海曼／如果／ 2014 年 9 月
33. 血糖失控百病生／珍妮 ‧ 布蘭—米勒、凱雅 ‧ 佛斯特—包爾、瑞克 ‧ 孟杜沙 / 合著／先覺／ 2005 年 6 月
34. 沙漏式飲食法／克里斯 · 弗博爾格 Krisverburgh ／大樹林／ 2016 年 4 月
35. 澱粉減重法／ John McDougall ／康健／ 2014 年 4 月
36. 消費者報導 420 期／能量飲料之調查／ 2016 年 4 月
37. 消費者報導 393 期／何必非吃橄欖油不可？／ 2014 年 1 月
38. 台大醫網／輕飲一夏／ 103 年 8 月／朱玉琳
39. 台大醫網／認識食品烹調產生的毒性物質／姜至剛／ 104 年 1 月
40. 台大醫網／減糖大作戰／姜至剛／ 2015 年 12 月
41. 台大醫網／卡路里毒性效應／姜至剛／ 104 年 8 月
42. 吃苦瓜糖尿病來也不怕／宇文靖／人本自然／ 2014 年 1 月

Family 健康飲食 37X

減脂肪 降血糖 防三高 低GI飲食全書 2【詳解實踐 暢銷修訂版】

作　　者／柳秀乖
選　　書／林小鈴
主　　編／陳玉春

行銷經理／王維君
業務經理／羅越華
總 編 輯／林小鈴
發 行 人／何飛鵬
出　　版／原水文化
　台北市民生東路二段141號8樓
　電話：02-25007008　傳真：02-25027676
發　　行／英屬蓋曼群島商家庭傳媒股份有限公司城邦分公司
　台北市中山區民生東路二段 141號2樓
　書虫客服服務專線：02-25007718．02-25007719
　24 小時傳真服務：02-25001990．02-25001991
　服務時間：週一至週五09:30-12:00．13:30-17:00
　郵撥帳號：19863813　戶名：書虫股份有限公司
　讀者服務信箱 email：service@readingclub.com.tw
香港發行／城邦（香港）出版集團有限公司
　地址：香港灣仔駱克道 193 號東超商業中心 1 樓
　email：hkcite@biznetvigator.com
　電話：（852）25086231　傳真：（852）25789337
城邦（馬新）出版集團 Cite (M) Sdn Bhd
　41, Jalan Radin Anum, Bandar Baru Sri Petaling, 57000 Kuala Lumpur, Malaysia.
　電話：（603）90563833　傳真：（603）90576622　電郵：services@cite.my

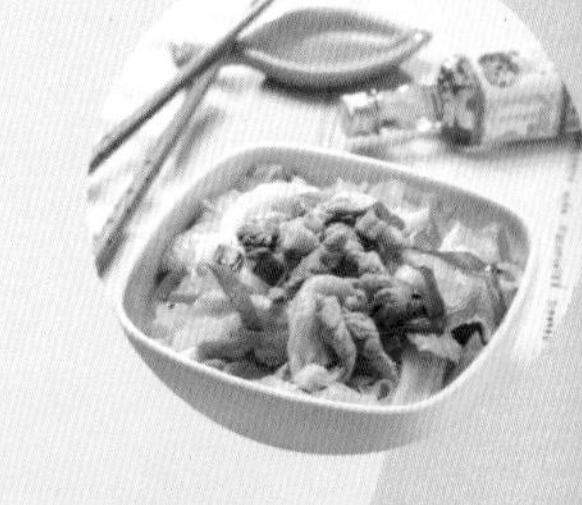

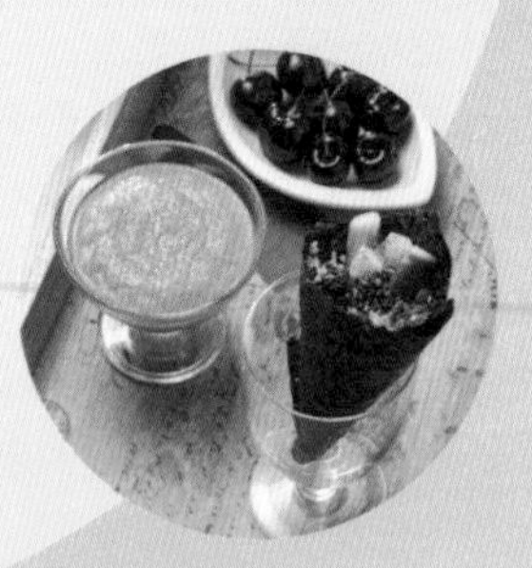

美術設計／同心圓視覺設計工作室
封面設計／許丁文
內頁繪圖／盧宏烈、李奕萱
特約攝影／子宇影像工作室。徐榕志
製版印刷／科億資訊科技有限公司
初　　版／2016年12月27日
二　　版／2023年4月18日
二版2.1刷／2023年9月27日
定　　價／550元
ISBN　978-626-7268-23-0（平裝）
ISBN　978-626-7268-24-7（EPUB）

國家圖書館出版品預行編目資料

減脂肪 降血糖 防三高 低GI飲食全書2【詳解實踐暢銷修訂版】/柳秀乖著. -- 二版. --
臺北市：原水文化出版：英屬蓋曼群島商家庭傳媒股份有限公司城邦分公司發行, 2023.04
　面；　公分. --（Family健康飲食；37X）
ISBN 978-626-7268-23-0（平裝）

1.CST: 健康飲食　2.CST: 食譜

411.37　　112004545

特別感謝提供商品協助攝影：
1.金椿茶油工坊有限公司　TEL：037-831-195
2.隆一有限公司　TEL：03-458-5163

常見食材GI值、食物代換速查表

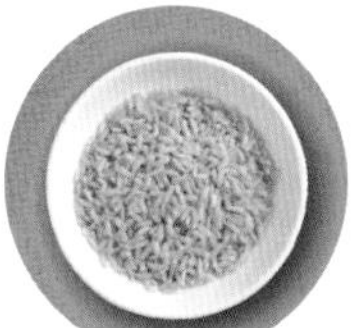
五穀類（主食）
速查：P.03

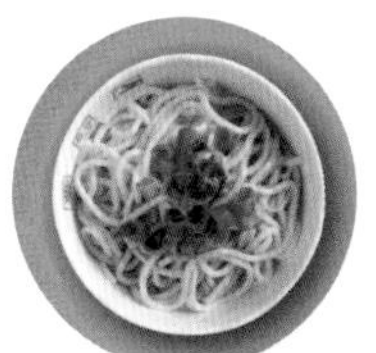
麵食類（主食）
速查：P.04

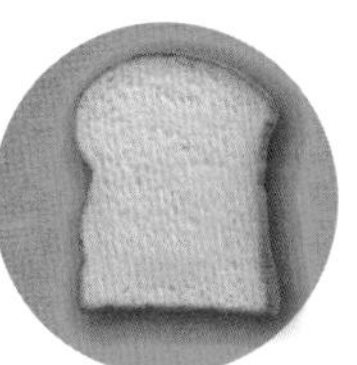
麵包糕點類
速查：P.04

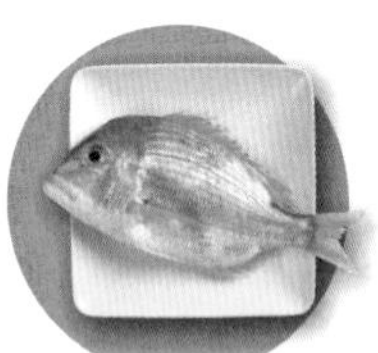
魚肉類
速查：P.07

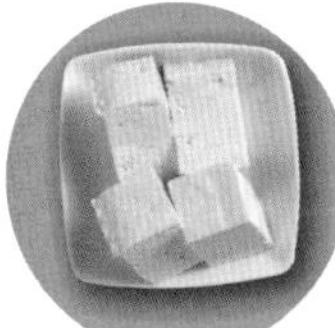
豆類及豆製品
速查：P.05

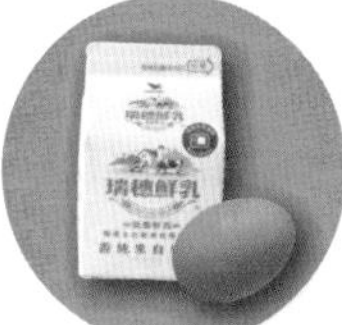

蛋類及乳製品
速查：P.06

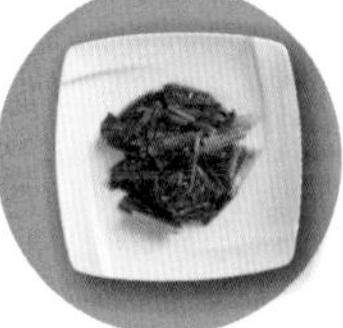
蔬菜類
速查：P.08

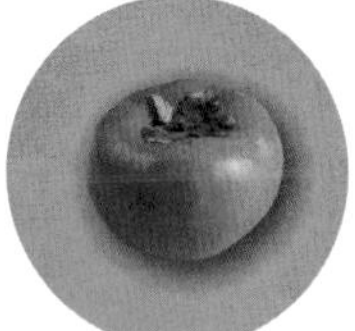
水果類
速查：P.09

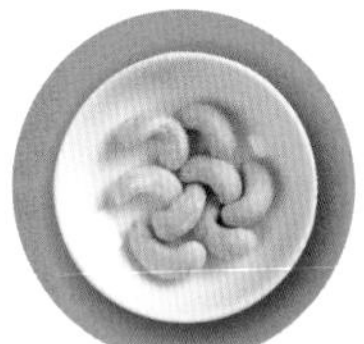
堅果類
速查：P.05

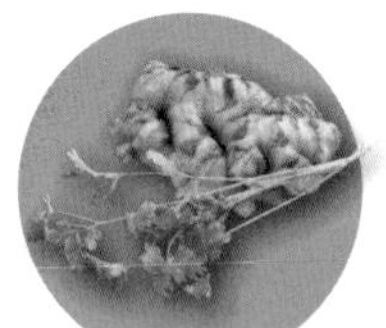
辛香料
速查：P.09

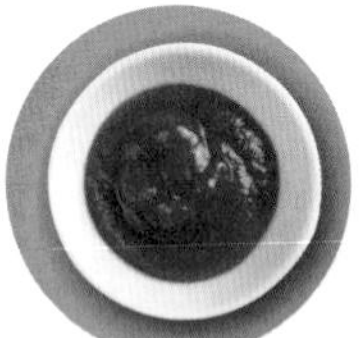
調味料
速查：P.10

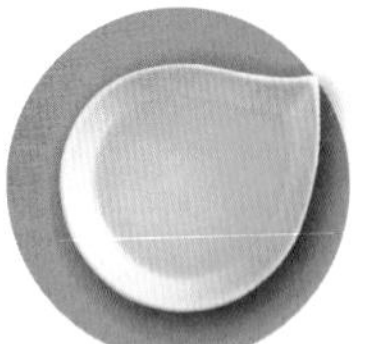
油脂類
速查：P.10

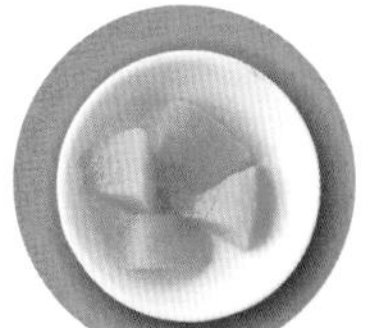
果醬／罐頭類／果乾
速查：P.11

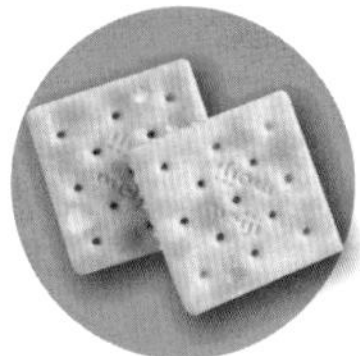
點心類
速查：P.07

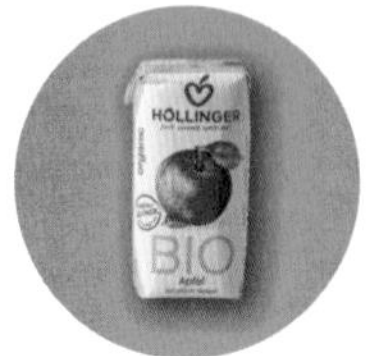

飲料類
速查：P.06

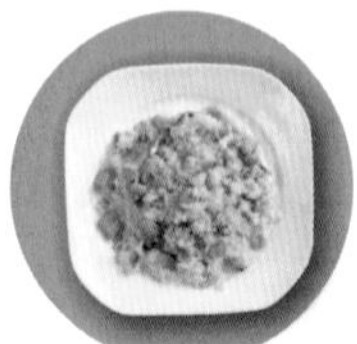
外食類
速查：P.11

※食物代換速查表：P.12~16

常見食物GI值●●●燈速查表

一、GI 值速查表使用說明

①

升糖指數（GI）以三色燈號●●●標示

- 食物 GI 值小於或等於 55，屬於「低」升糖指數，以「●綠燈」表示。
- 食物 GI 值介於 56～69 間，屬於「中」升糖指數，以「●黃燈」表示。
- 食物 GI 值高於 70 以上，屬於「高」升糖指數，以「●紅燈」表示，皆以紅字標記區分，屬於不利於血糖控制是食材，因此建議讀者必須加以注意攝取量。

②

從食物成分鑑定 GI 值方法，有時會加上特殊標記，如下說明：

- **「※」符號：**表示該食物不含或含少量的醣份，人體吸收量少，其 GI 值幾乎是零。
- **「＋」符號：**表示其 GI 是由測量不同來源的食物所取得平均值。
- 如優格添加水果，其 GI 值是有所不同，取其平均值來測定。
- **「△」符號：**則是指含有飽和脂肪酸的食物，需減少食用，過多飽和脂肪酸對身體是有害的。

③

GI 值表格的排列，依據食物種類來分類：

六大類食物再加上麵食、點心、辛香料、調味料、飲品類、外食類，可依據不同的食物種類由不同表格去搜尋正確的解答。有些食物 GI 值低，但仍不建議多吃，在飲食建議欄會加以說明，由於加工方式，使食物產生熱量高或有毒物質，不宜多吃，如烤雞排、培根、臘肉。

④

GI 值食物可自由搭配，由每日六大類食物的基本份量去安排，如下說明：

- **主食類：**每日 11 ～ 12 份，包含糙米、白米、粥、麵。
- **副食類：**肉、魚、蛋、豆、奶類，每日需求 2 ～ 3 份去搭配。奶類：基本為 1.5 份（1.5 杯）。
- **蔬菜類：**每日三份由蔬菜類欄位自由選擇搭配，建議以葉菜類再搭配根莖、瓜果類（含醣量較高）。

- **水果類**：可在兩餐中間食用，或作點心搭配，可控制GI值不會上升。
- **油脂＆堅果類**：維持每日堅果1小匙（30公克）。油脂則包含食用烹調油及其它食物的隱性脂肪含量（如點心類、肉類、糕餅類所含之油脂）。

二、常見食物的GI值速查表

■**五穀類（主食）**：所含醣份多寡及烹調方式、加工方式造成GI值之不同。

	食物名稱	升糖指數燈號	GI 值	飲食建議
1	米麩	●	18	可加入煮好之米飯、粥內，增加營養，更適於老年人、嬰幼兒。
2	麥麩	●	24	
3	大麥	●	22	低GI值穀物，可挑選為平日主食食用或混合搭配米飯。
4	黑麥粒	●	34	
5	小麥	●	41	
6	燕麥	●	54	
7	蕎麥	●	54	
8	糙米	●	54	
9	薏仁	●	29	可加入米飯中混食。
10	All Bran（家樂氏）	●	35	可加入奶品類食用。
11	All-Bran frnitn oats（家樂氏）	●	39	
12	米粉（米製品）	●	65+	少食用，可添加蔬菜、肉類降低GI值。
13	即食燕麥		66	搭配全穀粒主食，可降低GI值。
14	白米＋糙米（相等比例混合）	●	68	可偶爾搭配吃（尤其是胃腸消化不良者）。
15	胚芽米	●	70	可搭配豆類、其它穀物食用降低GI值。
16	糙米稀飯	●	72	可酌量食用（特殊身體需求）不能常食用。
17	白米稀飯	●	86	
18	白米飯	●	85+	搭配豆類、穀物食用。
19	白糯米飯	●	99	減少食用。
20	米漿	●	85+	含糖份高，少食用。
21	八寶糯米粥、飯	●	85+	減少食用（糯米升糖指數高）。
22	糯米粽子	●	85+	
23	糯米粉製品（糕粿、粄條、麻糬）	●	92+	
24	湯圓	●	95+	

■麵食類（主食）

	食物名稱	升糖指數燈號	GI 值	飲食建議
1	菜肉水餃（不同口味平均）	●	40＋	低GI值食物可做為主食食用。
2	素包（不同口味平均）	●	42＋	
3	菜肉包（不同口味平均）	●	42＋	
4	全麥麵粉	●	45	
5	全麥麵	●	50	
6	蕎麥麵	●	55	
7	義大利通心麵	●	47＋	
8	義大利餃	●	40＋	
9	全麥義大利麵	●	50＋	
10	義大利麵	●	65＋	可搭配其它食材（肉、蔬菜）降低GI值。
11	傳統麵線		68	不要煮太爛，搭配其它食材，可偶爾食用。
12	蔥油餅	●	58△	油脂多，食用時可多加蔥蛋食用，降低GI值。
13	烏龍麵	●	80	少食用，可添加蔬菜、肉類搭配，降低GI值。
14	饅頭	●	80＋	少食用，可搭配魚肉、蔬菜食用。

■麵包糕點類

	食物名稱	升糖指數燈號	GI 值	飲食建議
1	全麥玉米薄餅	●	30	GI值低，可作主食之變換。
2	粗穀粒大麥麵包（含75%穀粒）	●	33	
3	粗穀粒大麥麵包（含50%穀粒）	●	48	
4	全麥硬麵包（緊實的）	●	51	
5	黑麥硬麵包（緊實的）	●	55	
6	馬芬	●	46＋△	熱量高、不可多吃。
7	蘋果馬芬	●	5＋△	
8	中東皮塔餅皮	●	57	偶爾吃，不可常吃。
9	香蕉馬芬		60△	
10	漢堡麵包	●	62	偶爾吃，不可常吃。
11	燒餅		69	
12	牛角麵包	●	70	含油脂多、糖份含量亦高，不宜食用，可偶爾吃。
13	鬆餅、貝果	●	75＋	
14	白吐司	●	80	

	食物名稱	升糖指數燈號	GI 值	飲食建議
15	甜甜圈	●	86	含油脂多、糖份含量亦高，不宜食用，可偶爾吃。
16	法國麵包	●	94	

■**堅果類**

	食物名稱	升糖指數燈號	GI 值	飲食建議
1	芝麻	●	※	富含優質油脂的低GI食材，適量食用。
2	大胡桃果	●	11	
3	杏仁	●	26	
4	腰果	●	29	
5	核桃	●	18	
6	開心果	●	18	

■**豆類及豆製品：**一般豆類及豆製品，含糖份少！纖維素多、GI值低，少數豆類含澱粉多，GI值較高。

	食物名稱	升糖指數燈號	GI 值	飲食建議
1	黃豆（煮）	●	18	高纖維質、高蛋白、低糖份之營養食物，可多選用。
2	花生	●	15	
3	毛豆	●	18	
4	雞豆（雪蓮子）	●	28+	
5	黑豆	●	28	
6	扁豆	●	28	
7	白鳳豆	●	31	
8	皇帝豆	●	32	
9	綠豆（煮）	●	39	
10	小紅豆（煮）	●	42	
11	大紅豆（煮）	●	43	
12	豌豆	●	46	
13	**豆製品：** 豆腐、百頁豆腐	●	42※	可搭配食用。
14	油豆腐	●	43※	
15	納豆		56	
16	蠶豆	●	79	少量食用。
17	豆漿	●	44	營養飲品，注意攝取量。
18	香蕉豆奶昔	●	35	

■蛋類及乳製品

	食物名稱	升糖指數燈號	GI 值	飲食建議
1	蛋	●	30△※	一日一顆為限。
2	全脂鮮奶	●	27	含動物性脂肪，可酌量食用。
3	低脂鮮奶	●	30	
4	脱脂鮮奶	●	32	最佳選擇（無脂肪）可每日食用一份，補充營養。
5	原味優格	●	18	
6	水果優格（不同口味平均）	●	27＋	
7	低脂水果優格（不同口味平均）	●	40＋	
8	低脂巧克力奶（代糖）	●	24△	可選用，注意攝取量。
9	巧克力牛奶	●	40△	含糖份熱量高，不宜多吃。
10	巧克力慕思	●	39△	
11	奶油	●	30△※	高脂肪，不宜多食。
12	乳酪片	●	33△※	宜選擇低脂食用。
13	鮮奶油	●	39△※	高脂肪，不宜多食。
14	全脂香草冰淇淋	●	46△	熱量高，偶爾選擇食用，注意攝取量。
15	低脂香草冰淇淋	●	40	
16	冰淇淋（不同口味平均值）	●	47△＋	
17	加糖煉乳	●	84	熱量高，不宜多食。

■飲料類

	食物名稱	升糖指數燈號	GI 值	飲食建議
1	茶（不加糖）	●	10※	適量飲用。
2	咖啡（不加糖）	●	16※	
3	健怡飲料	●	※	代糖飲品。
4	番茄汁（不加糖）	●	38	可適量選用。
5	紅蘿蔔汁（不加糖）	●	43	
6	蘋果汁（不加糖）	●	42	
7	葡萄柚汁（不加糖）	●	45	
8	柳橙汁（不加糖）	●	50＋	
9	可口可樂、汽水		58	避免食用。
10	啤酒（4.6%酒精）	●	65	

■**魚肉類**：含蛋白質高、醣份幾乎無，升糖指數可不計，但若添加其它佐料烹調，則GI值升高。

	食物名稱	升糖指數燈號	GI值	飲食建議
1. 家禽類（紅肉）	豬肉、牛肉、羊肉	●	45△※	挑選瘦肉部位食用。
2. 家禽類（白肉）	雞肉、鴨肉、鵝肉	●	45△※	去除外皮、油脂食用。
3. 加工肉品	火腿、香腸 培根、臘腸	●	45△※ 48△※	油脂含量高、高溫燒烤，不宜多吃。
4. 大型魚	鮪魚、鮭魚、鱈魚	●	40※	含DHA、EPA多，蛋白質多，可依每日需要量搭配食用。
5. 青背魚	沙丁魚、秋刀魚、竹筴魚	●	40※	
6. 小型魚	魩仔魚、小魚干	●	40※	
7	蝦、蟹類	●	40※	含牛磺酸、EPA多，有利於防止心血管疾病，可多食用。
8. 貝類	蛤蜊、蜆、干貝、牡蠣	●	44※	
9. 花枝	小卷、軟絲、透抽、章魚	●	40※	
10	炸雞肉（裹粉）	●	45△	含油脂高且高溫烹調，儘量少食用。
11	炸魚、蝦（裹粉）	●	40△ ※△	
12	肉鬆、魚鬆（無糖調味）	●	62△※	

■**點心類**

	食物名稱	升糖指數燈號	GI值	飲食建議
1	蒟蒻	●	10+	低熱量、低GI值，可當點心選用。
2	茶凍	●	25	
3	龜苓膏	●	※	
4	黑巧克力	●	22	高熱量、不宜多吃。
5	可可豆	●	47△	
6	巧克力牛奶棒	●	44△	
7	牛奶巧克力	●	45△	
8	果凍	●	45	可當點心食用。
9	棉花糖		65+	高熱量、高糖份，不宜多吃。
10	麻糬（不同口味平均）	●	70+	
11	墨西哥玉米片	●	70	
12	焦糖布丁	●	56+	少量食用。
13	蘇打餅乾	●	70	
14	爆米花	●	72+	高熱量、少食用。
15	洋芋片	●	85	
16	仙貝	●	91	

■**蔬菜類：**不同種類蔬菜其GI值略有差異，大多屬於低GI食材，僅有根莖類部份GI值較高。

	食物名稱	升糖指數燈號	GI 值	飲食建議
1. 葉菜類	菠菜、青江菜、高麗菜、地瓜葉、芥菜	●	20+※	每天都可搭配食用。
2. 花菜類	花椰菜	●	25※	
	韮菜花	●	52	
3. 莖菜類	**地上莖：**蘆筍、竹筍、洋蔥	●	28※	可隨意搭配，注意攝取量。
	地下莖：蓮藕	●	38※	
	芋頭	●	55	
4. 根莖類	**直根類：**白蘿蔔	●	26※	
	牛蒡	●	45※	
	紅蘿蔔	●	80+	注意攝取量。
4. 根莖類	**塊根類：**地瓜	●	55+	注意攝取量。
	山藥	●	75	注意攝取量。
5. 果菜類	**筴果類：**皇帝豆、四季豆	●	30	營養豐富，每天皆可搭配食用。
	瓜果類：苦瓜、冬瓜	●	25	
	茄果類：番茄、青椒	●	30	
6. 果菜類	黃豆芽、綠豆芽、苜蓿芽	●	22	
7. GI值較高的蔬菜	甜菜根	●	70	可選用，但需注意熱量攝取，必須將主食減量，不宜常食用。
	節瓜	●	75	
	甜玉米	●	80+	
	馬鈴薯（水煮）	●	80+	
	馬鈴薯（烤）	●	88+	澱粉含量高，不宜常食用。
	馬鈴薯泥（冷）	●	90+	含抗性澱粉，可酌量食用。
8. 菌菇類	黑木耳、白木耳	●	26※	天然營養的低GI食物，可多食用。
	香菇、鴻喜菇	●	28※	
	蘑菇、杏鮑菇、美白菇	●	24※	
9. 菌菇類	海帶、海帶芽	●	17※	低GI優質食物，可常食用。
	紫菜	●	17※	
	石花菜	●	17※	

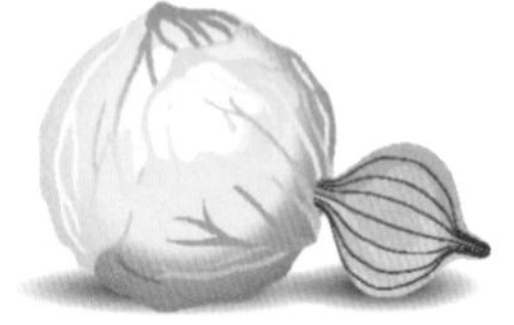

■水果類

	食物名稱	升糖指數燈號	GI 值	飲食建議
1	葡萄柚	●	25	天然營養低GI食物，可作為點心食用，注意食用份量。
2	西洋梨	●	33	
3	紅柿	●	38	
4	李子、梨子	●	39	
5	草莓	●	40	
6	蘋果	●	40+	
7	橘子	●	41+	
8	葡萄	●	50+	
9	櫻桃	●	52	
10	香蕉	●	55	
11	檸檬	●	34※	
12	釋迦	●	55	
13	酪梨	●	27	含好的油脂，適量食用。
14	木瓜	●	59	糖分高，不宜多吃，適量食用。
15	鳳梨		65	
16	哈蜜瓜	●	67	
17	香瓜		68	
18	西瓜	●	72	

■辛香料

	食物名稱	升糖指數燈號	GI 值	飲食建議
1	蒜頭	●	※	一般辛香料用量不多，且多為天然植物，依個人口味搭配食用。
2	薑	●	※	
3	蔥	●	※	
4	大蒜	●	※	
5	香菜	●	※	
6	辣椒	●	※	
7	九層塔	●	※	
8	巴西里	●	※	
9	咖哩粉	●	※	
10	薑黃粉	●	※	
11	香椿粉	●	※	
12	肉桂粉	●	※	有助於降低血糖值，可常食用。

■調味料（包含各種糖類）

	食物名稱	升糖指數燈號	GI 值	飲食建議
1	醋	●	※	有助血糖控制，可常搭配。
2	鹽	●	※	不宜多吃，含鹽份高。可加入煮好之米飯
3	醬油	●	※	
4	沙茶醬	●	25△＋	高油脂不宜多食。
5	味噌	●	20＋	鹽份較高，適量食用。
6	番茄醬	●	60＋	含糖份、鹽份，少量食用。
7	楓糖漿	●	55＋	適量食用
8	純蜂蜜	●	58	不可多吃，適量食用。
9	楓糖糖漿（調味）	●	70＋	
10	焦糖	●	70＋	
11	砂糖	●	70＋	
12	蔗糖	●	71＋	
13	冰糖	●	72＋	
14	白糖	●	72＋	
15	葡萄糖	●	100	避免食用。
16	麥芽糖	●	105	
17	果糖	●	20	選用天然水果更佳。
18	代糖	●	※	GI值為零（糖醇甜味劑除外）。
19	寡糖	●	10※	
20	黑糖	●	93	少量食用（最好少用）。

■油脂類

	食物名稱	升糖指數燈號	GI 值	飲食建議
1	橄欖油	●	※	熱量高、但GI值不高，應注意每日攝取量。
2	苦茶油	●	※	
3	大豆油	●	※	
4	葡萄籽油	●	※	
5	葵花油	●	※	
6	芝麻油	●	※	
7	黑麻油	●	※	
8	清香油	●	※	

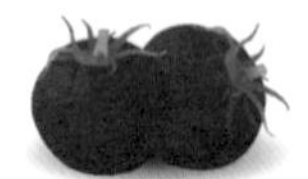

■果醬／罐頭類／果乾

	食物名稱	升糖指數燈號	GI 值	飲食建議
1	鷹嘴豆泥醬	●	7	可作為塗醬用。
2	蘋果乾	●	29	適量食用。
3	什錦水果罐頭	●	55	
4	水蜜桃罐頭	●	57	注意攝取量，糖份高。
5	草莓醬		56＋	
6	葡萄乾、蔓越莓乾	●	65	

■外食類

	食物名稱	升糖指數燈號	GI 值	飲食建議
1	什錦披薩（薄餅皮）	●	32△	高熱量，少吃。
2	什錦披薩（厚餅皮）	●	39△	
3	青蔬披薩（薄餅皮）	●	50△	
4	小籠包	●	39△＋	高油脂、偶爾吃。
5	麥克雞塊	●	45△	高熱量、少吃。
6	鮭魚壽司	●	50＋	可挑選食用。
7	潛水艇三明治	●	50＋	
8	義大利蔬菜湯	●	50＋	
9	烤肉排（含牛、豬、魚、雞肉）	●	△※	含優質蛋白質，但油脂高，需去除外皮及挑選瘦肉食用。
10	炒米粉	●	63△＋	多加蔬菜食用
11	義大利麵		60＋	用橄欖油料理，麵條勿糊掉，多加蔬菜食用。
12	義大利通心粉（起士）	●	65△	
13	雞肉漢堡		58△＋	肉片不選用油炸物，以烤魚肉較佳。
14	豬排漢堡	●	66△＋	
15	魚排漢堡		66△＋	
16	玉米濃湯	●	70＋	不可多吃，少量吃，偶爾吃。
17	米粉湯	●	70＋	
18	炒麵	●	80＋	
19	粉圓	●	80＋	
20	蚵仔麵線	●	85＋	
21	炒飯	●	90＋	
22	湯圓	●	95＋	

食物代換速查表

■主食類：1 份代換表含蛋白質 2 克、醣份 15 克、熱量 70 大卡。

食物名稱	1 份量	重量 (g)	熱量	備註
乾飯	1/4 碗	50	70	
稀飯	1/2 碗	125	70	GI 值高，少食用
糙米飯	1/4 碗	50	70	GI 值低，可多食用
五穀飯	1/4 碗	50	70	
胚芽飯	1/4 碗	50	70	
八寶粥	1/4 碗	25	70	GI 值高，少食用
油飯	1/6 碗	17	70	
炒飯	1/8 碗	15	70	
米粉	1/4 碗	20	70	
冬粉	1/4 碗	50	52	GI 值低，可多食用
拉麵	1/2 碗	25	70	GI 值高，少食用
油麵（熟）	1/2 碗	60	70	
麵條（熟）	1/2 碗	45	70	
鍋燒麵（熟）	1/2 碗	60	70	
粿條（熟）	1/2 碗	60	68	
麵線（熟）	1/2 碗	80	74	
陽春麵（熟）	1/2 碗	70	86	
義大利麵（熟）	1/2 碗	68	70	適量食用
通心麵（熟）	1/2 碗	45	70	
饅頭（中）	1/3 個	30	70	少量食用
全麥饅頭	1/2 個	25	73	可多食用
五穀饅頭	1/3 個	25	72	
白吐司（小）	1 片	25	70	GI 值高，少食用
全麥吐司（小）	1 片	30	80	GI 值低，可選食
厚片白吐司	1/2 片	30	90	GI 值高，少食用
蔬菜麵包	1/3 個	20	77	
奶酥麵包	1/3 個	20	74	
水煎包	1/3 個	33	70	GI 值高，注意攝取量
碗粿	1/4 碗	50	85	GI 值高，注意攝取量
米苔目	1/2 碗	60	75	
蘿蔔糕	1 塊	50	70	
燒餅	1/4 個	20	64	
油條	1/3 條	15	70	
水餃（豬肉）	3 個	35	70	可適量選用
包子（豬肉）	1/3 個	27	70	
小餐包	1 個	25	70	GI 值高
湯圓	10 粒	30	70	
燕麥粥	1/2 碗	140	70	GI 值高，適量食用
南瓜（熟）	1/2 碗	135	70	適量食用
蓮藕（熟）	1/2 碗	100	70	GI 值低，適量食用
玉米	1/3 根	110	72	
地瓜（小）	1/2 個	55	70	GI 值低，可多食用
芋頭（熟）	1/2 碗	65	70	
馬鈴薯（中）	1/2 個	90	70	適量食用

■**肉魚蛋類I**：1份代換量含蛋白質7公克、脂肪3公克以下、熱量55大卡。

	食物名稱	1份量	重量(g)	熱量	備註
水產類	蝦米		10	55	油脂較低，可每日搭配食用
	小魚干	7-8尾	10	55	
	魚脯	2匙	30	55	
	草蝦（中）	3尾	30	55	
	小卷（小）	2尾	35	55	
	牡蠣	6粒	65	55	
	文蛤	6個	65	55	
家畜類	豬大里肌肉（瘦肉）		35	55	宜選擇低脂瘦肉食用
	牛腱	3片	35	55	
	火腿	1片	45	55	
	豬肉干（+10公克醣份）		25	55	
	牛肉干（+5公克醣份）		20	55	
家禽	雞胸肉		30	55	宜選擇低脂瘦肉，可常食用
	雞腿		40	55	
肉臟類	豬肝		30	55	少食用
	雞肝		40	55	
	豬腎		65	55	
	（蛋）雞蛋白		70	55	可食用

■**肉魚蛋類II**：1份代換量含蛋白質7公克、脂肪5公克以下、熱量75大卡。

	食物名稱	1份量	重量(g)	熱量	備註
水產類	虱目魚		35	75	油脂較高，每日適量搭配食用
	鮭魚		35	75	
	鱈魚		50	75	
	肉魚		35	75	
	魚肉鬆		25	75	
	虱目魚丸、花枝丸（+7公克碳水化合物）	3粒	50	75	
	旗魚丸、魚丸（+7公克碳水化合物）	5粒	60	75	
家畜類	豬大排、豬小排、前腿後腿肉、豬腳		35	75	油脂高，適量食用
	豬肉鬆（+5公克碳水化合物）		20	75	油脂高，少量食用
家禽類	雞翅、雞排		40	75	適量食用
	雞爪		30	75	
	鴨賞		20	75	
內臟	豬肚		50	75	少食用
	豬腸		50	75	
	（蛋）雞蛋	1個	55	75	每日一粒為宜

■**肉魚蛋類III**：份代換量含蛋白質7公克、脂肪10公克以下、熱量120大卡。

食物名稱	1份量	重量(g)	熱量	備註
秋刀魚		35	120	油脂高，適量食用
牛肉條		40	120	
豬肉酥（+5公克碳水化合物）	3茶匙	20	120	
雞心		45	120	

■肉魚蛋類IV：1份代換量含蛋白質7公克、脂肪10公克以上、熱量135大卡以上。

	食物名稱	1份量	重量(g)	熱量	備註
家畜	豬蹄膀		40	135	含油脂高，不宜多食
	梅花肉		45	135	
	牛腩		45	135	
	加工製香腸		40	135	
	五花臘肉		40	135	
	熱狗		50	135	
	五花肉		50	135	

■蔬菜類：1份代換量每份100公克、含蛋白質1公克、醣類5公克、熱量25大卡。

	食物名稱	1份量	重量(g)	熱量	備註
葉菜類	空心菜（熟）	1/2碗	100	24	蔬菜類含醣份少、高纖，是最佳的低GI食物，每日最少食用3份以上。
	小白菜（熟）	1/2碗	100	13	
	莧菜（熟）	1/2碗	120	18	
	菠菜（熟）	1/2碗	100	22	
	芥菜（熟）	1/2碗	100	19	
	茼蒿（熟）	1/2碗	100	16	
	地瓜葉（熟）	1/2碗	100	30	
	青江菜（熟）	1/2碗	100	16	
	萵苣（熟）	1/2碗	100	16	
	川七（熟）	1/2碗	100	12	
瓜果類	苦瓜	1/2碗	100	18	低GI值食物
	胡瓜	1/2碗	100	20	
	小黃瓜	1/2碗	100	15	
	冬瓜	1/2碗	100	13	
	絲瓜	1/2碗	100	17	
根莖類	蘆筍	3/4碗	100	25	纖維質高，優良GI值食材，可多食用
	茄子	1/2碗	100	25	
	綠竹筍（竹筍）	3/4碗	100	22	
	白蘿蔔	3/4碗	110	21	
	洋蔥	1/2碗	70	41	
	紅蘿蔔	3/4碗	80	26	
	芹菜	1/2碗	100	17	
花果類、豆莢類	大白菜	1/2碗	100	15	蔬菜低GI食材，每日可依照所需份量搭配食用。
	秋葵	6根	75	28	
	甜椒	1個	120	26	
	花椰菜	3/4碗	115	31	
	高麗菜	3/4碗	100	23	
	荷蘭豆	1/2碗	100	25	
	甜豆	1/2碗	100	25	
	四季豆	1/2碗	100	25	
菌菇類	新鮮香菇	1/2碗（4粒）	100	40	GI值低，可多食用
	洋菇	1/2碗（7粒）	100	27	
	木耳	1/2碗	100	35	
芽菜	綠豆芽	1/2碗	100	33	GI值低，可多食用
	黃豆芽	1/2碗	100	30	

■水果類 I：1份代換量含醣15克、熱量55大卡。

	食物名稱	1份量	重量(g)	熱量	備註
	蘋果	1個	130	60	醣粉低，可多選食
	芭樂	1個	155	60	
	水梨	1/2個	155	60	
	香蕉（中）	1/2根	75	60	注意糖份，適量食用
	楊桃	3/4個	180	60	
	番茄（中）	12個	175	60	
	葡萄	13粒	130	60	
	木瓜	1/2個	190	60	
	棗子（綠色）	2-3個	135	60	
	水蜜桃（小）	1個	150	60	
	加州李	1個	130	60	
	柿子（硬）	1/2個	225	60	
	釋迦	1/2個	130	60	
	蓮霧（中）	2個	180	60	
酸性水果	葡萄柚	3/4個	250	60	未完全成熟時，較具酸味，可選擇食用
	柳丁（中）	1個	170	60	
	橘子	1個	190	60	
	白柚	4片	270	60	
	白文旦	3片	190	60	
	百香果	2個	190	60	
	草莓（小）	16個	170	60	
	櫻桃	9個	85	60	
	奇異果	1又1/2個	125	60	

■水果類 II：1份代換量含醣15克、熱量60大卡。

	食物名稱	1份量	重量(g)	熱量	備註
瓜果類	哈蜜瓜	1碗	225	60	注意糖分，宜適量食用
	紅西瓜	1碗	365	61	
	黃西瓜	1碗	320	60	
	香瓜	2/3個	245	60	
	火龍果	1/3個	130	60	可選擇食用
甜度高的水果	荔枝	5粒	110	60	糖份高，少量食用
	龍眼	10粒	130	60	
	愛文芒果	1/2個	150	60	
	金煌芒果	1/2個	140	60	
	紅棗	10個	30	60	
	黑棗	5粒	30	60	
	鳳梨	3/4碗	130	60	

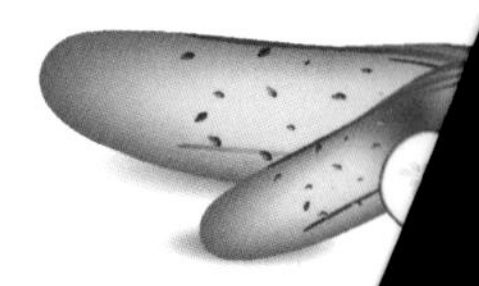

■豆類及豆製品：1份代換量含蛋白質7公克、脂肪3公克以下、熱量55大卡。

食物名稱	1份量	重量(g)	熱量	備註
黃豆	1/4碗	20	55	為低GI食物，可每日搭配食用
毛豆	1/2碗	50	55	
傳統豆腐	4小格	80	75	薄豆府4方格，厚豆腐2方格
臭豆腐		50	66	適量食用
油豆腐	2-3個	35	75	
嫩豆腐	1/2盒	140	72	不宜常食用
豆漿	1杯	240	55	為低GI食物，可每日搭配食用
麵腸	3/4條	40	55	
百頁	1/2碗	50	75	
素雞	2/3碗	50	75	
豆干	2片	45	75	

■奶類：1份代換量含蛋白質8克、醣12克、脂肪0～8克、熱量150大卡。

食物名稱	1份量	脂肪(g)	熱量	備註
全脂鮮奶	240CC	8	152	脂肪高，少食用
全脂奶粉	4湯匙（35克）	8	152	
低脂鮮奶	240 CC	4	120	GI值低，可常食用
低脂奶粉	3湯匙（25克）	4	120	
脫脂鮮奶	240 CC	0	80	
脫脂奶粉	3湯匙（25克）	0	80	

■油脂與堅果類：1份代換量含脂肪5克、熱量45大卡。

食物名稱	1份量	脂肪(g)	熱量	備註
大豆油	1茶匙	5	45	酌量食用
葵花油	1茶匙	5	45	酌量食用
花生油	1茶匙	5	45	酌量食用
橄欖油	1茶匙	5	45	酌量食用
苦茶油	1茶匙	5	45	酌量食用
亞麻仁油	1茶匙	5	45	酌量食用
椰子油	1茶匙	5	45	酌量食用
豬油	1茶匙	5	45	酌量食用
鮮奶油	2茶匙	5	45	少食用
沙拉醬	2茶匙	8	51	少食用
[illegible]	1茶匙	8	45	酌量食用
[illegible]	1又1/2茶匙	8	48	酌量食用
[illegible]	2茶匙	8	45	酌量食用
[illegible]	5粒	8	45	
[illegible]	2粒	7	45	
[illegible]	10粒	8	45	可代替油脂使用，注意熱量攝取
[illegible]	10粒	14	45	
[illegible]	5粒	7	45	
[illegible]	3粒	6	45	

■**水果類I**：1份代換量含醣15克、熱量55大卡。

	食物名稱	1份量	重量(g)	熱量	備註
	蘋果	1個	130	60	醣粉低，可多選食
	芭樂	1個	155	60	
	水梨	1/2個	155	60	
	香蕉（中）	1/2根	75	60	注意糖份，適量食用
	楊桃	3/4個	180	60	
	番茄（中）	12個	175	60	
	葡萄	13粒	130	60	
	木瓜	1/2個	190	60	
	棗子（綠色）	2-3個	135	60	
	水蜜桃（小）	1個	150	60	
	加州李	1個	130	60	
	柿子（硬）	1/2個	225	60	
	釋迦	1/2個	130	60	
	蓮霧（中）	2個	180	60	
酸性水果	葡萄柚	3/4個	250	60	未完全成熟時，較具酸味，可選擇食用
	柳丁（中）	1個	170	60	
	橘子	1個	190	60	
	白柚	4片	270	60	
	白文旦	3片	190	60	
	百香果	2個	190	60	
	草莓（小）	16個	170	60	
	櫻桃	9個	85	60	
	奇異果	1又1/2個	125	60	

■**水果類II**：1份代換量含醣15克、熱量60大卡。

	食物名稱	1份量	重量(g)	熱量	備註
瓜果類	哈蜜瓜	1碗	225	60	注意糖分，宜適量食用
	紅西瓜	1碗	365	61	
	黃西瓜	1碗	320	60	
	香瓜	2/3個	245	60	
	火龍果	1/3個	130	60	可選擇食用
甜度高的水果	荔枝	5粒	110	60	糖份高，少量食用
	龍眼	10粒	130	60	
	愛文芒果	1/2個	150	60	
	金煌芒果	1/2個	140	60	
	紅棗	10個	30	60	
	黑棗	5粒	30	60	
	鳳梨	3/4碗	130	60	

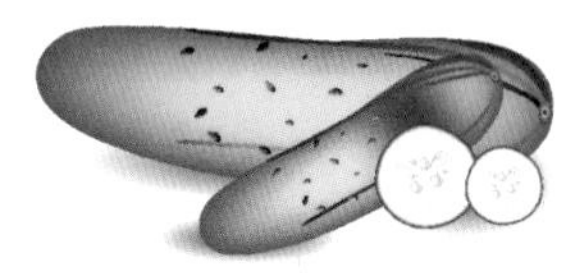

■豆類及豆製品：1份代換量含蛋白質7公克、脂肪3公克以下、熱量55大卡。

食物名稱	1份量	重量(g)	熱量	備註
黃豆	1/4碗	20	55	為低GI食物，可每日搭配食用
毛豆	1/2碗	50	55	
傳統豆腐	4小格	80	75	薄豆府4方格，厚豆腐2方格
臭豆腐		50	66	適量食用
油豆腐	2-3個	35	75	
嫩豆腐	1/2盒	140	72	不宜常食用
豆漿	1杯	240	55	為低GI食物，可每日搭配食用
麵腸	3/4條	40	55	
百頁	1/2碗	50	75	
素雞	2/3碗	50	75	
豆干	2片	45	75	

■奶類：1份代換量含蛋白質8克、醣12克、脂肪0～8克、熱量150大卡。

食物名稱	1份量	脂肪(g)	熱量	備註
全脂鮮奶	240CC	8	152	脂肪高，少食用
全脂奶粉	4湯匙（35克）	8	152	
低脂鮮奶	240 CC	4	120	GI值低，可常食用
低脂奶粉	3湯匙（25克）	4	120	
脫脂鮮奶	240 CC	0	80	
脫脂奶粉	3湯匙（25克）	0	80	

■油脂與堅果類：1份代換量含脂肪5克、熱量45大卡。

	食物名稱	1份量	脂肪(g)	熱量	備註
	大豆油	1茶匙	5	45	酌量食用
	葵花油	1茶匙	5	45	酌量食用
	花生油	1茶匙	5	45	酌量食用
	橄欖油	1茶匙	5	45	酌量食用
	苦茶油	1茶匙	5	45	酌量食用
	亞麻仁油	1茶匙	5	45	酌量食用
	椰子油	1茶匙	5	45	酌量食用
	豬油	1茶匙	5	45	酌量食用
	鮮奶油	2茶匙	5	45	少食用
	沙拉醬	2茶匙	8	51	少食用
	花生醬	1茶匙	8	45	酌量食用
	芝麻醬	1又1/2茶匙	8	48	酌量食用
	黑芝麻粉	2茶匙	8	45	酌量食用
堅果類	腰果（生）	5粒	8	45	可代替油脂使用，注意熱量攝取
	核桃（生）	2粒	7	45	
	花生	10粒	8	45	
	開心果	10粒	14	45	
	杏仁果粒	5粒	7	45	
	夏威夷豆	3粒	6	45	